微创美容技术
手术与非手术的完美结合

The Art of Combining Surgical and Nonsurgical Techniques in Aesthetic Medicine

主编　Julius W. Few Jr. ［美］

主译　程　飚　周建大

上海科学技术出版社

图书在版编目（CIP）数据

微创美容技术：手术与非手术的完美结合 /（美）朱丽叶斯·W. 菲尤·Jr
（Julius W. Few Jr.）主编；程飚，周建大主译 . —上海 ：上海科学技术出版社，2020.1
ISBN 978-7-5478-4623-0

Ⅰ . ①微… Ⅱ . ①朱… ②程… ③周… Ⅲ . ①显微外科学 － 美容术
Ⅳ . ① R625

中国版本图书馆 CIP 数据核字 (2019) 第 222225 号

上海市版权局著作权合同登记号　图字： 09-2019-070 号

微创美容技术
手术与非手术的完美结合

主　编　Julius W. Few Jr. [美]
主　译　程　飚　周建大

上海世纪出版(集团) 有限公司　出版、发行
上 海 科 学 技 术 出 版 社
（上海钦州南路 71 号　　邮政编码 200235　　www.sstp.cn）
浙江新华印刷技术有限公司印刷
开本 889×1194　　1/16　　印张 12.25　　插页 4
字数：350 千字
2020 年 1 月第 1 版　　2020 年 1 月第 1 次印刷
ISBN 978-7-5478-4623-0/R · 1945
定价：168.00 元

内容提要

  本书是一部讨论微创与无创、手术与非手术相结合的整形美容技术专著，由整形外科、美容外科、皮肤科等领域的世界知名专家共同创作。本书共分 15 章，每一章都围绕一个主题内容或技术展开，其特点概括如下：①综合了各种技术，对其进行排序和比较，并考虑到多种皮肤类型；②涉及的技术包括无创设备、微针注射、富血小板血浆、激光等，均为较先进的技术或理念；③通过 200 多张彩色照片及插图，展示解剖与技术；④包含 20 个在线视频（通过手机扫描二维码观看），深度演示操作技巧；⑤通过每章开头的"要点"，概述本章的主要内容，并通过章末的"评论"，概括技术的优缺点及避免并发症的方法。

  本书适合整形美容外科医师、皮肤科医师等阅读和参考。

献辞

　　我想把这本书献给我的家人 Miles、Maxwell、Julius Sr.、Gladys、Mark 和 Kris，TFI 团队成员 Shay、Charisse、Elizabeth 和 Carly，我过去和现在的同事 LaNesha、Denis、Sheri、Diane、Diana、Marie K. 和 Megan（我的第一个员工），以及所有相信我们眼光的患者。

译者名单

主　　译　程　飚　中国人民解放军南部战区总医院
　　　　　周建大　中南大学湘雅三医院

副 主 译　唐世杰　汕头大学医学院第二附属医院
　　　　　李学拥　空军军医大学第二附属医院
　　　　　李　鹰　济宁医学院附属医院
　　　　　李高峰　湖南省人民医院
　　　　　李永林　郑州市第一人民医院

参译人员（以姓氏笔画为序）

万　雨	王艳楠	王楚望	石伦刚
朱江婷	朱美抒	刘　灿	刘　彦
杨　域	李　俊	李　萍	李映辰
李晶晶	张万聪	张建飞	张婧欣
陈　佳	陈孜孜	陈晓霞	金瑞琦
庞梦茹	郑志芳	房　圆	项晓飞
贺　斌	贺斯祺	高可娃	曹　科
崔　晓	韩　笑	程柳行行	赖明德
蔡金辉	熊　武	薛亚楠	瞿思维

编者名单

主 编

Julius W. Few Jr., MD
Director
The Few Institute for Aesthetic Plastic Surgery
Clinical Professor
Department of Surgery
Division of Plastic Surgery
University of Chicago Pritzker School of Medicine
Health Science Clinician
Division of Plastic Surgery
Northwestern University Feinberg School of Medicine
Chicago, Illinois

参编人员

Amir Allak, MD, MBA
Fellow Surgeon
Facial Plastic and Reconstructive Surgery
University of California Davis Medical Center
Sacramento, California

Lawrence S. Bass, MD, FACS
Clinical Assistant Professor of Plastic Surgery
Hofstra Northwell School of Medicine
Department of Plastic Surgery
Lenox Hill/Manhattan Eye, Ear and Throat Hospital
New York, New York

Brian S. Biesman, MD, FACS
Assistant Clinical Professor of Ophthalmology, Dermatology, Otolaryngology
Vanderbilt University Medical Center
Past President
American Society for Laser Medicine and Surgery
Nashville, Tennessee

Daniel R. Butz, MD
Plastic and Reconstructive Surgeon
Private Practice
Milwaukee, Wisconsin

Valerie D. Callender, MD
Professor of Dermatology
Howard University College of Medicine
Washington, DC
Medical Director

Callender Dermatology and Cosmetic Center
Glenn Dale, Maryland

Shraddha Desai, MD
Physician
Private Practice
The Dermatology Institute
Naperville, Illinois

Barry E. DiBernardo, MD, FACS
Director
New Jersey Plastic Surgery
Montclair, New Jersey USA
Clinical Associate Professor
Division of Plastic Surgery
Rutgers New Jersey Medical School
Newark, New Jersey

Cory Felber, PA-C
Clinical Research Coordinator
Marina Plastic Surgery Associates
Marina del Rey, California

John E. Hoopman, CLMSO
Laser Safety Officer
University of Texas Southwestern Medical Center
Dallas, Texas

Jeffrey M. Kenkel, MD
Professor and Chairman
Department of Plastic Surgery
University of Texas Southwestern Medical Center
Dallas, Texas

Michael I. Kulick, MD
Director
Bay Area Plastic Surgery Medical Center
San Francisco, California

Natasha Kulick, EMT
Student
Department of Neuroscience
Research Assistant
Center for Catalysis and Surface Science
President
Northwestern Emergency Medicine Organization
Northwestern University

Evanston, Illinois

Val Lambros, MD, FACS
Plastic Surgeon
Private Practice
Cosmetic and Reconstructive Surgery
Corona Del Mar, California

Johnson C. Lee, MD
Private Practice
Johnson C. Lee, MD Plastic Surgery
Beverly Hills, California

Z. Paul Lorenc, MD, FACS
Director
Lorenc Aesthetic Plastic Surgery Center
New York, New York

Corey S. Maas, MD, FACS
Associate Clinical Professor
Facial Plastic and Reconstructive Surgery
University of California, San Francisco
Aesthetic and Facial Plastic Surgery
The Maas Clinic
San Francisco, California

Michelle Manning Eagan, MD
Aesthetic Plastic Surgery Fellowship
University of Southern California
Los Angeles, California

Mitchell Manway, DO
Fellow
Center for Cosmetic Enhancement
Center for Clinical and Cosmetic Research
Aventura, Florida

Sahar Nadimi, MD
Assistant Clinical Professor
Facial Plastic and Reconstructive Surgery
Loyola University Medical Center
Aesthetic and Facial Plastic Surgery
Oakbrook Aesthetic, PC
Oakbrook Terrace, Illinois

Mark S. Nestor, MD, PhD
Center for Cosmetic Enhancement
Center for Clinical and Cosmetic Research
Aventura, Florida USA
Department of Dermatology and Cutaneous Surgery
Department of Surgery
Division of Plastic and Reconstructive Surgery
University of Miami Miller School of Medicine
Miami, Florida

Michael P. Ogilvie, MD, MBA
Aesthetic Surgery Fellow
The Few Institute for Aesthetic Plastic Surgery
Chicago, Illinois

Marc Vincent Orlando, MD
Marina Plastic Surgery Associates

Marina del Rey, California

Paige Paparone, DO, MSBS
Center for Cosmetic Enhancement
Center for Clinical and Cosmetic Research
Aventura, Florida

Jason N. Pozner, MD, FACS
Director
Sanctuary Plastic Surgery
Boca Raton, Florida
Adjunct Clinical Faculty
Department of Plastic Surgery
Cleveland Clinic Florida
Weston, Florida

Rachel N. Pritzker, MD
Dermatologist
Chicago Cosmetic Surgery and Dermatology
Chicago, Illinois

Deniz Sarhaddi, MD
Resident Physician
Department of Plastic and Reconstructive Surgery
Saint Louis University Hospital
Saint Louis, Missouri

Alec Semersky
Undergraduate Student
University of North Carolina at Chapel Hill
Chapel Hill, North Carolina

David A. Sieber, MD
Plastic Surgeon
Sieber Plastic Surgery
San Francisco, California

W. Grant Stevens, MD, FACS
Clinical Professor of Surgery
University of Southern California
Keck School of Medicine
Division of Plastic Surgery
Director USC Aesthetic Surgery Fellowship
Chairman, Marina Plastic Surgery
Marina del Rey, California

Jonathan M. Sykes, MD
Professor
University of California Davis Medical Center
Sacramento, California

Susan C. Taylor, MD
Associate Professor of Medicine
Department of Dermatology
Perelman School of Medicine
University of Pennsylvania
Philadelphia, Pennsylvania

Moneé Thomas, MD
Dermatology Resident
Howard University Hospital
Washington, DC

中文版前言

The Art of Combining Surgical and Nonsurgical Techniques in Aesthetic Medicine 于 2018 年出版以来在国际医疗美容行业引起了巨大反响，是最新潮和前卫的关于各种微创美容技术结合应用的著作。本书共分 15 章，全面系统地介绍了目前临床运用的一系列微创美容的非手术与手术方式。本书内容先进，涵盖范畴广泛，灵活地将理论知识与案例报道进行了完美结合。选取了 200 多张精美的案例照片和解剖插图，附带操作视频以及效果对比，使全书内容深入浅出，充满可读性与趣味性，是从事微创美容的外科医师和皮肤科医师必读的参考书，也是介绍医疗美容最新临床技术的指南性读本。

时至今日，我国经济已高速发展，人们在物质富足的时代开始不断追求"美"，而且市场抓住了这种契机，很多医疗美容机构犹如雨后春笋般涌现。本书意在为整形美容科、皮肤科的医师及医疗美容行业相关人员提供正规、科学的微创美容技术指导，有望将我国良莠不齐的医疗美容行业引导上正规而有序的轨道，为爱美人士提供可信赖的医疗美容环境。

在全书的翻译过程中，我们感受到了原著作者将自己所擅长领域的临床经验、理论知识和前沿理念在字里行间毫无保留地表述出来，对我国微创美容领域极具参考价值。我们十分荣幸能参与本书的翻译，将一本有益的医学专业书译成中文，帮助广大学者深入学习。在文字的翻译、校对过程中我们做了大量工作，进行了多次修订，但"有一千个读者，就有一千个哈姆雷特"，总有一些地方翻译出来会失去原有的味道，故恳请广大读者理解并及时指正。

本书的翻译不仅是我们译者的努力，上海科学技术出版社在各方面也给予了大力的帮助与支持，全书的出版离不开多位幕后工作者的辛勤付出，在此谨向幕后工作者们表达最诚挚的感谢。

周建大

英文版前言

"我们都站在了巨人的肩膀上。"这句话是我在密歇根大学完成普外科培训时，我早期的偶像 Bob Bartlett、Norm Thompson 和 Lazar Greenfield 告诉我的。这句话取自艾萨克·牛顿爵士 1676 年的一句名言，它给我留下了极为深刻的印象，并使我产生了至今仍在燃烧的愿望——在医学界有所建树。

我很自然地产生了一种想要在医学界有所作为的愿望，想要回报一直以来热爱的专业领域。这本书讨论了外科手术结合非手术技术的理念，写作方式类似于一位外科医师在讲述如何给患者做整容手术。这位外科医师概述了眼睑整形术、脂肪移植、激光表面重建术等，当然还有 SMAS 复位与皮肤切除相结合。那么，为什么手术与非手术相结合的想法在最初受到抵制呢？美容医学领域有如此多的创新，但并不是所有的创新都如其术前承诺的那样得以实现，这让许多外科医师对他们最初的想法持怀疑态度，他们认为只有外科手术才能为需要整容的患者提供服务。如果只是在一个不太理想的候选患者身上看某一种整容技术的效果，那这个怀疑的论断是有效的。但在此我想告诉读者，应该考虑到，这种想法与认为单纯的整形术能完全解决老年人面部的严重皱缩的问题并无不同。另一个问题是过度使用单一的非手术方式来实现"良好的整形"，这在许多情况下，也会使得整形效果很不自然。

如果患者想要更好的整形效果但完全拒绝手术，你会怎么做？这个问题导致了"堆叠治疗"的诞生，这是一种试图用外科思维推理来制定治疗策略，尝试解决非手术患者的问题。《微创美容技术：手术与非手术的完美结合》正是为所有想为患者提供深思熟虑过的、更加科学的服务的专科医师、新手及专家所编写的。

这本书所介绍的技术，是世界范围内整形美容外科、皮肤科、面部整形外科领域那些非常聪明的人的工作成果。在他们的专业领域，这些作者不害怕看到颠覆者。我的同事们为编写本书做出了贡献，他们拥有真正的远见卓识，他们研究了一项具有挑战性的课题，并研发了将会彻底改变这一领域的方法。我将永远感谢他们。

《微创美容技术：手术与非手术的完美结合》提供的都是现实存在的案例，并经得起实践的检验。这本书包含了 200 多张丰富多彩的照片、插图和一些实用的操作视频。

尽管关于医学美容的书已大量存在，但这是第一本专门研究非手术与手术技术相结合的书。我们希望读者能从中获益。

Julius W. Few Jr., MD

致　谢

作为需要培养未来整形外科医师的教员中的一份子，我意识到这些了不起的年轻人同时也在影响着我。他们好奇的天性和精神有很强的影响力。虽然这本书在本质上是关于整形的，但我还是必须遵从修复和重建的本意。

首先，"不要伤害"和对临床决策的制定源于修复和重建医学的艺术。我很幸运先后与芝加哥大学外科学院和密歇根大学的教职员工共事，两者分别由已故的 George Block 和 Lazar Greenfield 领导，这期间我认识了非常棒的一群人。无论是过去还是现在，西北大学和芝加哥大学整形外科系的老师们都是我今天作为一名教员的骄傲。

当我还是整形外科住院医师和助理教授时，我很感激 Thomas Mustoe 给我的第一份工作。在我早年的整形手术生涯中，Laurie Casas、Neil Fine 和 Gregory Dumanian 是我灵感和方向的主要来源。

作为我们这个专业最有影响力的人物之一，David Song 把我带回了芝加哥大学并且在我非常艰难的时候支持我，对此我一直感激他，我再也找不到比他更好的朋友和同事了。我感谢 Dan Baker 和 Sherrell Aston，因为他们让我感受到了工作的魅力。

Shay Moinuddin 是我在芝加哥时的高级美学护士和临床部经理，她一直是我在临床美学追求中广受赞誉的原因，我非常感谢她对我的实践和创新付出的宝贵贡献。感谢 Carly Bruno 为本书提供了宝贵素材。

我将永远感谢 Robert Flowers、Glenn 和 Elizabeth Jelks、Clinton McCord、Mark Codner，以及 Foad Nahai，他们向我展示了眼科整形手术的真正艺术。他们现在就像我的家人。

最后，我必须感谢一些一直支持我的亲密朋友和知己：Morris Velilla, DDS；Sanjay Gupta, MD；Thomas Sarakatsannis, JD；Jeff Marcus, MD；Michael Lee, MD；Al Lin, DDS；Matt Murphy；David Greenwald, JD；James Chandler, MD；Robert Gramins, DDS；以及这本书的资深作者 James Platis、Lainchen Friese 和 Sean O'Connor，以及 Emilio Salvi。最后谢谢你，Genevieve Bulev，你是任何人都希望拥有的最好的行政助理，如果没有你的支持，这本书将难以出版。

视频目录

视频 2.12 颈阔肌带的非手术治疗部分 / Julius W. Few Jr.
https://www.thieme.de/de/q.htm?p=opn/cs/18/8/7217470-d6152

视频 2.13 Halo1080 激光器的动画展示（Courtesty Sciton. Inc）
https://www.thieme.de/de/q.htm?p=opn/cs/18/8/7217471-d6152

视频 2.14 Halo 激光器（Courtesty Sciton. Inc）
https://www.thieme.de/de/q.htm?p=opn/cs/18/8/7217473-ffcd0

视频 4.1 颏下皮瓣抬高（在相同临床条件下，进行全面部及颈部超声刀治疗前，准备
颈阔肌群切开紧缩术）/ Julius W. Few Jr.
https://www.thieme.de/de/q.htm?p=opn/cs/18/8/7217474-ffcd0

视频 4.2 颏下颈阔肌群切开紧缩术 / Julius W. Few Jr.
https://www.thieme.de/de/q.htm?p=opn/cs/18/8/7217475–ffcd0

视频 4.3 用 Juvederm Voluma 垫下颌的非手术疗法（Courtesty Allergan. Inc）
https://www.thieme.de/de/q.htm?p=opn/cs/18/8/7217476-ffcd0

视频 5.1 非美国裔人的隆鼻术 / Julius W. Few Jr.
https://www.thieme.de/de/q.htm?p=opn/cs/18/8/7217477-ffcd0

视频 11.1 非手术治疗的营救方式 / Julius W. Few Jr.
https://www.thieme.de/de/q.htm?p=opn/cs/18/8/7217478-75884

视频 15.1 Morph 给出了年龄 20~30 岁的 116 例女性面部的动画演示（gif 图），其中年
龄达 68 岁及以上的脸有 100 张（平均年龄为 76 岁）/ Val Lambros
http://www.sstp.cn/video/xiyi_2019011_pc/index.html4

附 Cellfina 的临床示例展示（Cellfina 是一种超声刀的注册商标名）
https://www.thieme.de/de/q.htm?p=opn/cs/18/8/7217479-75884

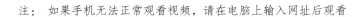
注： 如果手机无法正常观看视频，请在电脑上输入网址后观看

目 录

1

美的概念

Julius W. Few Jr. and Michael P. Ogilvie

▎摘要▎

　　本章主要阐述美容手术中对于美的中心概念的理解，但这种美是很难定义的。凭借现代科技和医学的进步，人们可以创造出更佳的美感。现在，美容外科医师有着同样的热情，通过提高患者的审美素质，来重新定义美的概念，而其他人却难以提供这样的帮助。最后要说的是，自然美才是最好的。

▎关键词▎

　　美，美容外科历史，对称，比例，协调，黄金比例，神圣比例。

要点

美的概念

- 理解美是美容手术的中心概念。
- 试图说明美的概念包括了创造对称的图像、合适的比例（黄金比例）和协调，以及个体的内在信念。
- 美有着重要的社会影响。
- 美容外科学已经转变为一门结合科学方法和敏锐眼力来创造美的艺术。

1.1　简介

　　1929 年，Elena Dmitrievna Diakonova 在法国巴黎遇见了 Salvador Dali（达利）。Diakonova 被她的密友们称为 "Gala"（加拉），她在巴黎艺术界是个有名的人物，并被认为是许多艺术家的缪斯。然而，达利在她身上看到了更多（图 1.1）。在他的自传[1]中，达利写到："加拉，我的画是用你的心血创作的。有一天我对她这样说，从那以后，我在署名时一直将我们的名字写在一起。"加拉帮助达利提高了他的艺术才能，并将其拓展到了他人无法企及的境界。具体来说，达利非常着迷于描绘自己想象中的任何形象、思想或观念，并尽可能以真实不变的方式加以说明。达利在画他妻子时，把这一点铭记于心。

　　加拉在达利的作品中多次露面，从《凝视地中海的加拉》到《达利站在背后画加拉》（图 1.1），达利将加拉的美丽转化为自然和原始的美[1]。达利不需要去想象加拉的美丽——他看见了。在结束他的回忆录时，达利[1]深情地宣称："加拉，你是真实的。"有了这个简单的标准，人们终于领会到了达利在生活中的主要追求。对达利和许多其他艺术家来说，他们是什么样的人决定了把一个想法或图像转化为何种艺术表现形式。艺术家们永远不会满足，直到他们用双眼看见的与内心深处的相符合。达利被这种观念（这位艺术家对于美的具体化）支配着，尤其是在描绘加拉时。

　　当然，达利是他那个时代及其技术的产物。设想一下，达利能够用他的指尖通过计算机创作出栩栩如生的图画吗？达利能够创造出一种神圣的、超凡脱俗的美吗？

　　随着现代科技和医学的进步，人们可以创造出更佳的美感。现在，美容外科医师有着同样的热情，通过提高患者的审美素质，来重新定义美的概念，而其他人却难以提供这样的帮助。作为一门新的艺

图 1.1　达利通过凝视 6 个实体镜临时反射出的 6 幅虚拟镜像站在背后画加拉 [经许可引自 Dali de espaldas pintando a Gala–Dali paints Galain front of a mirror, 1972 — 1973. Museo Dali, Figueras, Spain. Erich Lessing/Art Resource NY. Salvador Dali, Fundació Gala-Salvador Dali, Artists Rights Society (ARS). New York 2017]

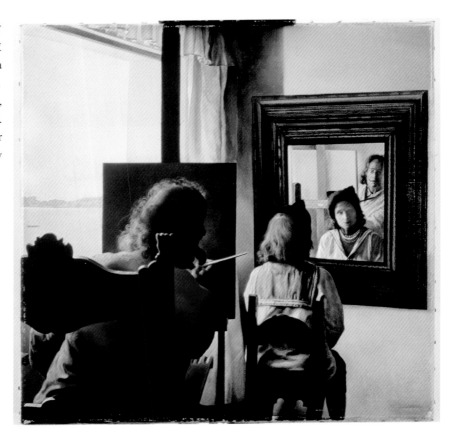

术，美容外科学传承着达利和追随他的具有创新意识的艺术家们所点燃的激情。

现在的新型美容运用激光和能量紧肤技术来取代刷子、油画棒和不同画家的偏好。在冷静、谨慎的操作下，美容外科医师创造了位于皮肤表皮之下的艺术作品。美容外科医师并不是创造一个单一维度的毫无生气的作品，而是创造出一个个生机勃勃的鲜活的杰作。然而，如果没有许多与众不同的有效的方法，就不可能做到这一点。例如，熟练的专业人员在眼周（眼睛周围的肌肉）仔细注射肉毒毒素（肉毒杆菌）。

肉毒毒素是一种神经调节剂，可以松弛肌肉，从而减少皱纹，并让眼睛保持美丽，然而在其他情况下也有可能导致弛缓性麻痹。透明质酸是一种存在于细胞外的自然物质，可以涂抹在皮肤上，几乎能够平滑任何有老化迹象的皮肤。对于鼻唇沟或法令纹明显的患者来说，透明质酸是一种常用的手段。多选择在某一合适的角度注射，让透明质酸于钝性套管针中流出，很少产生副作用。任何这些非手术的过程都称得上现代的美学工具，且其缺点是有限的。

早期整形美容外科学是十分粗糙的。美容外科医师主要关注的是对个体自然美进行外科手术上的改变，而不是强化个体的自然美。传统的去皱整容手术，相同的操作程序，常导致特征相似的人群。在某些情况下，医师不仅去除了皱纹，还去除了患者的基本个性。一个有美容外科资质的医师必须要适应不断变化的趋势，并能迎合患者的要求。而且，真正的专业人士知道，不是每个患者都能接受特定的程序或手术，也有患者对此感到困惑。一个真正的医师应该对患者真诚，并提供遵循她（他）最佳意愿和利益的程序。为了避免与美容外科医学相关的疾病特征，我们必须了解自然外表需要改变和加强的地方。美容外科医师和大众之间的这种分歧主要来自一个令人困惑的问题：什么是美？

1.2　"美存在于旁观者眼中"

这简单而有效的陈述说明了一个人对美的感知是个人的选择。一个男人可能会发现一个女人很吸引人，但是他的朋友并不这么认为。什么因素决定了这一点呢？好莱坞女星们穿着的奢华婚纱是魅力所在吗? 或者足球运动员的体格使他英俊? 无论是 DNA 螺旋结构中的简单还是玫瑰花蕾中的复杂, 美的存在遍及宇宙的每一个角落。人们不能说米开朗琪罗在《圣母怜子》或他的雕塑《大卫》中的宏伟、戏剧化的表现, 超越了 Alexandros 在《米洛的维纳斯》中所捕捉到的优雅的永恒。显然, 绝对地定义美是不可能的。然而, 有一些算法已经开发出来试图定义美。

无数的例子说明了美的存在, 所以至少有一些统一的内容可以帮助我们定义美。一些人从理论上认为, 存在着一种可复制的元素, 试图定义美的存在——对称。对称指的是两部分之间由轴或线隔开的精确镜像。对称性和美之间的联系是相当合乎逻辑的。人类对对称形象有一种根深蒂固的倾向。人们倾向于平等, 因为它有较少的二分性和无序性。

在自然界中, 无数的对称形象出现在各种动物、昆虫甚至太阳的形状中。因此, 在比较两侧时, 人体特征对称似乎是合理的。在理解了可能存在基因密码的吸引力时, 人们能够解锁创造自然、人文主义杰作的"地图"吗?

然而, 对称的比例并不是实现美的全部基础。在意大利进行的一项研究探索了被认为"有吸引力"和"正常"[2] 受试者面部的不对称性。利用数字计算机技术, 研究人员展示了不对称特性怎样影响个人的美丽。但最重要的是, 他们发现总的趋势并没有表明较高的对称性与"有吸引力的"人具有明显的相关性 (图 1.2)。这一点令人费解, 但他们的数据 [2] 表现出"不对称的面孔偏离了平均性 (定义为各自性别的基本外观)"——考虑到我们大脑的内在规律, 也就是我们的感知, 人类的对称可

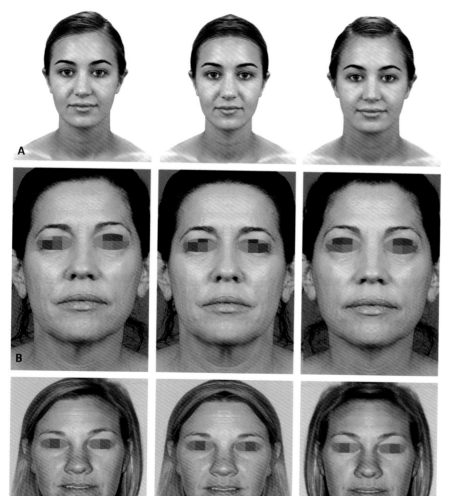

图 1.2 每张照片 (A~C) 分别显示了个人左右两侧的镜像 (经许可引自 Nahai F. The Art of Aesthetic Surgery: Principles and Techniques, ed 2. St. Louis, MO: Thieme Publishing Group, 2011)

能是健康的一个良好标志，但不一定是吸引力的标志。

此外，对称虽然很重要，但不幸的是，这并不等同于美在现实生活中的应用。从理论上讲，即使患者是 100% 对称的，他们也可能会被一个观察者认为是不美的。艺术家 Alex John Beck[3] 在他的系列摄影作品《两面》中，将所有被 PS 技术处理过的模型的肖像并置，并置于他们左右脸的镜像中。Beck[3] 完美地描述了他的发现："我认为他们（镜像）缺乏个性——美更多的是基于特性而不是任意的数据点。""人是复杂的，但也应该继续保持个性。比如说，我就不是个中分的粉丝。即使是最伟大的网球运动员也更喜欢一只手臂。"

进一步来讲，美的基础更多的在于比例和协调。黄金分割和比例 [4、5] 作为一个有力的观点，主宰了艺术的各个方面。这个概念由古希腊雕塑家 Phidias 提出，比例是无理数 1.618…，其各自的黄金分割比例是 1.618：1。这个比例严格地建立在无数的数学关系之上，并且与其他比例一致，可以产生"神圣比例"。此比例的存在，从模特的面部到向日葵的螺旋结构，每件事都产生美的共鸣。美容外科医师接诊患者时，可以利用这个比例。Swift 博士 [4] 在他的实践中致力于用黄金比例来解决问题，包括著名的测量面部比例模式的卡尺。从内眼角到同侧面颊，理想的面部宽度大约为双侧内眦角之间的角间距离的 1.618 倍。Swift 博士用黄金卡钳，利用填充物，帮助他的患者实现更美观的结果。当比例与协调结合时，美的不确定因素就被消除了（图 1.3）。

协调是允许不同的特征结合到一起。协调给匀称和比例创造的美增添了活力。由于影响整体形象的因素很多，所以必须有一个统一的主题。性别的二重性，是指性别原有基础上的特征面貌，在协调中扮演着关键的角色 [5]。如在绘制女性过程中，艺术家强调女性的特质：更高的颧骨、更大的唇和更小的鼻。相反，一个突出的下颌、较小的唇和一个占优势的鼻将决定一个男性的形象。尽管描述了这些品质是如何彼此协同作用的，但任何一个人都有

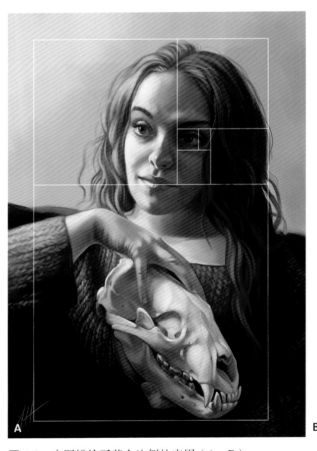

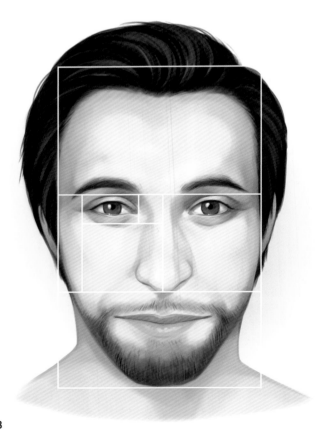

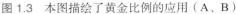

图 1.3 本图描绘了黄金比例的应用（A、B）

天生的欣赏和谐的能力。

一个不容忽视的问题是，既然比例不能表明皮肤表征，那么皮肤质地如何影响一个人的美呢？长期以来，人们认为，如果一个人的皮肤是非常均匀的，并且没有任何由阳光引起的色素沉着的迹象，那是非常有吸引力的。人们必须承认他们对美丽的偏见，不管它与色素、身体艺术对皮肤的改变，还是现代社会的其他发现有关。如果人们回溯到足够久远的医学书籍中，很容易发现专家们能通过"纠正黑鼻"以实现理想的美。显然，偏见影响了美容医师对美的感知，进而影响到他们的审美能力的提升。综上所述，我们必须认识到，任何给定的标准都只是几个世纪来已经发展起来的一个粗略的参照点。技术将继续发展，计算机技术（如 IBM 的 Watson 计算机）可能掌握这些问题的关键，但目前我们更多处理的是关于问题的主观性定义。

正如所讨论的，美化的过程可能看起来令人望而生畏。人类试图用无理数、比例和几何形状来定义美，这显示了我们对这个无定形概念的迷恋和误解。因为"美存在于旁观者的眼睛中"，人类也许永远无法从数学关系或词句中充分地定义美，但无论如何，这是人类可以想象和承认的事情（视频 1.1 ）。Swift 博士[4]在他的文章中解释说："无论国籍、年龄或种族背景如何，大多数人都普遍认同的就是有吸引力的美。"

不管创作美背后的方法是什么，都可以证明这种方法是正确的。外表在当今的文化中扮演着重要的角色。Constantian[5] 说："一个人只需要 150 ms 的时间就能决定一张脸是否看起来吸引人。"第一眼印象，实质会决定他人如何对待你。不仅如此，较美的人会获得更高的经济地位，更重要的是，他们也散发出了更多自信的生活态度。不可否认的是，患者在更明亮的光线下看到自己的外观会更高兴甚至是欣喜若狂。

大量的证据讨论了"吸引力"如何有效地作用于患者。明尼苏达大学[6]的一组心理学家在他们的期刊文章《美丽是美好的》中写道："一个人的身体外表，以及他的性别认同，是他在社会交往中最明显、最容易接近的个性特征。"有趣的是，他们发现统计数据指向社会吸引力和感知能力"更有名望的工作、更幸福的婚姻、享受更充实的社会和职业

生活。"[6]虽然一个人永远不应该被简化为他（她）的外在特征，但在社会交往中，外观的重要性是难以忽视的。

归根结底，自然美是最好的。美容外科医师必须要有发现美的"眼睛"，从而能够解读美。最高效的外科医师利用他们对细节的高度关注来塑造预期的效果。Topphysicians 认为，与其超越现有的"界线"，倒不如循序渐进地去探索更好。皱纹是人面部的一部分，瑕疵亦是美丽的一部分，我们必须保持平衡。虽然完美是一种不切实际的期望，但只要稍作修改，就会向平衡的特性迈进。

患者在进行手术时不希望失去自我认同[5]。Constantian 写道[5]："因此，任何患者的理想的感官目标，似乎都比其他任何东西都更多地来自他们的 DNA。"一个美容外科医师不打算删除每一个细微的线条，而是通过网格化的面部方案来创造一个更加整体的形象。Constantian 继续说道，"鼻整形术的概念是并非所有的鼻都是一样的，这可以延伸到所有的整形外科领域"。一个人 99% 的基因构成与其他任何生物相似，而保持患者独特的 1% 是手术医师的职责。

虽然实际中被称为整形手术，但这个行业并非全为人造（塑形这个词最初来源于希腊术语 plastikos，意思是"造型或给予形式"）。与过去明显的面部拉皮不同，现在的美容手术时代创造了更加多元化的美。家人和朋友不再询问患者是否做了整容手术，而更多的是关注患者是否睡眠变好了，体重减轻了，也许还改变了他们的发型。此外，美化方法不再专属于一线明星或著名的音乐家，而是适用于全职妈妈、消防员或小企业主。最重要的是，我们应该强调这个进程的标志性目标。美容外科医师不再受制于患者的安全性考虑，而是寻求方法解决患者的困惑，帮助患者感受到他们内在和外在的美丽。

美容外科的未来是非手术和微创手术（参见视频 2.11 ）。这一领域的变化与患者的转变一样快。一种新的用于重建的激光技术可以在 1 年甚至几个月内过时。现在，一种可吸收的缝合材料正在取代整容手术，只需要原先成本的 1/3 即可达到整容的效果。联合应用聚焦超声、激光换肤和必要的面部容积置换，可以使一个人焕然一新。此外，美容外

科医师拓展了美容外科的范围，包括利用干细胞来刺激正常细胞。未来，人们将较少关注如何解决问题，而是更加关注提前预防的措施。

达利的出现揭示了"当你敢于拥抱纯粹的、无限的创造力时，世界就会丰富起来"[7]。美的概念可能永远是世界上最伟大的事物。它随时间而变化，并将永远是动态的。美容医学不应力图逆转时间，美容医学应努力使患者随着年龄变化而拥有优雅和美丽。不可否认，美容外科医师将站在人类的角度尝试理解美这一概念的前沿。

参·考·文·献

[1] Dalí S. The Secret Life of Salvador Dalí. Reprint edn. New York: Dover Publications; March 3, 1993

[2] Sforza C, Laino A, Grandi G, et al. Three-dimensional facial asymmetry in attractive and normal people from childhood to young adulthood. Symmetry (Basel). 2010; 2:1925-1944

[3] Stampler L. Here's what faces would actually look like if they were perfectly symmetrical. Time. 2014. Accessed 06 Feb, 2016

[4] Swift A, Remington K. BeautiPHIcation™: a global approach to facial beauty. Clin Plast Surg. 2011; 38(3):347-377, v. Web. 7 Feb. 2016

[5] Constantian MB. Rhinoplasty: Craft & Magic. St. Louis, MO: Thieme Publishing Group; 2009:289-290

[6] Dion K, Berscheid E, Walster E. What is beautiful is good. J Pers Soc Psychol. 1972; 24(3):285-290

[7] Unparalleled Collection of Salvador Dali Art Works-The Dali Museum. St., Petersburg, FL. www.thedali.org. Accessed 08 Feb, 2016

2

面颈部年轻化的非手术治疗——替代传统手术

Sahar Nadimi and Corey S. Maas

| 摘要 |

本章将讨论如何联合各种技术提供更好的面部年轻化方式，如生物活性剂注射术、脂肪分解疗法、激光和类激光设备进行激光皮肤磨削术、射频（RF）技术、透明质酸（HA）及合成填充剂注射术等，以此显著提高手术效果和（或）延缓需要手术患者的手术时机。

| 关键词 |

神经调节剂，软组织填充剂，脂肪分解疗法，坎贝拉，细胞溶解，面部年轻化，消融激光，非消融激光，透明质酸填充剂，合成填充剂，非手术。

要点

- 近年来，面部整形手术史上最重要的变化是患者对非手术方式改善外貌的需求更大。
- 美容外科实践中使用可注射生物活性剂（如神经调节剂和软组织填充剂），还有许多激光和类激光设备，应用持续增加。
- 在治疗前，慎重选择患者并讨论预期的益处和局限性，以避免患者失望是非常重要的，因为面部年轻化的许多方面仍需要手术干预。
- 对患者的病史进行全面评估是这一过程的首要步骤。另外，知晓患者的切实期望是很重要的。
- 本章讨论的是联合各种技术来提供更好地达到面部年轻化的方式，可能会显著增强手术效果和（或）可能延缓某些患者的手术需求。

2.1 简介

微创手术已经彻底改变了面部年轻化的治疗模式，并且可能是面部整形手术史上最重要的改变。

由于患者对非手术方式改善外貌的更大需求，在美容外科实践中包括神经调节剂和软组织填充剂在内的可注射生物活性剂的使用持续增加[1-7]。这是由于神经调节剂和软组织填充剂的适应证和实用性日益增加，同时也是不同年龄段和不同种族的广泛患者人群的年轻化愿望[1]。在过去10年中，美国食品药物监督管理局（FDA）批准的面部填充物的数量急剧增加，以应对微创手术的日益普及[8]。根据美国整形外科医师协会（ASPS）的统计，2014年美国共进行了包括微创手术和外科手术在内的1 560万次美容手术。其中包含了900万次的注射治疗，比2013年增加了4%[8]。

还有一类新的注射治疗方式，就是脂肪分解疗法。目前该类别仅限于一种产品——坎贝拉（脱氧胆酸，Allergan，Inc.）。坎贝拉是一种细胞溶解药物，用于改善成人与颏下脂肪有关的中度至重度丰满的外观。2015年，脱氧胆酸皮下注射剂获得FDA批准用于治疗颏下脂肪瘤。

值得一提的是，其他面部年轻化非侵入性设备还有超声刀（Ulthera，Inc.）、多种激光和类激光设备（烧蚀和未烧蚀形式的消融与非消融激光，以及射频技术）。

这些产品和设备的易用性、低成本和治疗时的较低不适感，对于实施者来说充满诱惑。随着各种产品和设备的上市，预计需求和使用将持续增加，多样的选择使临床医师和患者在根据个人需求和目标定制治疗时具有更大的灵活性。

在治疗前慎重选择患者,并讨论预期的效果和局限性以避免患者失望,是至关重要的,因为面部年轻化的许多方面仍需手术干预。

本章将讨论前面提到的联合各种技术来提供更好的面部年轻化的方式,显著提高手术效果和(或)延缓需要手术患者的手术需求。

2.2 年轻化技术(回顾性总结)

2.2.1 神经调节剂

在 20 世纪 80 年代,旧金山的 Allen Scott 博士首次使用的治疗斜视的肉毒杆菌神经调节剂(肉毒毒素)现已成为面部年轻化注射剂的主力[9]。神经调节剂的生物作用发生在神经突触间隙,通过切断涉及乙酰胆碱主动转运的蛋白质来进行肌肉收缩[10, 11]。最初,这些蛋白质被描述为由于肉毒中毒引起的毒素,这与消耗大量肉毒杆菌污染的食物有关。治疗期望的表现是选择性减弱、放松和治疗肌肉麻痹。因此,可以抑制或消除不必要的线条和不受欢迎的面部表情。

血清型肉毒毒素有 7 种(A~G 型),但只有 A 型和 B 型被开发在临床常规使用。B 型血清型神经调节物质 B 型肉毒毒素(B 型肉毒分枝杆菌,Solstice Neurosciences)较少用于美容,因为其持续时间较短,酸度可引起注射不适(pH5.6)[12, 13]。肉毒神经毒素(A 型肉毒毒素)的 A 血清型表现出最长的持续时间(90~120 日),注射引起最少不适。3 种配方的 A 型肉毒毒素制剂被开发并广泛用于美容和相应适应证的治疗:Botox cosmetic(保妥适)、Dysport(丽舒妥)和 Xeomin。①保妥适(A 型肉毒毒素)美容产品(Allergan, Inc.)于 2002 年通过了安全性和有效性论证获得了神经调适的标准,被批准用于减少功能亢进的眉间川字纹。②丽舒妥(A 型肉毒毒素,Galderma Laboratories, L.P.)于 2009 年获得 FDA 批准。③ 2011 年 7 月 Xeomin(A 型肉毒毒素,Merz, Inc.)获批使用。这 3 种制剂不可互换,相关报道提示不能用任何固定剂量的转化率相互替代,但大多数人都同意的比例为 2.5~3 U 丽舒妥比 1 U 保妥适,1~1.3 U

Xeomin 比 1 U 保妥适[14, 15]。

患者选择

合适的患者选择对于满足患者期望并减少不良后果都很重要。对患者的病史进行全面的回顾是第一步,了解患者是否有切实的期望非常重要。任何成分(肉毒毒素、氯化钠、人血清蛋白)的过敏反应或超敏反应都是肉毒毒素治疗的禁忌证。神经退行性疾病和神经肌肉疾病通常是治疗的绝对禁忌证。应该让患者和实施者了解并告知任何预先存在的眼睑或眉下垂可能会有恶化的风险。

2.2.2 软组织填充剂

软组织填充剂最初用于治疗细纹和皱纹,后扩展至填充容积损失和矫正面部衰老,多种填充剂均已生产出来并面市[16]。在 20 世纪 70 年代早期,自从胶原蛋白(注射用胶原,Inamed Corp.)作为注射剂引入,已经开发了几种其他产品用于软组织填充,特别是在过去的 10 年中。理想的软组织填充剂有以下特性。

- 有效性。
- 无免疫原性。
- 无毒性。
- 无致癌性。
- 不易移位。
- 易于使用。
- 不易察觉。
- 无痛性。
- 持久性。

目前可用的填充剂大致可以分为以下 3 类:透明质酸(HA)衍生物、合成填充剂和自体脂肪(表2.1)。

透明质酸填充剂

目前美国的透明质酸填充剂有 Restylane、Restylane Lyft、Juvéderm XC、Juvéderm Voluma、Belotero Balance 和 Restylane Silk。透明质酸(HA)是人体内天然存在的物质,是真皮、筋膜和其他组织的基础组成物质。使用 HA 作为填充剂有几个优点,包括与透明质酸酶反应的立即可逆性、缺乏抗原特异性,降低了过敏反应的风险等。临床上使用的这些产品的另一个特性是亲水性,1 g HA 能结合6 L 水(视频 2.1)[16, 18]。

表 2.1 软组织填充剂的比较

	填料	生产厂家	组成	针尺寸	深度
透明质酸	瑞蓝	Galderma Laboratories, L.P.	20 mg/mL 透明质酸,粒径 330~430 μm	29~30 号	中到深层真皮
	玻丽朗(瑞蓝3号)	Galderma Laboratories, L.P.	20 mg/mL 透明质酸,粒径 750~1 000 μm	2~29 号	深层真皮、浅层皮下组织
	瑞蓝丝	Galderma Laboratories, L.P.	20 mg/mL 透明质酸,粒径 50~220 μm	30 号	中到深层真皮
	Juvéderm XC	Allergan, Inc.	24 mg/mL 0.3% 利多卡因	27 号	中到深层真皮
	Juvéderm Voluma	Allergan, Inc.	20 mg/mL 0.3% 利多卡因	27~29 号	深部(皮下、骨膜上)
	Belotero	Merz North America	22.5 mg/mL	30 号	中到深层真皮
合成填充剂	微晶瓷	Merz, Inc.	30% 羟基磷灰石钙、微球体 /70% 载体凝胶	25~27 号	皮下
	Sculptra	Galderma Laboratories, L.P.	367.5 mg 粉末的聚乳酸微球体	26 号	深层真皮
	Bellafill(ArteFill)	Suneva Medical	20% 聚甲基丙烯酸甲酯悬浮于 3.5% 牛胶原和 0.3% 利多卡因	26 号	皮肤皮下交界处
自体脂肪	自体脂肪	Autologous	脂肪抽吸	带钝头套管的 18 号针头	皮下

决定其临床表现的最重要特性是 HA 的浓度和交联程度,这些特性影响它的寿命和稳定性。凝胶硬度(G'),有助于确定流动性、所需的挤压力及成品的结构和硬度。凝胶膨胀的程度或抵抗稀释的能力也影响寿命[19]。材料的等级越高,硬度越高。这由交联 HA 中的相互作用程度和强度,以及 HA 浓度来决定[16]。

HA 通常必须交联以避免被透明质酸酶、温度或自由基快速降解,并且不同的 HA 填充剂因交联密度和含量的不同而变化。具有较高交联密度的 HA 填充剂可以用于深部皱纹填充,而具有较低交联密度的 HA 填充剂优先用于细纹填充[16]。

瑞蓝家族(高德美制药公司)保持 HA 浓度为 20 mg/mL,并包括 Restylane、Restylane Lyft 和 Restylane Silk(表 2.1、视频 2.1)。瑞蓝在 1996 年推出第一个非动物来源稳定的 HA。来自链球菌属物种发酵的分子通过加入 1, 4–丁二醇二缩水甘油醚交联以增加表面积,并减缓产物的自然分解[18]。

Restylane Lyft 与 Restylane 类似,但粒径较大。由于粒径较大,Restylane Lyft 适用于更深层次的注射,如治疗深部皮肤凹陷;Restylane 可应用于更浅层的填充。总的来说,Restylane 和 Restylane Lyft 的硬度都较高,因此产品更加紧密,产品移动度更少,因此更适宜在皮下填充。Restylane Lyft 需要使用 27 号针头进行注射,而 Restylane 则用 30 号针头[11]。2014 年 6 月 Restylane Silk 获 FDA 批准,因为更小粒径可与瑞蓝家族其他产品鉴别。它旨在丰唇和矫正口周皱褶。Restylane Silk 可用于矫正细纹,皮内注射用 31 号针头[6, 16, 18]。

Juvéderm(Allergan,Inc.)目前有两种类型:Juvéderm XC 和 Juvéderm Voluma,HA 浓度分别为 24 mg/mL 和 20 mg/mL(表 2.1)。两种 Juvéderm 产品都具有中度硬度和黏度[16, 20],Juvéderm XC 比 Juvéderm Voluma 具有更低的硬度和黏度,因此非常适用于不易触及的区域,如中等深度的皱纹[16, 20, 21]。2013 年 10 月 FDA 批准的 Juvéderm Voluma 由低分子量和高分子量的 HA 组成,可以进行高效的交联,从而形成比其他 Juvéderm 产品具有更高硬度的高凝聚性凝胶,具有更大的提升能力和更长的体内持续时间,优化了面中部充盈[22, 23]。

目前欧洲开发的在美国市场上销售的其他两种高分子填料包括 Juvéderm Volbella 和 Volift（Allergan, Inc.）。Juvéderm Volbella 在 15 mg/mL 时的浓度低得多，并且硬度和内聚力较低，因此可以更表浅的方式用于唇部填充、皱纹和更细小的凹陷。17.5 mg/mL HA 的 Volift 允许更细微的提升能力，但保留了播散性，成为口周区域和细纹治疗的有用填充剂。

Belotero（Merz North America）是 2011 年经 FDA 批准用于治疗中度至重度鼻唇沟皱纹和皱纹的 HA 凝胶填充剂[24]。Belotero 被认为是具有较高浓度的非交联 HA[25]。这使得目前可用的 HA 填料具有低黏度和最低的硬度（凝胶硬度）[24]。凭借这些性能，Belotero 主要用于浅表皮内注射或皮下注射，因为它是一种较软的产品（由于低硬度），其低黏度使其能够更均匀地扩散。在临床上，Belotero 对于诸如前额、唇红边界和泪沟等非常细的线条是有用的选择[16, 24, 25]。

合成填充剂

除 HA 填充剂外，其他两类填充剂也值得一提。羟基磷灰石（Radiesse，Merz，Inc.）和聚乳酸（Sculptra，Galderma Laboratories，L.P.）是较大的分子填料，粒径范围在 25~63 μm。这些产品主要通过引起异物反应及成纤维细胞和胶原沉积的增加而起作用。Radiesse 由羟基磷灰石（CaHA）颗粒悬浮在羧甲基纤维素凝胶中组成，应在皮下接近或远低于真皮下 – 皮下结合处注射[18]。注射太浅可导致白色物质和结节[26]，注射后，填充间质空间的载体凝胶最终消散并被软组织向内生长替代，CaHA 充当基质[27, 28]。Sculptra（Galderma Laboratories，L.P.）是一种可注射形式的聚–L–乳酸，一种在可吸收缝合材料中使用超过 40 年的化合物[16]。微球最终溶解成二氧化碳（CO_2）和水。Sculptra 被批准用于治疗浅至深的法令纹、面部皱纹和纹路，并通过皮下改善轮廓缺陷[16, 29]。

注射技术包括连续穿刺、线性穿刺、扇形和交叉影线，扇形和交叉影线主要用于面部轮廓（图 2.1）。所有 4 种技术都可用于不同层次，薄的填充剂产品被使用于表面填充，更厚、更大的颗粒填充剂被用于更深的填充。

患者选择

与任何程序一样，确保患者有切实的期望是很重要的。应记录过度出血、瘀斑或瘢痕形成异常的病史，患者应注意这可能是皮肤填充剂注射引起的。应该从患者那里获取过敏反应和利多卡因超敏反应史。

图 2.1 各种填充剂注射技术（引自 Codner MA and McCord CD.Eyelid & periorbital surgery, ed 2, 2016. Thieme, St. Louis）

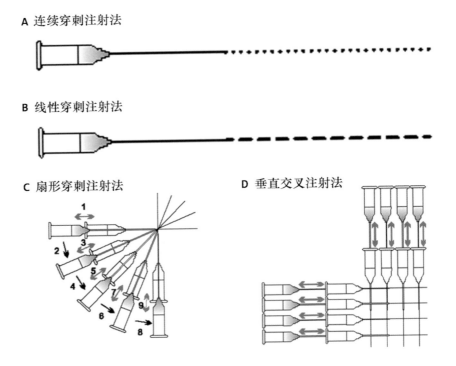

A 连续穿刺注射法

B 线性穿刺注射法

C 扇形穿刺注射法

D 垂直交叉注射法

2.2.3 坎贝拉

注射性脂肪分解疗法（如脱氧胆酸盐，含或不含磷脂酰胆碱）多年来一直用于减少小面积脂肪，但没有一种制剂有适当的药物开发和详细的临床评估。坎贝拉是 2015 年经 FDA 批准用于治疗颏下脂肪瘤的第一种脂肪细胞注射药物。

坎贝拉含有脱氧胆酸钠，是一种天然胆汁酸，可溶解人类和其他动物的膳食脂肪，从而帮助消化。脱氧胆酸盐诱导细胞膜中的孔隙，产生细胞质内容物的渗漏、膜不稳定和随后的溶解。这些溶解效应发生在几分钟之内，并且导致了注射后的快速局部炎症反应。用纤维化代替严重受伤的脂肪组织可能会导致随后的脂肪减少和治疗后观察到的皮肤回缩 [30-32]。

4 项大型多中心、随机、双盲 Ⅲ 期临床试验证实坎贝拉皮下注射能减少颏下脂肪并改善颏下形态和皮肤松弛 [30-37]。坎贝拉是一种有前途、创伤小的脂肪抽吸替代方案，可减少颏下脂肪。

患者选择

坎贝拉适用于改善成人颏下脂肪中度至重度的凸度或丰满度。必须仔细考虑使用坎贝拉治疗过度皮肤松弛或有突出的颈阔肌的患者，因为这种情况下颏下脂肪减少可能会导致不美观。坎贝尔禁忌在注射部位感染的情况下使用。

2.2.4 超声刀

超声刀作为一种治疗方式，是从 20 世纪 50 年代早期的神经科学领域发展而来 [38, 39]。强烈的聚焦超声通过制造热损伤应用于面部年轻化的治疗。这是通过 50~200 ms 持续的较短脉冲、4~7 MHz 较高频率及 0.5~10 J 能量来实现的 [40]。该技术在 2004 年被 Ulthera System 商业化，临床研究对该设备进行了改进，并支持其在特定组织深度创建热凝固点（TCP）[41-44]。通过皮肤表面提供强烈的聚焦超声波能量，在浅表肌肉腱膜系统（SMAS）中的热损伤区域，以精确的方式加热筋膜，导致筋膜收缩，从而使颈部、下颏、下颌和额头的皮肤变得紧实 [45]。

2009 年，Alam 等的一项研究 [46] 使 FDA 批准其用于眉部提升。Kenkel[47] 证明其对颈部有所改善，使该装置获得 FDA 批准用于颈部提升。

患者选择

一个理想的患者通常年龄较小，具有强大的伤口愈合能力、轻微的增多的脂肪和良好的皮肤弹性。超声刀对于已经进行整容并需要修复的患者来说也是一个不错的选择。在年龄较大的患者中，由于广泛的面部老化、严重的皮肤松弛、明显的颈部皱纹和非常臃肿的颈部，通常不是理想的候选者 [4]。

表 2.2　烧蚀未分割的激光器

波长和类型	制造商和产品	主要特征	临床适应证
10 600 nm CO_2 激光器	Sandstone Medical Technologies Matrix LS-40	高达 100 ms 的脉冲，40 W，特细分数扫描仪	面部光损伤（色素沉着、斑点和皱纹）
	Lumenis UltraPulse 和 AcuPulse	未分馏或分馏模式面部萎缩性瘢痕	
AcuPulse 2 940 nm Er：YAG 激光器	Focus Medical Naturalase ER	3 J，包括部分机头	表皮病变（脂溢性角膜病、疣）
	Ouantel Derma GmbH BURAINE	350 μs 脉冲，最多 2 J，部分的手机可用	
	Sandstone Medical Technologies Whisper 3-G	300 μs 脉冲，600 J/cm² ；1/3/6/9 mm 斑点尺寸	
	Sciton Contour TRL	高达 50 ms 的脉冲；高达 40 W 可调表面重建激光（TRL），电脑扫描仪	
	Syneron Candela SmoothPeel	2 Hz、4 Hz、6 Hz 脉冲；高达 750 mJ 的能量；5 mm 和 9 mm 斑点尺寸	

2.2.5 激光换肤（消融和非消融）

皮肤年轻化的主要目标是针对皮肤衰老和光损伤，表现为面部皱纹、不规则色素沉着、毛细血管扩张和结构改变。常用的五大类激光器是：烧蚀和未烧蚀形式的消融和非消融激光，以及射频技术。

高能量脉冲 CO_2 和铒掺杂钇铝石榴石（Er：YAG）装置引入了烧蚀激光皮肤表面重塑技术，因其在治疗瘢痕和光损伤在面部方面具有出色的临床效果而备受欢迎，但恢复时间长和潜在副作用的风险，在治疗选择时就不那么有吸引力了。尽管非破坏性激光设备的后续发展提高了疗效和耐受性，但正如其侵入性损伤较小一样，其临床效果亦有限 [48, 49]。

由 Manstein 及其同事提出的选择性光热解概念 [50]，以其最低限度的治疗后恢复情况取得显著临床效果，彻底改变了激光皮肤表面重建领域 [51, 52]。在全面消融激光器上的优势包括：治疗后更快的表皮再生，治疗后皮肤护理时间更短，痤疮样疹更少，术后红斑恢复更快 [51, 52]。

在消融技术中，激光束在皮肤上形成宽度、深度和密度可控的微小治疗单位（MTZs）[50]。只有部分皮肤通过诱导小范围的热损伤进行处理，从而提高了安全性，缩短了恢复时间。由于每个微小伤口周围的组织没有受到损伤，并且角质形成细胞在再上皮化期间仅迁移短距离，所以控制了周围带损伤，

故愈合迅速 [50, 53]。胶原收缩，新胶原蛋白合成启动。

烧蚀技术已经促进了许多非消融和消融设备的发展（表 2.2）。对于皮肤严重光损伤的患者，消融重建是最好的治疗方法。纹理、色调、过度氧化，以及轻中度的皱纹都可以在单次治疗后得到改善。

CO_2 激光器在远红外电磁频谱中发射 10 600 nm 的光，发射的能量优先被细胞内液吸收，这导致组织的快速加热和汽化。CO_2 激光器在 20 世纪 60 年代引入，最初用于切割组织的连续波（CW）模式，这些连续波会对周围组织造成严重的热损伤。20 世纪 90 年代早期开发了高能脉冲和扫描系统。脉冲式 CO_2 激光能引起组织汽化的离散，同时减少间接热损伤和副作用，如瘢痕和色素减退 [54, 55]。

Er：YAG 激光器于 1996 年获 FDA 批准用于皮肤表面重建。其波长为 2 940 nm，它的吸收能力比 CO_2 激光器高 12~16 倍，吸收更多，穿透力更低，可以减少交界带损害。在典型的 Er：YAG 治疗参数下，与 CO_2 激光相比，表皮加热受到限制，随后组织收紧的效果减弱，但术后愈合时间缩短 [54]。

已经进行了大量使用 CO_2 激光器和 Er：YAG 激光器的研究来评估皮肤表面重建的有效性和安全性。大多数研究表明治疗区域有显著改善（80% 或更高），眶周和周围区域显示出最好的结果和较少的动态区域皱纹，如眉间显示得最少 [55-61]（表 2.3）。

表 2.3 非烧蚀式非消融激光器

波长和种类	生产厂家和产品	关键特征	临床适应证
1 319 nm 脉冲能量	Sciton ThermaScan	5~200 ms 脉冲；30 J/cm²；6 mm 斑点；非连续扫描以减少激光脉冲之间的热积聚	温和的面部光损伤
1 320 nm Nd：YAG	Cool Touch Brand-Syneron CandelaCT3Plus	450 μm 脉冲；3~10 mm 可调斑点突发和连续模式	轻度面部萎缩性瘢痕
	Alma Lasers Harmony XL	长脉冲；5~40 J/cm²；6 mm 斑点	
1 450 nm 二极管	Syneron Candela SmoothBeam	210 ms 脉冲；8~25 J/cm²；4 mm 或 6 mm 斑点	

非消融激光技术随后被开发出来，试图限制与激光消融皮肤有关的术后延长的恢复期和护理期。非消融性重塑通过靶向治疗表皮下的组织来恢复皮肤活力，不会使表浅的皮肤松解。目的是直接损伤皮肤，形成新的胶原蛋白，消除皱纹和痤疮瘢痕。一些非消融激光也可以治疗不规则色素沉着、

血管异常和毛细血管扩张 [55]。由于非消融激光加热组织的功能有限，为产生温和的临床效果，疗程通常持续 3 个月或更长。大多数研究报道，经过一系列治疗后，临床改善率平均为 30%~50% [55, 62-68]。带有老化皱纹的严重光损伤患者更适合进行消融重建。

大多数非烧蚀系统在电磁波谱的红外部分发射光，包括强脉冲光（500~1 200 nm）、Nd：YAG（1 064 nm 和 1 320 nm）、二极管（980 nm 和 1 450 nm）、Er：glass（1 540 nm）激光器。强脉冲光（IPL）是一种非相干性（因此没有被归类为激光）、高能宽带脉冲闪光灯，在 500~1 200 nm 范围内发光。吸收滤光片被选中，以阻挡所选数字下的光的波长。光斑大小和能量也影响渗透深度。主要的色素细胞是血红蛋白，其吸收峰在 577~585 nm，而黑色素的范围在 500~850 nm。可以选择适当的过滤器来瞄准浅层血管和黑色素。1 064 nm Nd：YAG

激光影响较大的血管和深层胶原蛋白，可改善皱纹。1 320 nm Nd：YAG 激光的作用是避免对表皮的损伤，而针对真皮层来刺激新的胶原蛋白的生长。皮肤中的水特别吸收 1 320 nm 波长，在不损害黑色素或血红蛋白的情况下，形成均匀的能量分布。1 450 nm 二极管激光聚焦于皮肤上的水，能有效地治疗面部痤疮，改善瘢痕的外观。

使用非烧蚀激光的停机时间是最短的。有些水肿和红斑可能会持续几日，但通常可用化妆来解决。每个系统都有特定的治疗次数和持续时间的参数（表 2.4）。

表 2.4　非消融分割激光

波长和种类	生产厂家和产品	关键特征	临床适应证
1 410 nm	Solta Medical Fraxel re:fine	700 µm 深度；20 mJ/MTZ	面部光损伤
1 440 nm Nd：YAG	Cynosure Affirm Laser	1 000 微脉冲 /10 mm 斑点	面部瘢痕（萎缩、创伤、烧伤）
1 540 nm	Palomar (Cynosure) StarLux	包括 1 440 nm 和 1 540 nm 装置	黄褐斑
	Palomar (Cynosure) StarLux	包括 1 540 nm 和 1 440 nm 装置	
	Palomar Icon	包含 2 940 nm 分数级消融装置	
1 550 nm 铒玻璃和 1 927 nm 铥光纤	Soltu Medical Fraxel re:store 和 DUAL	1 550 nm：1.4 mm 深度；70 mJ/MTZ 1 927 nm：0.23 mm 深度；20 mJ/MTZ	
1 440 nm 和 1 927 nm 二极管	Solta Medical Clear + Brilliant	2 个机头可用 原件：200~300 µm 深度 Perméa：170 µm 深度	

分离技术已导致许多非烧蚀和烧蚀设备的发展，由于其优良的临床效果和较低的风险，实际上已经取代了脉冲和扫描系统。

一些已发表的关于非烧蚀消融激光的研究已经证实了面部皱纹、瘢痕和色素沉着的显著改善。通过增加能量传递，可以达到更深层的皮肤穿透（和组织效果）。增加密度（或覆盖范围）也可以增加临床效果，但不会显著改变术后恢复。临床评估的评分与 50%~75% 的改善相对应，或更多的是在一系列 3 种或更多的面部皱纹治疗之后[55, 69]。使用 1 550 nm 掺铒光纤激光器或其他一些分段二极管和 Nd：YAG 激光器（1 410~1 540 nm）治疗后，萎缩性痤疮瘢痕显示明显改善（50% 或更高）[70-72]。

Clear + Brilliant（Solta Medical, Inc.）烧蚀二极管激光器有两种不同的方法，即原始和 Permea。原始的机头使用 1 440 nm 的波长能被皮肤的水吸

收。角质层在功能上仍然完好无损，这就转化为一种安全、低风险的治疗方法。因为机头的深度是 200~300 µm，它有效地针对最容易受到老化影响的皮肤层，如色素沉着、细纹和结构变化。另一方面，Clear + Brilliant Permea handpiece 使用了 1 927 nm 波长，其吸收系数明显高于原图。尽管角质层仍然完好，但 Permea 的机头会造成更宽、更浅的病变，造成更大的表面破坏，从而增加皮肤的渗透性。Permea 的机头深度固定在 170 µm。透明 + 亮片对所有皮肤类型都是安全的，因为它的较长波长，可穿透皮肤，避免了表皮黑色素的吸收（表 2.5）。使用综合治疗方法，即肉毒毒素注射和皮肤填充剂的组合，以消除皱纹，再使用基于能量的工具，如激光皮肤重建（视频 2.3）。可叠加治疗 HA 填充剂用于恢复面颊的容积，非手术方法提升面部和颈部，然后同时结合激光皮肤表面重塑。

表 2.5 烧蚀消融激光器

波长和种类	生产厂家和产品	关键特征	临床适应证
10 600 nm 烧蚀 CO_2	Alma Lasers 和 Harmony Platform Pixel CO_2	短期、中期、长脉冲，300~2 500 mJ/p	面部光损伤（色素异常、痣、皱纹）
	Cynosure. SmartSkin +	150~20 000 μs 脉冲，30 W 电源，多个扫描模式	面部萎缩性瘢痕
	DEKA Medical Inc. SmartXide DOT 30 W/50 W	0.2~80 μs 脉冲，150 W，多个扫描模式	表皮病变（脂溢性角化病、疣状）
	Ellman International, Inc. (Cynosure) Ellumine 烧蚀 CO_2 激光系统	2~7 ms 脉冲，高达 105 mJ	
	Focus Medical NaturaLase CO_2	高达 10 ms 脉冲，50 W	
	Hironic Co.,Ltd.MIXEL	高达 5 000 μs 脉冲，60 mJ	
	ILOODA Co.,Ltd. FRAXIS	0.1~5 ms 脉冲，高达 30 W	
	Lasering USA MiXto Pro Slim Evolution Ⅱ	2.5~16 ms CW 脉冲，0.5~30 W；180 μm 或 300 μm 光斑直径	
	Lumenis UltraPulse Encore (ActiveFX / DeepFX / TotalFX)	<1 ms 脉冲，240 W，1.3 mm 的光斑直径的 ActiveFX 模式，0.12 mm 的光斑 DeepFX，结合了 ActiveFX 和 DeepFX 的 TotalFX	
	Lumenis AcuPulse MultiMode	CW 扫描机器人辅助激光器，0.01~1.00 s 脉冲，现有 30 W 和 40 W 型号，1.3 mm 和 0.12 mm 光斑大小的机头	
	Lutronic eCO₂	2~240 mJ	
	Solta Medical Fraxel re:pair	高达 70 mJ/MTZ	
	Syneron Candela CO₂RE	60 W，7 个不同的治疗模式	
2 940 nm 烧蚀 Er：YAG	Alma Lasers Harmony Platform Pixel 2940	短期、中期、长脉冲，300~2 500 mJ/p，11 mm² 像素提示	
	INDUSTRA Technologies 2940 DualMode	300 μs~5 ms 脉冲，高达 60 mJ/MTZ，受烧蚀和凝结物的影响	
	Palomar (Cynosure) Icon Aesthetic System 2940	0.25~5 ms 脉冲，2~5.5 mJ /0.1 mm	
	Sciton ProFractional (XC)	变量脉冲，高达 400 J/cm²	

这种方法的流行反映在 2015 年美国整形外科学会（ASAPS）的整形手术数据中，该数据显示注射剂（皮肤填充剂和肉毒毒素）的使用量比前一年增加了 21%，而激光皮肤表面重建仍然位于非手术治疗的前 10 位 [8]。

烧蚀 CO_2 和 Er：YAG 分馏激光技术与非烧蚀分级器件相比，已经被证实前者具有更加显著的光老化皮肤改善效果 [55, 73-75]。先前的研究已经显示了使用分层 CO_2 激光皮肤表面置换治疗面部光老化 5 年后良好的长期临床效果 [49]。

UltraPulse Encore（lumenis）是一种先进的超脉冲 CO_2 激光系统，具有 3 种发射激光能量的模式 [76]。① ActiveFX，使用 1.3 mm 的斑点大小来消融浅表组织，对于治疗细纹和光化性角化病很有用。② DeepFX，将激光能量聚焦到一个 0.12 mm 大小的光斑上，并允许深度消融，对治疗深度的皱纹有用。DeepFX 对治疗口腔和周围的细纹和瘢痕特别有用。这种模式可以在组织中增加到 2 mm。③ TotalFX 模式同时使用 ActiveFX 和 DeepFX 模式，对治疗瘢痕和皱纹有帮助。在眼睑和颈部治疗的时候，适度的能量设置很重要。对于面部和颈部的表浅区域，UltraPulse 的 ActiveFX 组件最常用

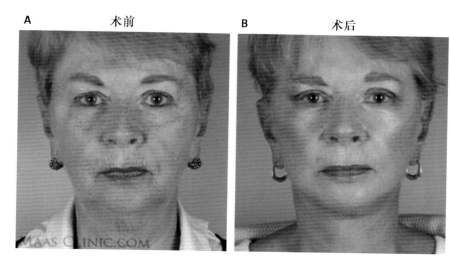

| A | 术前 | B | 术后 |

图 2.2 上睑成形术、面部拉皮和面颈部皮肤 CO_2 激光重塑术治疗

以下参数：90~125 mJ，100 Hz，扫描大小 4~8，密度 3%~4%。对于更深的区域，DeepFX 组件最常用的参数：17.5~20 mJ，300 Hz，扫描尺寸 4~8，密度 15%~20%（图 2.2）。

分级 CO_2 激光系统（Solta Medical，Inc.）的工作原理与 UltraPulse Encore 的 DeepFX 模式非常相似。该激光器的脉冲持续时间从 0.15~3 ms。通过短脉冲持续时间，激光系统能更快、更深入地释放出更多的能量。通过将小的 0.14 mm 的光斑和短的 0.15 ms 的持续时间相结合，这种激光可以达到 1.6 mm 的深度。分馏技术可以应用于 Er：YAG 激光器，其原理与 CO_2 激光器的发展方向相同[76]（表 2.6）。

表 2.6 射频系统

波长和种类	生产厂家和产品	关键特征
10 600 nm CO_2 激光器，射频激发管	Eclipse Aesthetics Equinox CO_2	0.05~10 ms 脉冲 350 μm 斑点 分数扫描器
多相射频亚点阵射频	Eclipse Aesthetics EndyMed Pro	每脉冲 70 ms，6W 射频输出
4.0 MHz 高频单极射频	Ellman International(Cynosure) Pellevé Wrinkle Reduction System	4 个手柄尺寸 7.5~20 mm 不等
无线电频率	EndyMed EndyMed PRO /GLOW	65 W
单极 / 双极射频	ILOODA Co.,Ltd. Lunar–N	0~150 ms 脉冲 75 W
无线电频率	Invasix Fractora	62 mJ / 针
双极射频	Lumenis Aluma	1~5 s 脉冲，2~20 W
双极射频	Syneron Candela ePrime	460 nm，5 kHz
580~980 nm 光学 / 射频	Syneron Candela eMax/eLight SR(A)	高达 46 J/cm²；高达 25 J/cm²
900 nm 二极管 / 射频	Syneron Candela eMax/eLaser WRA	高达 50 J/cm²；高达 100 J/cm²
1 MHz 分级射频	Viora V–touch	50~200 ms 脉冲，高达 25 J

射频系统比较独特，因为是加热系统，所以工作更像微波而非激光。它具有更高的穿透深度，同时使胶原收缩和皮肤紧致。RF 主要通过皮肤表面，使其免受加热。就像激光系统一样，射频系统通过改变现有的胶原蛋白并刺激更新和更短的胶原蛋白的增生，导致持久的组织紧缩[76, 77]。这种方式经常与其他方式结合以达到协同效应，如射频已经与二极管系统结合（Polaris WR, Syneron Candela）。这种模式的一个主要局限性是，目前没有足够的公布数据说明获得理想效果的最佳温度和持续时间。事实上，目前大多数数据都不可靠，需要进一步的研究来确定这种治疗方式的最佳参数。

患者选择

患者应了解术后护理的过程和重要性以及潜在的并发症。激光皮肤表面修复的适应证包括受损皮肤、面部皱纹、色斑和瘢痕修复。作者对所有皮肤类型的患者定期进行了烧蚀性分馏激光皮肤重建（Fitzpatrick Ⅰ~Ⅵ型）。

深色皮肤光敏型患者（Fistzpatrick Ⅲ~Ⅵ型）发生炎症后色素沉着（PIH）的可能性较高，但根据作者的经验，这不是永久性的，并且容易用霜剂局部治疗。PIH 与分馏激光剥脱治疗比其他消融手术的频率低很多[78]。应当告知这些患者有关 PIH 的情况，并在指导下开始治疗。任何可能影响毛囊皮脂腺的因素，如先前的面部辐射或提前 1 年使用口服类维生素 A，都可能增加愈合不良的风险。其他禁忌证包括活动性皮肤感染、白癜风、瘢痕疙瘩或增生性瘢痕病史。应该在手术前 1 日开始使用抗病毒药物，并持续使用 1 周[79]。

2.2.6 非手术眼睑成形术和非手术眉毛成形术

眶周是显示面部老化迹象的最早和最明显区域。手术和非手术选择，如眼睑成形术、眉毛成形术和皮肤磨削术，仍然是眼睑和相邻区域的年龄相关性变化的主要治疗方法。然而，我们强烈认为，通过使用非侵入性产品和设备，可以显著提高治疗效果并且延长维持时间。

2.3 治疗计划和结果

2.3.1 神经调节器

眶外缘眼轮匝肌（鱼尾纹）

眼轮匝肌是一种宽扁的、环绕着眼眶的肌肉，被分为眼眶和眼睑两部分。沿外侧眼眶分布的眼轮

图 2.3 面部解剖学上推荐神经调节剂注射的部位和剂量

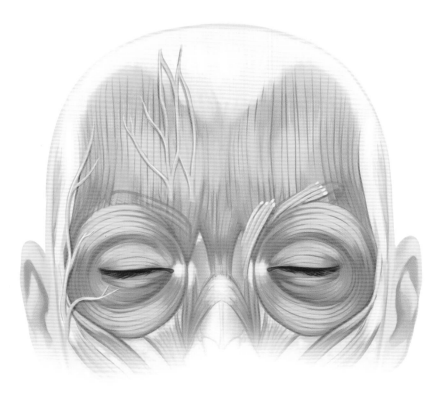

匝肌能产生横向放射状皱纹，即鱼尾纹。另外，眼轮匝肌的眼眶段能抑制外侧额肌。

眶外侧鱼尾纹最常见的治疗方法是 BoNTA。在应用 BoNTA 方面，应铭记两个目标：①通过瞄准眼轮匝肌的外侧垂直方向部分，来放松眼角鱼尾纹。②通过调整眼外侧轮匝肌的整个长度，并通过神经调节眉下降功能达到抬眉效果。

研究已证实了 BoNTA 治疗眼外侧轮匝肌对眉毛位置的影响（也称为化学抬眉）[80, 81]。由于外侧眼轮匝肌起到括约肌的作用，所以在收缩时必须留意力的矢量。12 点和 6 点的收缩矢量主要是水平方向，而 3 点和 9 点的收缩矢量主要是垂直方向。BoNTA 治疗后，外侧额肌将不受阻力抬高眉毛。内侧眉头也可以通过治疗皱眉肌来调整。在眼外侧轮匝肌的几个部位注射填充可去除鱼尾纹。常用剂量是 10 单位的肉毒毒素，分成 4 等份或 5 等份（图 2.3）。

眉间纹

垂直于眉间的皱纹主要由成对的皱眉肌活动形成。皱眉肌位于降眉间肌中部至眼轮匝肌和内侧眉毛稍上方的软组织。该肌肉在大多数个体中几乎是水平的，因此降眉间肌的收缩产生垂直皱纹。要将 BoNTA 正确注入皱眉肌，常见的错误是注射得太高，误注到额叶。额部松弛可能会导致"恶魔样"或"斯波克样"的出现（图 2.4）。其正确注入点在眉弓内侧或略高于眉弓内侧。第二次注射在第一次注射的外侧 3~5 mm 处，小剂量注射以调整皱眉肌的整个长度。通常注射 10 单位的肉毒毒素或其等效物。

鼻根部形成的皱纹是由降眉肌造成的。如果患者有横沟，则将 3~5 单位的肉毒毒素分 1~2 次注射到该肌。

额肌

额肌是一种薄薄的四棱形肌，从帽状腱膜直到眉间。中部与降眉肌连接，并与眉骨上的皱眉肌和眼轮匝肌相交。其皱纹主要是水平的，收缩引起眉毛的升降。该部位的皱纹即众所周知的抬头纹。

将 10 单位的肉毒毒素分成 4 等份来治疗抬头纹。注射的部位对最佳治疗效果至关重要。患者应抬起额头以更好地定位抬头纹，建议在最低的皱纹之上进行注射。额头上皱纹隐约出现之处是外侧注

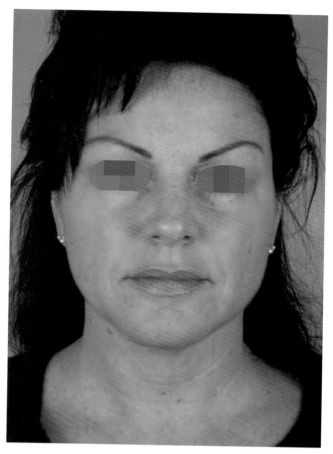

图 2.4　肉毒毒素眉畸形，内侧眉毛和内侧眼睑下垂

射点，内侧眼角垂线是内侧注射点。对于抬头纹较多或额头较高的患者，可额外增加 3 次注射（2 单位的肉毒毒素）作为扩展治疗，分别在中部以及两侧。向患者解释 BoNTA 治疗可能导致眉毛下垂很有必要。因此，额部的治疗包括额头皱纹及其两侧延伸到眉间下垂的细纹（图 2.3）。

2.3.2　软组织填充物

眉间皱纹、鱼尾纹和抬头纹

随着 BoNTA 的应用，软组织填充在治疗抬头纹、鱼尾纹和眉间皱纹等方面的局限性日益凸显。区分动态皱纹和非动态皱纹很关键。虽然用 BoNTA 可以更好地消除动态皱纹，但由光化性损伤引起的浅表细纹可能更适合软组织填充治疗。多次进行皮内注射 Belotero 或 Restylane Silk 可有效改善这些细纹。少量多次注射以均匀填充是极为有效的。当结合 BoNTA 和填充治疗时，最好是分阶段进行治疗。大多数有经验的专业人员首先使用 BoNTA，待其

图 2.5　治疗前（A) 和透明质酸注射到泪沟槽区域之后（B）

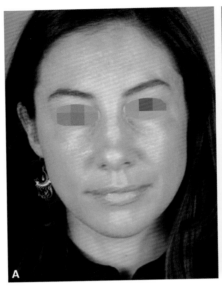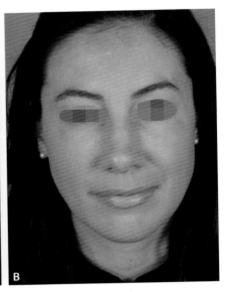

生效后再进行后续填充治疗。

鼻颧沟和泪沟

随着年龄的增长，面部结构下垂，鼻颧沟、眶缘凸出。通常眼眶内的脂肪会使下眼睑凸出。对于轻度至中度畸形的患者，体积置换或手术填充是极好的选择[82]。

像 Restylane 这样的 HA 产品，通常用于填补泪槽（图 2.5）。Juvéderm 更平滑，一致性更好，但根据资深作者的经验，它比 Restylane 更亲水。透明质酸水分更多，易导致水肿。这可能会使修复更复杂，导致修复不足且持续时间比预期的短。

泪沟充填是一个精细的过程，兼具精确性和艺术性，因此必须对解剖有清晰的把握。最好的麻醉方式是局部麻醉剂和冰。麻醉剂的注射会扭曲解剖结构并干扰适当的填充剂注射。患者应该坐直，其视线保持在地平线上，因为在重力的作用之下，脂肪垫可以通过向上和向下凝视而固定。将该产品沿眼眶边缘注射，确保位于前间隙，避免眼眶脂肪畸形，必须避免注射到下眼睑皮肤。由于皮肤薄且针头穿过眼轮匝肌，该部位可能会出现瘀斑。如果瘀斑明显，应停止注射，并按压数分钟。注射完成后，应对该区域进行按摩，以确保分布均匀。

资深作者更喜欢使用连续穿刺术和线性注射。一定要缓慢注射（<0.3 mL/min）。大多数临床医师每侧注射 0.2~0.4 mL。因为泪沟的填充注射对容量敏感，早期保守治疗很重要，避免过度矫正。视情况需要，可在 2~4 周内重新评估，并可进行修复治疗[83, 84]。

在注射部位可能会观察到丁达尔效应，表现为灰色或蓝色相混合的可见物质。这是表面填充材料所产生的折射现象。为了尽可能避免该现象，必须小剂量注射。

术后护理

术后不需要特别的处理，患者可以立即回归到他们的日常生活中。一些当即呈现的挫伤和肿胀通常几日后就消失了。

2.3.3　激光皮肤重修

对于眶周、细纹和下睑松弛，点阵 CO_2 激光是一个很好的非手术治疗选择。这种手术不适用于牵引试验患者。资深作者经常使用 DeepFX CO_2 激光（Lumenis）在 17.5 mJ、300 Hz、15%~20% 的密度下治疗下眼睑和鱼尾纹（图 2.6）。可以使用 125 mJ、100 Hz，在眼眶上下区域进行 ActiveFX 点阵治疗[3, 4]。

术后护理

手术后立即使用一种封闭软膏。从治疗后的第一个早晨开始，患者可每日 3 次轻轻清洗该区域，然后立即涂抹闭塞性软膏，持续至少 3~4 日。治疗完成后，可以使用强力保湿剂。患者通常在手术 5 日左右皮肤愈合后可以化妆。

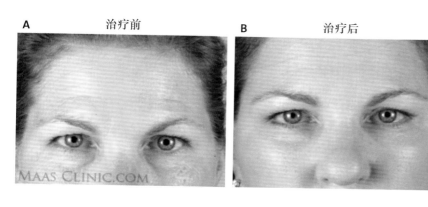

A 治疗前   **B** 治疗后

图 2.6 治疗前（A）和面部部分区域使用 CO_2 激光除皱护理后（B）

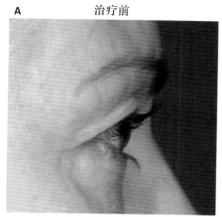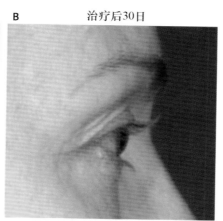

A 治疗前   **B** 治疗后30日

图 2.7 治疗前（A）和超声除皱治疗后 30 日的额头（B）

2.3.4 超声刀

超声除皱手术可用于提升和收紧额头皮肤。眉毛的治疗通常与面部连续进行（图 2.7）。

术后护理

治疗后使用温和的润肤霜和防晒霜。不需要特别的后续护理，患者可以立即恢复正常的生活方式。治疗结束后，患者感觉皮肤更紧。这种初始的反应可能会在 3~6 个月内有明显的变化。

2.4 非手术口腔周围重建

衰老的口唇朱红变淡、牙弓钝化且白色衰减。口轮匝肌的反复活动使上下唇出现垂直的皱纹。降口角肌（DAO）活动过度使口角处产生垂直的口周纹（图 2.8）。鼻唇沟深褶皱是由口轮匝肌、上提肌和颧大肌复合体上的颧骨脂肪下降而形成的。法文术语"橙皮组织"就是指由于颏肌过度活动导致的下巴皮肤凹陷[6, 86]。

2.4.1 治疗计划和结果

神经调节剂

在下面部，BoNTA 注射的主要目标是口角和唇线。

通过减浅皱纹、下调口角来修护降口角肌，以此改善口角外观。在木偶线与下颚相交的位置，即口角下方侧面约 1 cm 处，每侧分别注射等量的 3 单位肉毒毒素，以减弱口周纹。注意要避免注射到唇部降肌和口轮匝肌，否则会导致口腔功能不全。资深作者将 4~6 单位的肉毒毒素多份等量地注射到口周纹与上下唇相交的红色边缘处。颏肌活动过度可以通过在下颌突出部位以下的位置等量注射 2~5 单位的肉毒毒素治疗。注意要避免注射到口轮匝肌或下唇方肌，这可能导致下唇凹陷。

软组织填充物

在下面部，软组织填充物的主要注射点包括鼻唇沟、唇和口角。对于法令纹，可通过真皮注射消除细纹或深入皮下层来去除，常选用透明质酸或 Radiesse（图 2.9）。可以使用连续穿刺术或线状螺

图 2.8　与口周纹的治疗有关的下面部肌肉

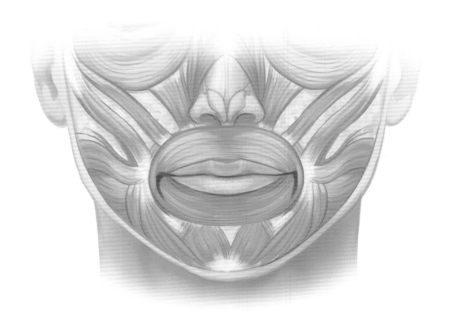

图 2.9　术前（A）和鼻唇部注射 Restylane 与部分 CO_2 激光皮肤修复术后（B）

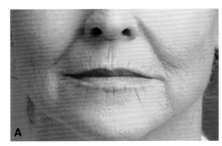
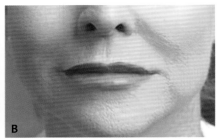

纹技术。注意向褶皱内侧注射以避免面颊下垂。为了成功修复该部位，必须从鼻翼和面颊相交处上方的三角形注射。为了去除法令纹四周的细小皱纹，使用连续注射贝洛特罗和瑞士兰丝是极为有效的[6]。

上唇大约是下唇大小的 75%，下唇中部稍突出于上唇。唇缘和唇部都可进行修复。资深作者更青睐于 Restylane 修复该部位，因为它相对坚实并且易于口唇轮廓的塑形（图 2.10），将 Restylane 注射到口唇红色和白色之间以充分填充红色边缘。通常情况下，针头可以插入这个空间，并且可以通过水分离术将药品沿着唇的整个边缘注入，从而使其均匀分布；或者可以使用连续穿刺技术，通过黏膜下注射。加厚下唇，注射点主要在下唇的中部 1/3 处[6]。

口角注射准备与面部其他部位一样，使用局部麻醉剂和冰块。从真皮注入，以下唇为底部的三角形处。注射时要抬高口角，以抬高下垂的组织。对于这类细纹，资深作者常选用 Belotero 和 Restylane。

激光修护

资深作者经常采用 CO_2 激光来去除口周纹，DeepFX 激光器模式设置为 20 mJ、300 Hz，15%~20% 的密度[3, 4]。ActiveFX 激光器设置为 125 mJ、100 Hz。均匀激光治疗区域和未治疗区域之间的差别非常关键。

混合激光

Halo（Sciton，Inc.），混合激光是一种单激光平台，已有证据表明混合激光治疗和非激光治疗比仅采用普通激光治疗有更好的效果，而且术后不适（如疼痛、红斑和瘀斑等）更轻微[87]。在 Halo 激光平台前，作者的研究机构采用 1 540 nm 激光和 2 940 nm 激光混合，给面部、颈部等复杂问题带来更好的修复效果。这是一个烦琐的过程，需

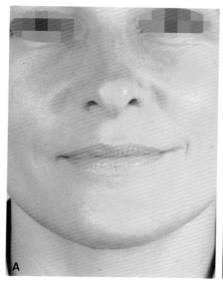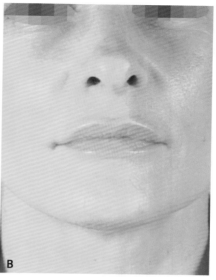

图 2.10 治疗前（A）和口唇透明质酸注射治疗后（B）

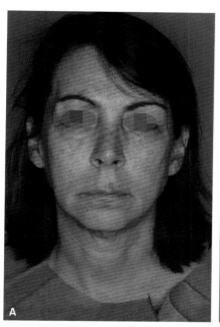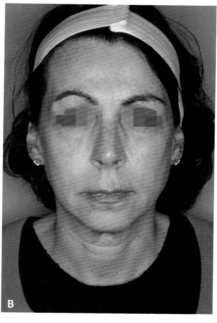

图 2.11 术前（A）和用 Halo 混合激光治疗术后 2 周（B）

要两个不同的手柄，重新校准以及更长的治疗时间。Halo 激光器是双波段，包括 1 470 nm 凝固和 2 940 nm 消除。1 470 nm 可调节 200~700 μm 的深度，针对表皮和皮肤色素性病变、真皮弹性组织、细纹、皱纹和毛孔进行修复，而 2 940 nm 可以调整 0~100 μm 来去除角质层和表皮。如此一来，用非激光治疗的时候，皮肤表层和深层都能得到激光修复治疗的最佳效果（视频 2.4、视频 2.5）。

图 2.11 的 Fitzpatrick Ⅱ 型皮肤患者，56 岁，有细纹、皮肤色素改变和皮肤粗糙。她接受了中等程度的单 Halo 治疗（1 470 nm：400 μm 深度，30%

密度；2 940 nm：40 μm 深度，21% 密度）。2 周后得到明显的改善（视频 2.13、视频 2.14）。

后期护理
使用该治疗的后期护理如前文所述。

2.5 面中部及颧部的非手术填充

随着年龄的增长颧部下沉，导致鼻唇沟加深、外侧眶缘凸显。颧突由皮下颧脂肪垫和下睑的眼轮匝肌组成。皮下颧脂肪垫深面是眼轮匝肌下脂肪（SOOF），它与眶下缘骨膜、颧大肌和颧小肌的插入密切相连。当面中部结构下垂、眶缘暴露时，下垂的眼眶脂肪和下垂的 SOOF 由于位置毗邻从而形成双轮廓。若尝试采用下睑成形术并且去除过量脂肪来消除双轮廓，将导致面容沉陷、空洞[88]。

2.5.1 治疗计划和结果

若使用软组织填充剂处理面中部多处区域，应首先进行颧骨／颧骨下填充，因为填充后会影响鼻唇沟和泪沟。采用去除多余的皮肤来提升整个面中部的方法，可以减少材料用量（矫正鼻唇沟所需）。有时这种方法不必处理泪沟。

面中部填充的目标从弥补容积损失，到通过在非固有位置放置填充物大幅改变面中部形态。很多作者用德玛诺线条勾勒填充物的位置[89, 90]。此方法

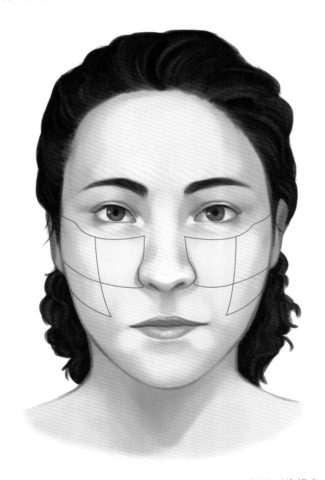

图 2.12 面中部容积恢复：关键解剖标志包括颧骨下缘横向延伸至鼻唇沟、颧骨的上缘和眶下缘、鼻唇沟的高点和骨性颧骨突出的内侧。填充物主要注入内侧面颊（绿色阴影）的上 2/3 处，大多数患者在该处有最大限度的容积损失。注射采用肌内注射或更深层次，选取扇形和交叉影线的方法以便均匀填充

是从颧骨突起部的较高处开始注射，至上颌区的较低处注射。直接从骨膜顶部注射会抬高表面并加深脂肪垫，至面中部注射勾勒成型。

然而，作者认为，由于颧脂肪垫的下降，面中部体积减小通常在前内侧面颊最明显。首先要做的是勾画面中部的几个关键解剖标志：颧骨的下缘横向延伸至鼻唇沟、颧骨上缘和下眶缘、鼻唇褶的高点、骨性颧骨突出的内侧。填充物主要注入内侧面颊的上 2/3 处（青年时期颧脂肪垫所处位置），即大多数患者面容损失程度最大处（图 2.12）。填充后的面中部会更年轻、圆润。注射采用肌内注射或更深层次，选取扇形和交叉影线的方法以便均匀填充（视频 2.6、视频 2.7 和视频 2.8）。

对于面中部填充，使用硬度指数较高的产品相当重要，如 Juvederm Voluma、Perlane（Restylane Lift）或 Radiesse（图 2.13、图 2.14）。已有研究表明，在接受 Juvederm Voluma 面中部修护的受试者中，将近一半的患者在 24 个月内达到了临床效果[16, 23]。

2.6 非手术面部提拉

面部肌肉的重复动作产生皱纹，日光损伤使皮肤弹性组织变性，脂肪垫逐渐减少及损失，以及皮肤弹性丧失，都是面部衰老的体现。

2.6.1 治疗计划和效果

软组织填充物

主要关注的部位是面颊和上颌前沟。正如前文所述，面中部的 Juvederm Voluma 或 Radiesse 是一个不错的选择。填充治疗包括从上颌前沟注射填充，通过在两个区域之间形成平滑的过渡，来掩盖颌和颊之间的凹陷。可以采用多种注射技术，包括以线性穿线方式在真皮深层或真皮皮下交界两个区域之间进行注射。针被插入下颌的皮肤内和（或）颊皮肤内，沿着下颌的下缘穿入上颌前沟中。下颌治疗可以从下颌到下颌正后方的角度进行，以很好地对下颌线进行提升和塑形[92]。

超声

超声除皱治疗面部可单独进行，或与颈部治疗一同进行。通常情况下，治疗是在 4~4.5 mm 换能器 1 次通过的情况下，以最少 2 个深度完成，然

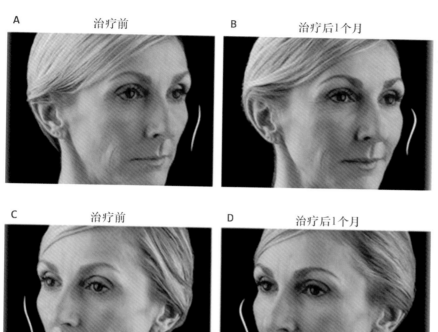

图 2.13 治疗前（A、C）和治疗后面中部容积损失处理（B、D）：Juvederm Voluma 注射治疗

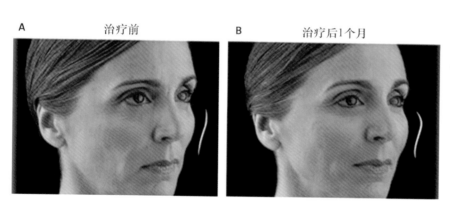

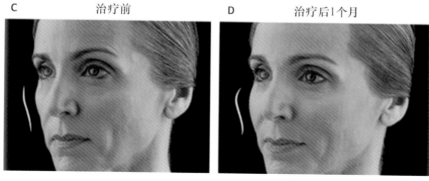

图 2.14 治疗前（A、C）和治疗后面中部容积损失处理（B、D）：Juvederm Voluma 注射治疗后

图 2.15 超声除皱治疗前（A）和治疗后90 日（B）的面部和下颌

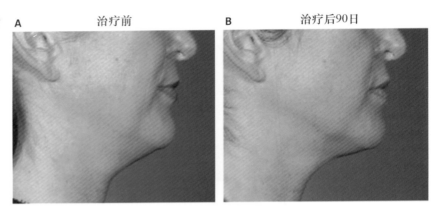

图 2.16 超声除皱治疗前（A）和治疗后90 日（B）的面部和下颌

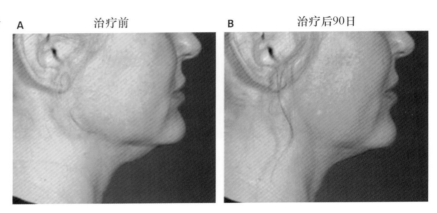

图 2.17 脱氧胆酸注射治疗前（A）和治疗后（B）颏下的脂肪

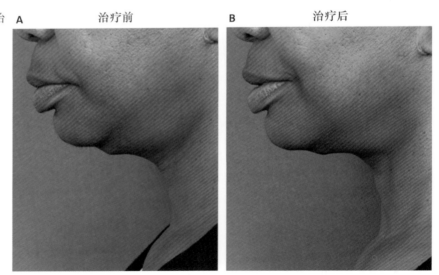

后以表面 7~3.0 mm 换能器。前 2 个深度可以采用先进的治疗方案，使用 10~1.5 mm 的皮肤拉紧器（图 2.15、图 2.16）。这种深度治疗方案是基于以前的研究，其中深度治疗对面上部和面中部有所改善[45, 93]。

2.7 非手术颈部修复（提拉和塑形）

颈部皮肤衰老的标志包括颈阔肌肥厚或松弛、皮肤过剩、脂肪营养不良、颌下腺下垂和慢性日光晒伤（视频 2.10）。

2.7.1　治疗计划和结果

超声刀

类似于超声除皱面部治疗，超声除皱颈部治疗在最少 2 个深度进行，1~4 mm 到 4.5 mm 的传感器进行一次通过，然后用表浅的 7 mm 到 3.0 mm 的传感器退回该区域（图 2.17）。前 2 个深度可以采用先进的治疗方案，使用 1.5 mm 到 10 mm 的皮肤紧缩传感器[45]。

脱氧胆酸

对于不想进行颏下吸脂术的患者，脱氧胆酸是一个非手术选择。有证据表明它能改善成人颏下脂肪的中度至重度堆积。使用 30 号针将脱氧胆酸注射到颏下区域的皮下脂肪组织中。一次治疗包括最多 50 个注射点，每点注射 0.2 mL（最多总计 10 mL），间隔 1 cm。每个月最多可以进行 6 次治疗（图 2.18、图 2.19）。在每次治疗之前，一定要触诊颏下区域，确保有足够的脂肪，并识别真皮和颈阔肌之间的皮下脂肪。为避免损伤下颌边缘神经，不要注射到下颌骨下缘以上，或者在下颌缘下方 1.5 cm 线（从下颌骨角到颏骨）确定的区域内。表面注射到真皮层内可能会导致皮肤溃疡。术后护理包括在手术后几日内佩戴弹力带以减少肿胀。

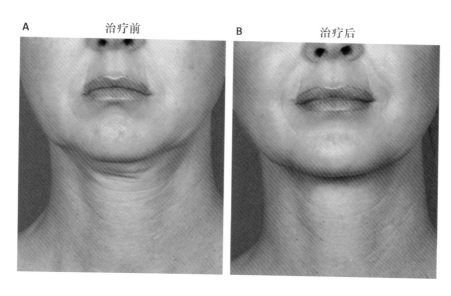

A　治疗前　　　B　治疗后

图 2.18　脱氧胆酸注射治疗前（A）和治疗后（B）颏下的脂肪

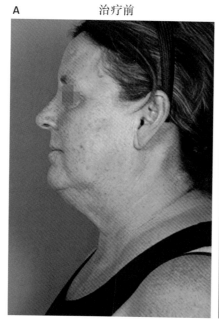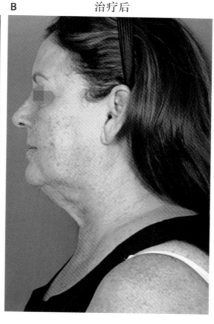

A　治疗前　　　B　治疗后

图 2.19　脱氧胆酸注射治疗前（A）和治疗后（B）颏下的脂肪

图 2.20 颈阔肌用肉毒毒素注射治疗前（A）和治疗后（B）

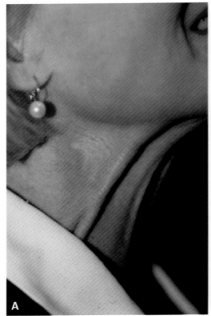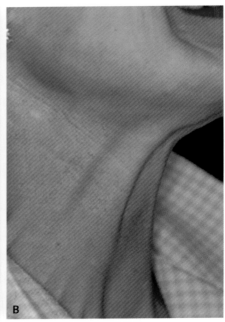

神经调节剂

皮肤弹性良好的年轻患者和颈部术后遗留颈缩带患者可进行该区域的神经调节剂治疗。作者认为，患者每个区域注射 10 单位的 Botox/Xeomin 或 Dysport，主要针对颈部区域的韧带（图 2.20）。应特别注意避免注射到颈阔肌以外的韧带，如带状肌群，这可能导致颈部无力、呼吸困难和瘀斑等并发症（视频 1.1）[15]。

2.8 非手术鼻整形术

2.8.1 治疗计划

填充物可抬高鞍鼻，调整鼻尖，在鼻小柱底部进行填充来提升鼻尖。这对于轻微鼻畸形而无法通过手术可靠地矫正完善或不考虑手术的患者通常是有用的[92]。

注射于真皮深层或鼻尖和鼻背的皮下，采用短线性或串点注射，可以使用成型或轧制将材料塑性成所需的轮廓。

进行隆鼻术时要格外注意，因为鼻血管密集、组织薄，并且对下面的软骨构架有一定的压迫力。如注射进血管，可能出现脑卒中或失明、血管损伤导致的皮肤坏死等风险。

2.9 并发症

2.9.1 神经调节剂

由于美容治疗中使用的肉毒毒素剂量很小，因此术后不良反应较少[94]。大多数反应都是轻微和暂时的，包括注射部位的疼痛、瘀伤、肿胀和流涎症状。建议患者避免在治疗前 2 周使用可减轻瘀伤的抑制凝血的药物。更严重的不良反应通常是由于注射技术不佳和对肌肉解剖不熟悉造成的。其中大部分是毒素扩散到邻近的肌肉组织中，这可能导致意外的肌肉衰弱。眶周并发症包括过度治疗的额骨、眉毛下垂、眼睑下垂、不对称、复视、睑外翻、眼睛干涩及眼睛闭合强度下降。一般可以在瞳孔中线的骨质眶缘上方不超过 1 cm 的地方注射，并在额内使用较低剂量来避免眉下垂[84]。

上眼睑下垂易出现在肉毒毒素注射到眉间之后，也可能提前出现在注射后 48 小时和迟发于 14 日后（图 2.21），持续时间很少超过 3~4 周。大多数观点认为，毒素通过眶隔进入提上睑肌是眼睑下垂的病因。然而，本文作者认为眼睑下垂与注射或局部水肿引起的静水压力有关，随后通过眶上和滑车上孔（或缺口）或眶上裂扩散毒素。可以使用较高浓度（较低体积）的肉毒毒素或注射过程中低压力注射来避免眼睑下垂[84]。

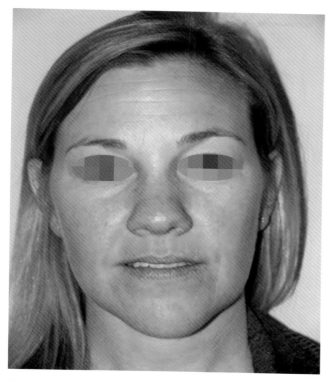

图 2.21 肉毒毒素注入后左眼睑下垂

　　唇部不对称常见于下面部注射。在注射 DAO 肌肉的肉毒毒素时，注射应该沿着下颚线稍微侧向于口腔侧。注射太过居中会增加下唇肌的风险，导致唇不对称性升高。同样地，颏肌的注射应该在颏的边缘附近，从而防止下唇肌无意中麻痹[15]。

2.9.2　软组织填充物

　　透明质酸填充剂具有显著的安全性，谨慎注射可以避免许多并发症。与填充物有关的最严重的并发症是坏死，但很少见。当任何填充物被无意地注入血管内时可能导致坏死。注射人员必须具有面部解剖和血液供应的全面知识。低压注射（<0.3 mL/min）对于睛周复原尤为重要。如果出现突发性疼痛，立即停止注射，并涂抹局部血管扩张剂，因为这些都是引起血管闭塞的迹象。如果使用透明质酸填充物，应给予透明质酸酶。透明质酸表面注入透明质酸填充剂可产生可见的隆起和不希望出现的蓝色色调，即丁达尔效应。这是透明质酸注射到鼻窦沟中的一个常见的并发症，可以通过注入下面的皮肤来避免。其他潜在的并发症有可能导致失明的动脉闭塞或栓塞、成珠、结块，过度矫正也是潜在的并发症。按摩注射区域可以促进填充物的均匀分布。最后，透明质酸酶可以用来逆转透明质酸填充剂的有害作用。其他常见的并发症包括瘀斑和水肿[17, 84]。

2.9.3　脱氧胆酸

　　与使用脱氧胆酸盐（kybella）相关的典型不良反应包括局部短暂注射部位轻度至中度的反应。最常见的不良反应有疼痛、红斑、水肿、瘀斑和麻木。在临床试验期间报道了个别边缘性下颌神经损伤病例，这些病例可自发痊愈[30, 33, 36]。

　　注射后炎症和水肿的严重程度与存在的基础脂肪量成正比。在本文作者的经验中，患有严重颏下脂肪的患者需要更大量的脱氧胆酸盐，并且在治疗后有更严重的炎症和水肿。建议患者在治疗后 1~3 日佩戴下颌带以减轻肿胀。

2.9.4　超声刀

　　超声除皱手术后可能会有 2~3 小时的红斑，但偶尔会持续 1 周或更长时间。这种自我修护没有被干预。瘀伤是一种罕见但能自我修护的并发症。据报道，在治疗区域感觉神经支配发生在多达 18 例患者中[40]。临床麻木症通常在 2~3 周内无须外界治疗即可自行修护。面部运动神经损伤也有过报道[45]。仅观察 6 个月时全身功能恢复正常的额分支综合征。

2.9.5　激光皮肤磨削术

　　激光皮肤磨削术会引起红斑、痤疮、粟粒和接触性皮炎等轻度并发症，感染、色素改变和喷发性角膜棘层瘤等中度症状，肥厚性瘢痕形成和外翻形成的严重并发症。长期红斑是指治疗后红斑持续时间超过 4 日，伴随非消融性表面置换和超过 1 个月的消融治疗。据报道，<1% 的患者接受非消融重建术和 12.5% 的消融激光治疗患者，在消融激光治疗患者中红斑在 3 个月内明显消退[95, 96]。使用多次激光通过或无意堆叠的分馏激光换肤术治疗会增加长期红斑的风险[78]。

　　单纯疱疹病毒（HSV）感染是分级激光皮肤表面重建术后发生的最常见的感染类型，病例中已有 0.3%~2%[78, 97]。为了尽可能减少 HSV 再激活的风险，当有 HSV 病史或进行全面烧蚀激光手术时，应进行预防性抗病毒治疗。在治疗前 1 日开始口服抗病毒药物，并持续 5~7 日。部分皮肤再造术中较少观察到细菌感染 [78, 97]。由于瘢痕的潜在生长过程，应开展广谱经验性抗生素并根据培养结果进一步调整。

PIH 与分次激光剥皮手术相比，其频繁程度要低于其他消融手术，但根据使用的系统、应用的参数和治疗的皮肤照片类型，可在 1~32 例患者中观察到 PIH 的发生率 [78, 98-103]。肤色较暗的患者（Fitzpatrick Ⅲ ~ Ⅵ型）发生 PIH 的可能性较高，但是色素沉着通常在没有治疗的情况下也可以消除，并且在有丰富经验的作者看来不是永久性的。外用类固醇、漂白剂和剥离剂的应用可促进 PIH 的消退。色素沉着极其罕见，并有延迟（术后 6~12 个月）[78]。

肥厚性瘢痕形成是一种罕见的烧蚀性皮肤表面重建术并发症，通常是由于能量密度过高、术后皮肤感染和技术不当造成的。由于毛囊皮脂腺单位数量少，颈部特别容易形成瘢痕，皮肤薄更容易受到热损伤。有辐射史或涉及颈部或眼睑的手术的患者，术后伤口感染、接触性皮炎或瘢痕形成的风险最高。增生性瘢痕形成的早期治疗包括使用局部皮质类固醇、硅凝胶和病灶内注射类固醇皮质激素 [78]。

2.10 结论

由于新产品和设备的不断发展，过去几年来，面部修复的非手术方法一直是患者所需求的，并且已经发生了巨大的变化。了解老年人面部相关的肌肉解剖和变化对有效治疗患者至关重要。正确选择用于患者目标的产品、经过深思熟虑和精心的技术来优化结果并最大限度地减少并发症同样重要。也许成功的关键是正确的患者选择和咨询。医师和患者必须了解这些治疗方法的局限性和适应证，以确保尽可能满足微创面皮肤年轻化。当采取前面提到的措施时，对许多个体而言，存在真正的手术替代方案。

2.11 评论

在本章中，我们讨论的是一种科学的方法，将多种方式结合起来，解决头部和颈部与年龄相关的问题。特别是多模态方法，是基于目前可用的美国 FDA 批准的方式。与许多技术一样，Juvederm Volbella 目前被批准用于治疗口周皱纹和相关缺陷。因考虑未来可用的填充剂和相关的新技术，作者的观点将受到推崇。

微聚焦超声在治疗面部和颈部老化的成功应用不仅可以使其再现活力，也可以去除让患者感到不便的颈阔带，这是一个很有意义的发现。我们为患者提供神经调节剂注射，通常选择 25~40 单位的肉毒毒素或 Xeomin，或 50~80 单位的 Dysport 于颈阔肌群中央注射。对于更持久的解决方案，我们提供了巴西首次提出的闭合性椎体切开术。Marcelo Daher [104] 发明的该技术依赖于使用缝合线在每个参数带的 3~6 层的肌肉带段上经皮放置，在局部麻醉下缝合线被收紧或搁置。然后使肌肉失去活性，并且更多的侧向肌肉可以横向无阻地拉动。

另一种更精确的颏下颈阔带的解决方案是颏下微创的开放性颈阔肌提升至甲状软骨水平，不管其伴或不伴局部分隔，如视频 2.11 和视频 2.12 所示，同时结合微聚焦超声治疗的上表面和侧颈。可以在简单的局部麻醉下完成，手术专家操作时间非常短，恢复时间通常很快（图 2.22、图 2.23）。

（评论人：Julius W. Few Jr.）

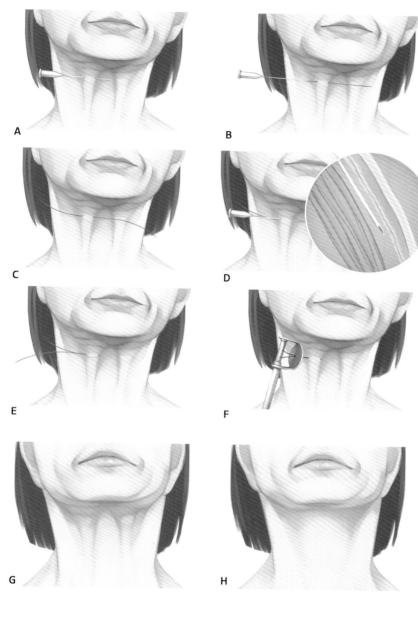

图 2.22　颈阔肌群肌切开术步骤示意图。A. 背后的针头刺穿皮肤，通过颈阔肌带从突出皮肤对边穿出。B、C. 钢丝穿过针，从另一端出来。然后移除针，使针离开线的位置。D. 通过数字技术，使针通过第一个入口点插入真皮颈阔肌带周围的空间，直到结束后，针从对边的洞退出。E. 钢丝折叠形成一个圈，然后引导针从另一侧穿入。颈阔肌部的线形成一个圈，外面的两端连接在第一入口孔的皮肤外。F. 颈阔肌面被支持在皮肤上，接收两个钢丝，并通过中央孔板。钢丝通过各自的小洞的支持然后旋转，之后剪掉多余的线。"蝴蝶"叶片下一端空心圆柱体的旋转，这迫使被圈住部分肌肉通过最初的入口和出口孔。G、H. 颈阔肌治疗之前和之后的外观［修改自 Daher, JC: Closed Platysmotomy: A New Procedure for the Treatment of Platysma Bands Without Skin Dissection, Aesthetic Plast Surg. 2011 Oct; 35(5): 866–877］

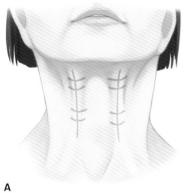

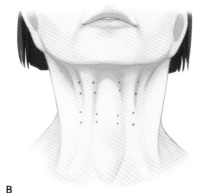

图 2.23　正面特写，术前的外观（A），颈部两个长条状颈阔肌带，被标记在 4 个层面的单独的颈带被削减。用本文已经描述的方法执行整个过程后即可显示的皮肤的外观（B）。这个患者没有进行过整容手术或颈部提拉［修改自 Daher, JC: Closed Platysmotomy: A New Procedure for the Treatment of Platysma Bands Without Skin Dissection, Aesthetic Plast Surg. 2011 Oct; 35(5): 866–877］

—— 参·考·文·献 ——

[1] Bapna S, Maas CS. Patient Selection, Counseling, and Informed Consent. In: Sadick NS, ed. Augmentation Fillers. New York: Cambridge; 2010:13-16

[2] Narins RS, Brandt FS, Lorenc ZP, Maas CS, Monheit GD, Smith SR. Twelve-month persistency of a novel ribose-cross-linked collagen dermal filler. Dermatol Surg. 2008; 34 Suppl 1:S31-S39

[3] Narins RS, Brandt FS, Lorenc ZP, et al. A randomized, multicenter study of the safety and efficacy of Dermicol-P35 and non-animal-stabilized hyaluronic acid gel for the correction of nasolabial folds. Dermatol Surg. 2007; 33 Suppl 2:S213-S221, discussion S221

[4] Eppley BL, Dadvand B. Injectable soft-tissue fillers: clinical overview. Plast Reconstr Surg. 2006; 118(4):98e-106e

[5] Reisman NR. Ethics, legal issues, and consent for fillers. Clin Plast Surg. 2006; 33(4):505-510

[6] Ali MJ, Ende K, Maas CS. Perioral rejuvenation and lip augmentation. Facial Plast Surg Clin North Am. 2007; 15(4):491-500, vii

[7] Engelman DE, Bloom B, Goldberg DJ. Dermal fillers: complications and informed consent. J Cosmet Laser Ther. 2005; 7(1):29-32

[8] The American Society of Plastic Surgeons (ASPS). Available at: http://www. plasticsurgery.org. Accessed November 30, 2015

[9] Scott AB. Botulinum toxin injection into extraocular muscles as an alternative to strabismus surgery. J Pediatr Ophthalmol Strabismus. 1980; 17(1):21-25

[10] Schantz EJ, Johnson EA. Botulinum toxin: the story of its development for the treatment of human disease. Perspect Biol Med. 1997; 40(3):317-327

[11] Schantz EJ, Johnson EA. Preparation and characterization of botulinum toxin type A for human treatment. In: Jankovic J, ed. Therapy with botulinum toxin. New York: Marcel Dekker; 1994:41-50

[12] Ramirez AL, Reeck J, Maas CS. Preliminary experience with botulinum toxin type B in hyperkinetic facial lines. Plast Reconstr Surg. 2002; 109(6):2154-2155

[13] Ramirez AL, Reeck J, Maas CS. Botulinum toxin type B (MyoBloc) in the management of hyperkinetic facial lines. Otolaryngol Head Neck Surg. 2002; 126(5):459-467

[14] Maas CS. Botulinum neurotoxins and injectable fillers: minimally invasive management of the aging upper face. Facial Plast Surg Clin North Am. 2006; 14(3):241-245

[15] Attenello NH, Sheu M, Maas CS. Neuromodulators in Facial Aesthetics. In: Papel I, ed. Facial plastic and reconstructive surgery. 4th ed. New York: Thieme; 2015

[16] Attenello NH, Maas CS. Injectable fillers: review of material and properties. Facial Plast Surg. 2015; 31(1):29-34

[17] Nettar K, Maas C. Facial filler and neurotoxin complications. Facial Plast Surg. 2012; 28(3):288-293

[18] Maas CS, Bapna S. Pins and needles: minimally invasive office techniques for facial rejuvenation. Facial Plast Surg. 2009; 25(4):260-269

[19] Carruthers JDA, Glogau RG, Blitzer A, Facial Aesthetics Consensus Group Faculty. Advances in facial rejuvenation: botulinum toxin type a, hyaluronic acid dermal fillers, and combination therapies-consensus recommendations. Plast Reconstr Surg. 2008; 121(5) Suppl:5S-30S, quiz 31S-36S

[20] Sundaram H, Cassuto D. Biophysical characteristics of hyaluronic acid soft-tissue fillers and their relevance to aesthetic applications. Plast Reconstr Surg. 2013; 132(4) Suppl 2:5S-21S

[21] Fagien S, Maas C, Murphy DK, Thomas JA, Beddingfield FC, III, Juvéderm Lips Study Group. Juvederm ultra for lip enhancement: an open-label, multicenter study. Aesthet Surg J. 2013; 33(3):414-420

[22] Callan P, Goodman GJ, Carlisle I, et al. Efficacy and safety of a hyaluronic acid filler in subjects treated for correction of midface volume deficiency: a 24 month study. Clin Cosmet Investig Dermatol. 2013; 6:81-89

[23] Jones D, Murphy DK. Volumizing hyaluronic acid filler for midface volume deficit: 2-year results from a pivotal single-blind randomized controlled study. Dermatol Surg. 2013; 39(11):1602-1612

[24] Hevia O, Cohen BH, Howell DJ. Safety and efficacy of a cohesive polydensified matrix hyaluronic acid for the correction of infraorbital hollow: an observational study with results at 40 weeks. J Drugs Dermatol. 2014; 13(9):1030-1036

[25] Lorenc ZP, Fagien S, Flynn TC, Waldorf HA. Clinical application and assessment of Belotero: a roundtable discussion. Plast Reconstr Surg. 2013; 132(4) Suppl 2:69S-76S

[26] Ahn MS. Calcium hydroxylapatite: Radiesse. Facial Plast Surg Clin North Am. 2007; 15(1):85-90

[27] Berlin AL, Hussain M, Goldberg DJ. Calcium hydroxylapatite filler for facial rejuvenation: a histologic and immunohistochemical analysis. Dermatol Surg. 2008; 34 Suppl 1:S64-S67

[28] Jacovella PF. Use of calcium hydroxylapatite (Radiesse) for facial augmentation. Clin Interv Aging. 2008; 3(1):161-174

[29] Kontis TC. Contemporary review of injectable facial fillers. JAMA Facial Plast Surg. 2013; 15(1):58-64

[30] Wollina U, Goldman A. ATX-101 for reduction of submental fat. Expert Opin Pharmacother. 2015; 16(5):755-762

[31] Rose PT, Morgan M. Histological changes associated with mesotherapy for fat dissolution. J Cosmet Laser Ther. 2005; 7(1):17-19

[32] Park EJ, Kim HS, Kim M, Oh HJ. Histological changes after treatment for localized fat deposits with phosphatidylcholine and sodium deoxycholate. J Cosmet Dermatol. 2013; 12(3):240-243

[33] Ascher B, Hoffmann K, Walker P, Lippert S, Wollina U, Havlickova B. Efficacy, patient-reported outcomes and safety profile of ATX-101 (deoxycholic acid), an injectable drug for the reduction of unwanted submental fat: results from a phase III, randomized, placebo-controlled study. J Eur Acad Dermatol Venereol. 2014; 28(12):1707-1715

[34] Reeds DN, Mohammed BS, Klein S, Boswell CB, Young VL. Metabolic and structural effects of phosphatidylcholine and deoxycholate injections on subcutaneous fat: a randomized, controlled trial. Aesthet Surg J. 2013; 33(3):400-408

[35] Salti G, Ghersetich I, Tantussi F, Bovani B, Lotti T. Phosphatidylcholine and sodium deoxycholate in the treatment of localized fat: a double-blind, randomized study. Dermatol Surg. 2008; 34(1):60-66, discussion 66

[36] Rzany B, Griffiths T, Walker P, Lippert S, McDiarmid J,

Havlickova B. Reduction of unwanted submental fat with ATX-101 (deoxycholic acid), an adipocytolytic injectable treatment: results from a phase III, randomized, placebo-controlled study. Br J Dermatol. 2014; 170(2):445-453

[37] Rotunda AM, Weiss SR, Rivkin LS. Randomized double-blind clinical trial of subcutaneously injected deoxycholate versus a phosphatidylcholine-deoxycholate combination for the reduction of submental fat. Dermatol Surg. 2009; 35(5):792-803

[38] Fry WJ, Wulff VJ, Tucker D, Fry FJ. Physical factors Involved in ultrasonically induced changes in living systems: I. Identification of non-temperature effects. J Acoust Soc Am. 1950; 22(6):867-876

[39] Fry WJ. Intense ultrasound; a new tool for neurological research. J Ment Sci. 1954; 100(418):85-96

[40] Suh DH, Shin MK, Lee SJ, et al. Intense focused ultrasound tightening in Asian skin: clinical and pathologic results. Dermatol Surg. 2011; 37(11): 1595-1602

[41] White WM, Makin IR, Slayton MH, Barthe PG, Gliklich R. Selective transcutaneous delivery of energy to porcine soft tissues using Intense Ultrasound (IUS). Lasers Surg Med. 2008; 40(2):67-75

[42] White WM, Makin IR, Barthe PG, Slayton MH, Gliklich RE. Selective creation of thermal injury zones in the superficial musculoaponeurotic system using intense ultrasound therapy: a new target for noninvasive facial rejuvenation. Arch Facial Plast Surg. 2007; 9(1):22-29

[43] Laubach HJ, Makin IR, Barthe PG, Slayton MH, Manstein D. Intense focused ultrasound: evaluation of a new treatment modality for precise microcoagulation within the skin. Dermatol Surg. 2008; 34(5):727-734

[44] Gliklich RE, White WM, Slayton MH, Barthe PG, Makin IR. Clinical pilot study of intense ultrasound therapy to deep dermal facial skin and subcutaneous tissues. Arch Facial Plast Surg. 2007; 9(2):88-95

[45] Brobst RW, Ferguson M, Perkins SW. Noninvasive treatment of the neck. Facial Plast Surg Clin North Am. 2014; 22(2):191-202

[46] Alam M, White LE, Martin N, Witherspoon J, Yoo S, West DP. Ultrasound tightening of facial and neck skin: a rater-blinded prospective cohort study. J Am Acad Dermatol. 2010; 62(2):262-269

[47] Kenkel J. Evaluation of the Ulthera system for improving skin laxity and tightening. Abstract presentation. ASAPS Annual Meeting. Vancouver, Canada, May 3-8, 2012

[48] Chan HH, Alam M, Kono T, Dover JS. Clinical application of lasers in Asians. Dermatol Surg. 2002; 28(7):556-563

[49] Tan J, Lei Y, Ouyang HW, Gold MH. The use of the fractional CO2 laser resurfacing in the treatment of photoaging in Asians: five years long-term results. Lasers Surg Med. 2014; 46(10):750-756

[50] Manstein D, Herron GS, Sink RK, Tanner H, Anderson RR. Fractional photothermolysis: a new concept for cutaneous remodeling using microscopic patterns of thermal injury. Lasers Surg Med. 2004; 34(5):426-438

[51] Tierney EP, Hanke CW. Ablative fractionated CO2, laser resurfacing for the neck: prospective study and review of the literature. J Drugs Dermatol. 2009; 8(8):723-731

[52] Avram MM, Tope WD, Yu T, Szachowicz E, Nelson JS. Hypertrophic scarring of the neck following ablative fractional carbon dioxide laser resurfacing. Lasers Surg Med. 2009; 41(3):185-188

[53] Geronemus RG. Fractional photothermolysis: current and future applications. Lasers Surg Med. 2006; 38(3):169-176

[54] Duplechain JK. Neck skin rejuvenation. Facial Plast Surg Clin North Am. 2014; 22(2):203-216

[55] Aslam A, Alster TS. Evolution of laser skin resurfacing: from scanning to fractional technology. Dermatol Surg. 2014; 40(11):1163-1172

[56] Waldorf HA, Kauvar ANB, Geronemus RG. Skin resurfacing of fine to deep rhytides using a char-free carbon dioxide laser in 47 patients. Dermatol Surg. 1995; 21(11):940-946

[57] Lowe NJ, Lask G, Griffin ME, Maxwell A, Lowe P, Quilada F. Skin resurfacing with the Ultrapulse carbon dioxide laser. Observations on 100 patients. Dermatol Surg. 1995; 21(12):1025-1029

[58] Fitzpatrick RE, Goldman MP, Satur NM, Tope WD. Pulsed carbon dioxide laser resurfacing of photo-aged facial skin. Arch Dermatol. 1996; 132(4): 395-402

[59] Alster TS, Garg S. Treatment of facial rhytides with a high-energy pulsed carbon dioxide laser. Plast Reconstr Surg. 1996; 98(5):791-794

[60] Alster TS. Comparison of two high-energy, pulsed carbon dioxide lasers in the treatment of periorbital rhytides. Dermatol Surg. 1996; 22(6):541-545

[61] Ross EV, Miller C, Meehan K, et al. One-pass CO2 versus multiple-pass Er : YAG laser resurfacing in the treatment of rhytides: a comparison side-by-side study of pulsed CO2 and Er : YAG lasers. Dermatol Surg. 2001; 27(8): 709-715

[62] Goldberg DJ, Whitworth J. Laser skin resurfacing with the Q-switched Nd : YAG laser. Dermatol Surg. 1997; 23(10):903-906, discussion 906-907

[63] Lupton JR, Williams CM, Alster TS. Nonablative laser skin resurfacing using a 1 540 nm erbium glass laser: a clinical and histologic analysis. Dermatol Surg. 2002; 28(9):833-835

[64] Tanzi EL, Williams CM, Alster TS. Treatment of facial rhytides with a nonablative 1 450 nm diode laser: a controlled clinical and histologic study. Dermatol Surg. 2003; 29(2):124-128

[65] Lee MW. Combination 532 nm and 1 064 nm lasers for noninvasive skin rejuvenation and toning. Arch Dermatol. 2003; 139(10):1265-1276

[66] Tanzi EL, Alster TS. Comparison of a 1 450 nm diode laser and a 1 320 nm Nd : YAG laser in the treatment of atrophic facial scars: a prospective clinical and histologic study. Dermatol Surg. 2004; 30(2 Pt 1):152-157

[67] Friedman PM, Jih MH, Skover GR, Payonk GS, Kimyai-Asadi A, Geronemus RG. Treatment of atrophic facial acne scars with the 1 064 nm Q-switched Nd : YAG laser: six-month follow-up study. Arch Dermatol. 2004; 140(11): 1337-1341

[68] Doshi SN, Alster TS. 1 450 nm long-pulsed diode laser for nonablative skin rejuvenation. Dermatol Surg. 2005; 31(9 Pt 2):1223-1226, discussion 1226

[69] Wanner M, Tanzi EL, Alster TS. Fractional photothermolysis: treatment of facial and nonfacial cutaneous photodamage with a 1 550 nm erbium doped fiber laser. Dermatol Surg. 2007; 33(1):23-28

[70] Alster TS, Tanzi EL, Lazarus M. The use of fractional laser photothermolysis for the treatment of atrophic scars. Dermatol Surg. 2007; 33(3):295-299

[71] Chrastil B, Glaich AS, Goldberg LH, Friedman PM. Second-generation 1 550 nm fractional photothermolysis for the treatment of acne scars. Dermatol Surg. 2008; 34(10):1327-1332

[72] Chan NPY, Ho SGY, Yeung CK, Shek SY, Chan HH. The use of non-ablative fractional resurfacing in Asian acne scar patients. Lasers Surg Med. 2010; 42 (10):710-715

[73] Jih MH, Goldberg LH, Kimyai-Asadi A. Fractional photothermolysis for photoaging of hands. Dermatol Surg. 2008; 34(1):73-78

[74] Jung JY, Lee JH, Ryu DJ, Lee SJ, Bang D, Cho SB. Lower-fluence, higher-density versus higher-fluence, lower-density treatment with a 10,600-nm carbon dioxide fractional laser system: a split-face, evaluator-blinded study. Dermatol Surg. 2010; 36(12):2022-2029

[75] Tierney EP, Hanke CW. Fractionated carbon dioxide laser treatment of photoaging: prospective study in 45 patients and review of the literature. Dermatol Surg. 2011; 37(9):1279-1290

[76] Preissig J, Hamilton K, Markus R. Current laser resurfacing technologies: a review that delves beneath the surface. Semin Plast Surg. 2012; 26(3):109-116

[77] Kaplan H, Gat A. Clinical and histopathological results following TriPollar radiofrequency skin treatments. J Cosmet Laser Ther. 2009; 11(2):78-84

[78] Metelitsa AI, Alster TS. Fractionated laser skin resurfacing treatment complications: a review. Dermatol Surg. 2010; 36(3):299-306

[79] Scheiner A, Baker SS. Laser Management of Festoons. In: Massry GG, Murphy MR, Azizzadeh B, eds. Master techniques in blepharoplasty and periorbital rejuvenation. New York: Springer; 2011:211-221

[80] Ahn MS, Catten M, Maas CS. Temporal brow lift using botulinum toxin A. Plast Reconstr Surg. 2000; 105(3):1129-1135, discussion 1136-1139

[81] Maas CS, Kim EJ. Temporal brow lift using botulinum toxin A: an update. Plast Reconstr Surg. 2003; 112(5) Suppl:109S-112S, discussion 113S-114S

[82] Finn JC, Cox S. Fillers in the periorbital complex. Facial Plast Surg Clin North Am. 2007; 15(1):123-132, viii

[83] Maas CS, Yu K, Egan KK. Neuromodulators and injectable soft tissue substitutes. In: Papel I, ed. Facial plastic and reconstructive surgery. 3rd ed. New York: Thieme; 2009:346

[84] Maas CS, Yu K, Nettar KD. Neuromodulators and fillers in periorbital rejuvenation. In: Massry GG, Murphy MR, Azizzadeh B, eds. Master techniques in blepharoplasty and periorbital rejuvenation. New York: Springer; 2011:289-296

[85] Maloney BP. Aesthetic surgery of the lip. In: Papel ID, ed. Facial plastic and reconstructive surgery. 2nd ed. New York: Thieme; 2002:344-352

[86] Loos BM, Maas CS. Relevant anatomy for botulinum toxin facial rejuvenation. Facial Plast Surg Clin North Am. 2003; 11(4):439-443

[87] Cohen JL, Ross EV. Combined fractional ablative and nonablative laser resurfacing treatment: a split-face comparative study. J Drugs Dermatol. 2013; 12(2):175-178

[88] Graham HD, Quatela VC, Sabini P. Endoscopic approach to the brow and midface. In: Papel ID, ed. Facial plastic and reconstructive surgery. 3rd ed. New York: Thieme; 2009:227-241

[89] Marianetti TM, Cozzolino S, Torroni A, Gasparini G, Pelo S. The "beauty arch": a new aesthetic analysis for malar augmentation planning. J Craniofac Surg. 2015; 26(3):625-630

[90] Montes JR. Volumetric considerations for lower eyelid and midface rejuvenation. Curr Opin Ophthalmol. 2012; 23(5):443-449

[91] Shamban A. Customized approach to facial enhancement. Facial Plast Surg Clin North Am. 2015; 23(4):471-477

[92] Bass LS. Injectable filler techniques for facial rejuvenation, volumization, and augmentation. Facial Plast Surg Clin North Am. 2015; 23(4):479-488

[93] Sasaki GH, Tevez A. Clinical efficacy and safety of focused-image ultrasonography: a 2-year experience. Aesthet Surg J. 2012; 32(5):601-612

[94] Alam M, Dover JS, Klein AW, Arndt KA. Botulinum a exotoxin for hyperfunctional facial lines: where not to inject. Arch Dermatol. 2002; 138 (9):1180-1185

[95] Rahman Z, MacFalls H, Jiang K, et al. Fractional deep dermal ablation induces tissue tightening. Lasers Surg Med. 2009; 41(2):78-86

[96] Chapas AM, Brightman L, Sukal S, et al. Successful treatment of acneiform scarring with CO2 ablative fractional resurfacing. Lasers Surg Med. 2008; 40 (6):381-386

[97] Setyadi HG, Jacobs AA, Markus RF. Infectious complications after nonablative fractional resurfacing treatment. Dermatol Surg. 2008; 34(11):1595-1598

[98] Rokhsar CK, Fitzpatrick RE. The treatment of melasma with fractional photothermolysis: a pilot study. Dermatol Surg. 2005; 31(12):1645-1650

[99] Tanzi EL, Wanitphakdeedecha R, Alster TS. Fraxel laser indications and long-term follow-up. Aesthet Surg J. 2008; 28(6):675-678, discussion 679-680

[100] Chan HH, Manstein D, Yu CS, Shek S, Kono T, Wei WI. The prevalence and risk factors of post-inflammatory hyperpigmentation after fractional resurfacing in Asians. Lasers Surg Med. 2007; 39(5):381-385

[101] Hu S, Chen MC, Lee MC, Yang LC, Keoprasom N. Fractional resurfacing for the treatment of atrophic facial acne scars in asian skin. Dermatol Surg. 2009; 35(5):826-832

[102] Walgrave SE, Ortiz AE, MacFalls HT, et al. Evaluation of a novel fractional resurfacing device for treatment of acne scarring. Lasers Surg Med. 2009; 41 (2):122-127

[103] Rahman Z, Alam M, Dover JS. Fractional Laser treatment for pigmentation and texture improvement. Skin Therapy Lett. 2006; 11(9):7-11

[104] Daher JC. Closed platysmotomy: a new procedure for the treatment of platysma bands without skin dissection. Aesthetic Plast Surg. 2011; 35(5): 866-877

3

无创整形技术的背景：患者选择

Julius W. Few Jr.

┃摘要┃

　　本章讨论将非手术整形技术结合到临床实践中的能力，以及如何增强此种功能。然而，该技术也有其自身的风险，如患者选择和费用。随着技术的不断发展，我们看到了非手术整形的效果越来越接近手术整形的效果。因此，我们看到越来越多的患者寻求非手术整形的治疗方案。外科手术仍然是美容整形的最佳选择，但我们发现，如今也有多种非手术的方法可以满足患者的治疗期望。

┃关键词┃

　　侵入性，非侵入性，危险性，微聚焦超声，填充物，毒素，光再生，强脉冲光（IPL）治疗。

要点

- 患者可能对效果感到满意，但不一定是完美的手术效果。
- 一些传统上被认为不适合手术的患者群体，如有色皮肤人种患者，可能更适合微创手术。
- 随着技术的不断发展，我们看到越来越多的人，通过非手术方式达到了接近手术的效果，这增加了选择非手术方式的患者基础。
- 此外，通过非手术方式改善外貌的患者可以在未来继续进行手术治疗。

3.1　简介

　　如果你问我在医学院的时候想做什么，答案是

眼科医师和心脏外科医师。这两个专业对我接下来的发展尤为重要。

　　在芝加哥西北纪念医院的一个大城市学术医疗中心工作 8 年后，Few 研究所诞生了。我是第 4 位在花时间学习有关整形外科的知识之后加入这个团体的整形医师。我很幸运，在一开始就被给予了很大的自由，我可以专注于传统的整形手术练习。我在芝加哥西北大学给住院医师上课的同时也在积极地做临床研究，我习惯了这种十分忙碌的生活。我在和隔壁的皮肤科做研究时发现，较小的侵袭性整容方式是可行的。此外，对有色皮肤患者进行注射美容治疗促使我做了第一次临床研究，该研究的重点是透明质酸填充物在有色皮肤的应用[1]。这项研究不仅证明了透明质酸填充物可以安全地用于有色皮肤，而且也强调了一个重要的事实，即有色皮肤人种和白种人一样对整形美容感兴趣。这个发现帮助我真正思考了一个问题："整容手术的障碍是什么？"主要障碍是对风险的感知、并发症的风险、自我丧失风险、永久性变化、"看上去是假的"等。当我仔细观察时，很明显，在有瘢痕疙瘩病史的患者或不愿接受基因手术的患者中，非手术美容治疗很受欢迎[2]。

　　在 20 世纪 90 年代末，填充剂和肉毒毒素的出现在整形界引起了一场革命[3]。在美国整形外科医师协会（ASPS）全国会议上，有外科医师表示这是一种流行的治疗方式，这段时间过去它就会过时，因为当时普遍认为："越小的创伤就意味着越小的治疗效果。"据各大皮肤科整形外科机构的统计[4]，注射美容治疗比常规外科手术在美容治疗时有超过 10

倍的优势，并且这种优势也在不断上升中。作为早期使用填充物和肉毒毒素的人，我遇到了很多更希望通过微创美容进行外貌改善的患者。对于我们整形外科医师来说，有一个十分大的误解，大众对于面部和颈部的手术要求越来越完美化。外科手术仍然是美容治疗的最佳方式，但我现在认为，不用进行手术来满足患者的治疗要求也是可以的。我开始学习用非手术方法进行美容整形，如用线雕来对面部皱纹进行改善，这不仅有立竿见影的效果，术后恢复也快，创伤也小，修养时间更短。我认识到选择美容手术的患者与美容术后结果同样重要。作为一名整形外科医师，根据我多年的经验，在某些患者群体中，如某些国家和地区的患者，他们不适合接受外科手术治疗，这些患者适合微创美容治疗。这类患者数量的快速增长为微创美容奠定了基础，如激光治疗和注射治疗。

3.2　整形不仅仅是外貌的改善

根据 Dayan 博士的说法[5]，事实证明，看起来快乐和健康不仅仅是一种表面上的改善。它可以带来更高的工作报酬，改善主观情绪，以及带来更多其他好处。研究发现，使用 A 型肉毒毒素（Botox）治疗眉间皱纹，能改善重度抑郁患者的症状[5]。这个治疗结果十分可喜，相比于术后并发症等问题，治疗效果的优势更加明显。随着技术的不断发展，我们发现，越来越多的非外科手术治疗效果能接近外科手术治疗的效果。作为具有相同结果的两种手术方式，更多的患者选择非手术治疗。为什么有人会热衷于通过整形来改善外貌？从科学的角度来看，一些改进总比没有好，因为它确实会影响一个人的人格，以及外部世界与这些变化的联系方式。从个人生活和职业生活来看，小小的外貌变化带来的结果都是惊人的。我有很多患者经过整形治疗后对我说，他们在工作中得到了很大的自信心的提升，或者找到一个他们从未想过会找到的另一半。这些事让整形患者感叹："这是我做过的最好的投资。"当患者一天没有工作和很少感到不适时，这种感觉亦会得到加强。

3.3　历史确实重演

如前所述，我对心胸外科手术有浓厚的兴趣。我做过这方面的研究，我也是这方面的顾问之一，并且专门从事这个领域的工作。如果我们回顾一下心胸外科手术历史，会发现它与目前的整形手术有许多相似之处。在 25 年前，心脏病学隶属于诊断学，这是因为当时的心脏疾病诊断远远落后与心脏手术治疗，并在很大程度上降低了对术后患者的支持。如今，这种模式发生了巨大变化。心脏外科手术可以很大程度上由介入性心脏病专家实施微创手术。很久以前，只有少数心脏外科医师采用微创方法，并在循环系统医学领域进行创新。我相信整形手术也是如此。随着技术的不断发展，如今的手术没有切口或只是一个极小的切口，我们看到患者不断增加和对侵入性手术的需求下降，就像进行心脏手术一样。我们看看 10 年后的整形，能像我们现在做的开放式卵圆孔手术一样吗？用目前的技术，人们能想象未来会是怎么样的（表 3.1）。

表 3.1　手术和非手术的优缺点比较

手术	非手术
步骤明确，但流程复杂	很难长期维持效果
效果可预见，但更具技巧性	病例选择不当时效果不理想
无论效果好坏，均可持久	效果随时间渐显，对于担心外貌急剧变化者尤为适合
在严重病例中更具性价比	风险低
对骨和软组织的把控好	损伤小
传统的金标准	需时长

3.4　实际的考虑

在 2008 年，我考虑收购新的 Ulthera（Ulthera, Inc.）平台（微聚焦超声），用于非手术性的褐变和整形，因为有患者希望通过非外科及费用较低的技术替代整形手术。我发现患者倾向于用非外科手术进行整形治疗，如激光和填充物。这促使了联合治疗的发展[6]，这种术式联合无创和微创方法进行美容治疗（视频 1.1）。我将在以后的章节中对这些联合治疗进行更详细的回顾。第二个观点是使用基于能量的技术，如射频和磁场产生，以帮助解决抽脂手术患者在抽脂后和接受传统超声激光抽脂术后进行皮肤紧致。患者对这种积极的术后效果表示赞赏。患者更愿意接受一种具有改善效果、疼痛少、恢复时间短的治疗。当然，这个治疗费用也会更高。在非外科手术的整形治疗中，这些优点是多方面的。填充物和肉毒毒素就是最好的例子。它们的整形效果是相对可预测的，并且在很大程度上是可逆的，不是永久性的。填充物和肉毒毒素可以各种创造性的方式结合在一起，而且可以因人而异进行定制。对于那些不确定使用哪种方法进行治疗的患者来说，非手术的整形方法往往更容易让患者接受。所谓的"7/47"效应，已被注射行业内部调查所参考，并对整形外科医师和非外科医师有很大的帮助[7]。7% 的普通人群将通过非外科手段进行整形手术。如患者通过非外科医师提供的非手术治疗获得成功，这个数字将增加到47%。可以明确的是，通过非外科美容治疗得到改善的患者也希望得到外科美容治疗。这是美的升华，在这个定义中，对于希望改善皱纹的患者来说，希望治疗是从注射到外科整形都能尝试一下。

3.5 手术前的规划

在微创和非外科手术整容治疗时，有许多因素需要考虑并呈现给患者。时机是至关重要的，因为它与治疗方案的选择有关。当进行神经毒素治疗时，如肉毒毒素注射，我通常建议患者在手术前至少 2 周接受治疗。肉毒毒素治疗的效果维持时间通常为 3~6 个月，填充物治疗的有效期为 1 年或更长时间，因此治疗的时机是十分重要的。根据患者的时间安排和财务考虑，将这一概念推广到应用中是十分容易的。例如，使用聚焦超声平台（Ulthera）为面部和颈部治疗可持续大约 2 年的效果。患者通常在第 18 个月进行第二次治疗，我们用填充剂和肉毒毒素治疗，极大程度地提高了患者的治疗效率。此外，就像进行汽车保养一样，患者可按一般预算计算所需护理计划的开支，他们给出的护理计划的费用，按月进行支付，而不用一次性支付全部的整容治疗

费用。在比较治疗方案时，患者可以选择填充物、肉毒毒素注射、微聚焦超声、一系列的激光照射下整容、眼睑成形术、激光修复、应用微聚焦超声和一系列强脉冲光（IPL）光再生技术。考虑到最终效果、最终成本、手术容易度和可预见性，患者可能会选择进行无创手术。患者也可以采取联合治疗的方法，在局麻下结合填充物、激光或微聚焦超声进行皮肤紧缩治疗。在这种联合治疗的方法中，患者选择了一种性价比较高的方式来改善术后疼痛度、康复效果及美容效果（视频 2.11）。在现实治疗中，我见过一些患者，他们的填充物注射美容有着十分明显的效果，但他们却对这个手术结果感到非常沮丧，因为他们恢复需要近 10 日，并且怀疑是否选择手术治疗会更加容易达到预期结果。在回顾案例时，这些案例有助于接受美容治疗手术的患者做出最明智的决定，尽量减少负面情绪的可能性。

3.6 创新技术的应用

科技

在考虑到应用创新技术时，必须首先评估一下这个技术可应用到哪类患者身上。盲目购买一种技术是个常见的错误。就像最新的激光技术，认为它会对各类患者有高效的治疗。虽然它能对部分患者有效，但作为一项投资，它也具有一定的风险。明智的做法是制订一份正式的商业计划，其中有一份潜在客户的清单，并评估这些潜在客户的实际治疗时间。例如，填充剂和神经毒素，风险最低，考虑到消费的相对可预测性、实际消费者的评价，评估变得更加复杂。

这个设备是应用于提升、平滑，还是紧肤呢？
- 在你的治疗中，患者的自身基础如何？
- 如果有新的源设备，你是否对潜在的客户进行了调查？
- 你是否进行过客户对整形成本承受能力的调查？
- 你能把你的新治疗项目和别的治疗捆绑在一起吗？
- 如果患者不接受治疗结果，你的应对做法是什么？
- 这些技术是一次见效的吗？

- 如果是的话，这个一次见效的手术如何计算治疗成本？

与其他治疗服务相比，该治疗技术是否有足够的空间让这种治疗发挥效果？

在获得一项新技术之前，这些都是我们必须思考的重要问题。因为人们很容易被一项新技术的炒作和营销搞得一头雾水。在未做理性思考下就做出如此大的决定是一个重大的错误，对临床实践来说也是毁灭性的。

获得新技术的基本考虑

1. 诊所负担得起吗？审查企业贷款或利用重要的商业储备来考量一项新技术的财务影响是至关重要的。这个基本问题必须得到回答，因为购买一项诊所负担不起的新技术是孤注一掷的行为，这会影响临床判断，患者和诊所双方都将为此承担后果。

2. 你制定商业计划了吗？同样，一个好的会计可以帮助你完成这项工作。根据你所在城市的人口统计数据，一些更成熟的公司已经为你做了一些这样的工作。你必须了解应用新技术的利益、经济回报和成本开销，吸引新客户的可能（这通常是夸大其词的地方，因为你难以像想象的那样得到尽可能多的新客户），回报和服务计划成本，每年运转设备的成本，以及必要时放弃该技术的成本。每年设备运转成本是最难以捉摸的问题。我们必须考虑硬件成本、人员配置成本（以及将员工从其他活动中调动出来的成本）、年度服务合同成本以及为新技术融资的利息成本。新技术是否有能力提高现有技术的利用率？这在我们的实践中十分明确。例如，当我们在诊室提供激光吸脂时，非手术方法收紧皮肤的项目开展率增加了50%以上。有一些技术具有隐藏的价值，这些技术引起了我们客户的兴趣。这是我们所有人都熟知的一项技术，冷冻解脂就

是一个例子。提供这样的服务对新客户有很大的吸引力。

3. 市场饱和。你真的会成为某地区中最后一个获得该技术的人吗？如果是这样，你必须完全依靠内在的吸引力，这意味着你的现有客户将把这一新收购视为对他们的增值，因为你引入了技术，这样他们就不必离开你的业务。这可能是非常有效的，但它违背了购买计划的初衷。一般来说，如果市场已经饱和，就必须谨慎行事，让制造商承担风险。

4. 试用期。尝试一项新技术通常是有益的，"尝试使用它"，以获得员工的反馈，并设想如何操作。这通常是你必须要求的东西，时间的长短取决于可用性和技术的需求。即使你必须一次付清费用，这个机会也是无价的。

5. 你们这项技术占用物理空间吗？如果你在像我这样的大城市里，空间是很珍贵的。如果你想获得一项很占空间的新技术，你必须考虑可用的空间。为了给新项目腾出空间，你必须替换什么？你是否在实践中以牺牲更有利可图的产品为代价来实施一项新技术？考虑到给定空间的成本，新项目是否适合你的诊所？

3.7 结论

将非手术美容治疗纳入整容治疗，促进了整形治疗技术的巨大发展。当考虑一项新的技术时，必须从科学、商业和实用性角度来评估这项非手术治疗技术。对于外科医师来说，这可能是一个非常时尚的概念，因为外科医师习惯于通过外科手术治疗来对患者进行美容治疗[8]（图3.1和图3.2）。

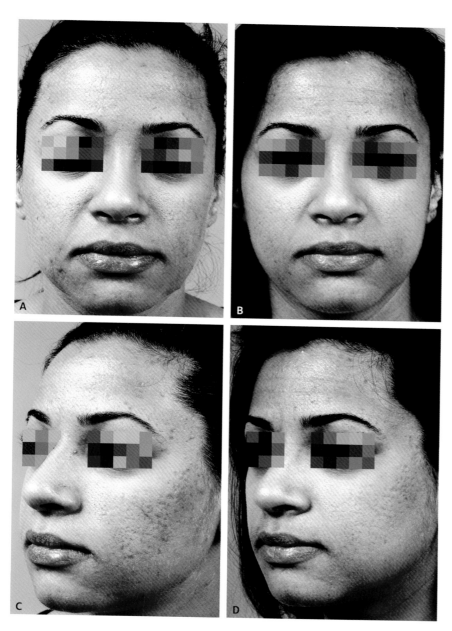

图 3.1　A、C. 这位 Fitzpatrick Ⅳ 型皮肤的妇女要求治疗她的活动性痤疮和相关的瘢痕。最初，她的痤疮瘢痕进行了 3 轮的去瘢痕手术。一旦痤疮得到控制，就进行非烧蚀和烧蚀激光治疗（Palomar 激光系统）。B、D. 显示术后 6 个月的效果（经授权引自 Nahai F. The Art of Aesthetic Surgery: Principles and Techniques. 2nd ed. vol.1. Thieme，2010）

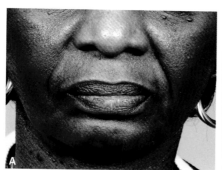
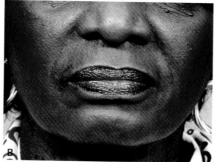

图 3.2　A. 这是一位 60 岁的 Fitzpatrick Ⅴ 型皮肤的妇女，我们用 2 支玻尿酸对她的鼻唇沟、木偶纹和上颌前沟进行了注射。B. 随访 1 年（经授权引自 Nahai F. The Art of Aesthetic Surgery: Principles and Techniques. 2nd ed. vol.1. Thieme，2010）

参·考·文·献

[1] Odunze M, Cohn A, Few JW. Restylane and people of color. Plast Reconstr Surg. 2007; 120(7):2011-2016

[2] Few JW Jr. "Facial Aesthetic Surgery in Skin of Color." The Art of Aesthetic Surgery Principles & Techniques. 2nd ed. 2011:88-113

[3] Carruthers J, Carruthers A. The adjunctive usage of botulinum toxin. Dermatol Surg. 1998; 24(11):1244-1247

[4] The American Society for Aesthetic Plastic Surgery. Cosmetic Surgery National Data Bank STATISTICS, 2014. http://www.surgery.org/sites/default/files/2014-Stats.pdf

[5] Dayan SH. Mind, Mood, and Aesthetics. Aesthet Surg J. 2015; 35(6):759-761

[6] Few JW. Continuum of Beauty: Blending of Surgical and Nonsurgical Cosmetic Medicine. Treat Strateg Dermatol. 2012; 2(1): 29-31

[7] Boundless. "Basic Principles of Operant Conditioning: Thorndike's Law of Effect." Boundless Psychology. Boundless, 08 Aug. 2016. Retrieved 01 Dec, 2016 from https://www.boundless.com/psychology/textbooks/boundless-psychology-textbook/learning-7/operant-conditioning-47/basic-principles-of-operant-conditioning-thorndike-s-law-of-effect-196-12731/

[8] Nahai F. The Art of Aesthetic Surgery: Principles and Techniques. 2nd ed. Vol.1, Thieme Publishing; 2010

4

联合治疗的策略

Daniel R. Butz and Julius W. Few Jr.

| 摘要 |

　　本章将介绍 3 种无创治疗方式（聚焦超声、容量填充和激光换肤）联合应用以获得最佳疗效。在理想的患者中，这种联合应用的结果常常与手术结果相似。

| 关键词 |

　　聚焦超声，容量填充，激光换肤，下垂，联合，Fitzpatrick 皮肤类型，自体移植，合成。

要点

- 通过针对老化的 3 个主要组成部分：容量减少、面部松垂和皮肤弹性丧失，无创治疗可以达到接近手术的同等效果。
- 解决衰老的 3 个主要组成部分中的至少 2 个，以达到最佳非手术联合以创造真正的协同作用至关重要。
- 如果将 3 种无创治疗方式结合起来，对于理想患者，需要减少激光换肤的注量和填充的体积，同样可以获得接近手术效果的理想效果。
- 对于随年龄增长引起的早衰而不是肥胖引起的体型样貌改变，且同时具备 3 种衰老组成部分之一的男性或女性患者而言，联合治疗的应用对于他们是最适用的。

4.1　简介

　　对整形美容患者的全面护理依赖于对所有给定成分的有针对性的治疗，这些成分通常来自个人审美中自认为缺失的部分。无论是手术或非手术治疗，目标是一样的：平衡且自然的治疗结果。当我们评判非手术治疗方法的联合效果时，我们通过外科手术来分离给定的成分并找到最佳的匹配治疗方法。单独使用聚焦超声带来的效果不显著，但是结合容量填充和激光换肤，可以给患者带来立竿见影的效果。而且，考虑到激光治疗所需注量较少，停机时间明显少于传统烧蚀激光换肤[1]。能在非手术方式联合治疗面部老化的过程中创造出精致的细节，对挑剔的美容患者非常有吸引力，因为治疗可以按照指导重复进行，以进一步提高效果。

　　在确定这些治疗的顺序时，我们发现以下顺序效果良好。我们推荐首先进行聚焦超声或相关提升技术，然后再进行容量恢复，最后进行激光换肤，但是这些全部在同一天完成。其原理是先使皮肤充盈，再拉伸皮肤，这将使激光换肤更加容易。此外，无论合成或自体的填充物质，在其中都含有利多卡因，可减轻下一步激光治疗中的痛苦。这些治疗很容易耐受，通常很少或不使用口服镇静药物，而且联合治疗的典型治疗时间一般少于 2 小时。因此，在门诊提供这些治疗意味着患者可以在没有朋友或家人陪同的情况下进行治疗，并且患者拥有更多的自由选择权和隐私权。

　　非手术方法的主要缺点在于"治疗效果"的维持。虽然给出的非手术治疗方案效果通常持续 18~24 个月，但联合治疗将带来更长的疗效，在某些情况下接近手术效果[2]。此外，患者在大多数情况下不会觉得治疗过程复杂，因为填充物，如 Juvéderm Voluma（Allergom, Inc.）和自体脂肪（视频 2.1）的使用寿命较长，所以两次治疗间隔时间较长。使用烧蚀激光提高了这一效果，因为它长期以来一直有效地作用于面部皮肤再生。

对于身体上的联合治疗原则，我们发现使用冷冻溶脂减肥和皮肤紧缩的射频技术，在某些患者中有高度的协同作用能力，尤其是皮肤弹性明显丧失的患者。这些治疗通常在最初的低温治疗之后间隔2~4周应用。使用联合治疗进行身体塑形为潜在吸脂患者提供了合理的选择。这种方法甚至可以用于具有残余脂肪和皮肤松弛的吸脂后患者，使整形外科医师在整形美容患者的综合治疗中具有更大的可选择性。

美容医学和科学一样是一门艺术。我们可以使用以下原则，以安全、有效的方式结合其他模式，给美容整形患者带来更好的疗效。

4.2 患者选择

与所有整形外科医师或皮肤科医师一样，患者的选择是美容医学的关键。对整形美容患者来说，联合治疗也是如此。首先，患者的期望值必须与给定组合的治疗结果一致。患者必须愿意接受一些不确定的结果和达到指定结果的必需时间，这一时间通常需要 90 日或更久。此外，使用联合治疗效果最好的患者是那些轻中度的患者。对于更严重或终末期的患者，非手术治疗具有局限性。我们发现重度患者只会接受非手术治疗方案，不管其获益程度如何。

多种方式的联合使用降低了无应答的风险，有时在绝大多数单一非手术方式中可以看到这种风险。单一非手术方式的"无应答"率对于整形外科医师而言是一个难控因素，也是患者做出选择的重要考虑因素。其原因是，当整形外科医师希望获得更确切的可控制和可预测性，同时患者愿意接受手术风险的时候，患者选择手术的结果可能会更好。关键不在于对患者"提出"给定的方法，而是为患者提供一系列选择，从非手术到手术以及介于两者之间的所有方式。然后患者可以查看给定方式的持续时间、评估风险、可预测性和疗效。通常可以通过患者对给定组合的满意度来评估手术和非手术疗效。我们遇到过手术效果非常好的患者，他们只表现出适中的满意度，尽管非手术患者的反应可能也

是如此，但也可完全相反。当非手术患者达到预期疗效的 90%，满意度可能高于获得 95% 的预期疗效的手术患者，这一结果是由于对该患者承诺的效果的程度不同。

4.3 技术步骤 / 治疗计划

技术过程从评估老化成分开始：皮肤弹性丧失、容量减少和面部下垂。

（1）皮肤
- Fitzpatrick 皮肤类型。
- 太阳光线损伤。
- 皱纹严重度评分。
- 色素沉着不均。
- 既往病变。

（2）体积
- 面部脂肪容量损失。
- 恢复与增强。
- 自体与合成。

（3）下垂
- 面部。
- 颈部。
- 眶周。
- 口周。

4.3.1 一般顺序：面部

（1）增加体积之前提升下垂组织，使填充物放置的解剖学位置更有效，通过加热避免填料或毒素的过早分解。

（2）换肤前填充缺损体积，使激光换肤更有效。

（3）在激光换肤前或换肤过程中提升下垂组织。

4.3.2 一般顺序：身体

（1）在使用紧肤技术之前去除不需要的脂肪，可以同时进行，也可按顺序进行，随着潜在的软组织重新形成，允许皮肤重新塑形，聚焦超声和射频代表目前优选的紧缩技术。

（2）在使用去脂技术之前，除去不需要的脂肪，分解和消除一些脂肪组织，可以使用手术或非手术策略来完成，如分别使用激光脂肪溶解和低温脂肪分解。

首选的脂肪团管理目前有通过美国 FDA 批准的激光辅助或能量辅助分割的方式，可同时进行或在两种情况下分阶段进行。

（3）使用药妆辅助细纹、皱纹和色素的表面管理，激光可以用作此策略的一部分。

（4）结合多极射频和磁脉冲可以减少术后水肿和缩紧皮肤。

所有的联合治疗都是个性化的。超声治疗的目标为颏下区和下颌区。指导患者在治疗前服用口服镇静药和非甾体抗炎药（NSAIDs）。所有患者在治疗前 10 分钟都可以选择进行区域性神经阻滞。全面部和下面部治疗约 60 分钟（视频 2.10）。患者接受透明质酸填充物、肉毒毒素、激光或吸脂治疗（视频 1.1、视频 2.3）。

体积缺损被修正为 85%，激光换肤通常在 80% 的能量密度下进行。由此产生的皮肤收紧和容量修正协同作用，以达到自然的美学效果。激光换肤包括深层和浅层成分，在某些特定区域，用于老化或薄弱的皮肤（上下眼睑、颈部）。

我们最常使用的联合技术有多级射频（Venus Freeze、Venus Concepts）、微聚焦超声（Ultherapy, Ulthera, Inc.）、冷冻溶脂（CoolSculpting, ZELTIQ Aesthetics, Inc.）。Venus Freeze 使用射频加热表皮和真皮引起热收缩。清洁该区域后，需要获取基准温度，然后涂上一层甘油凝胶。使用的时长和温度取决于所处理的区域。最终温度应该是 39~45 ℃。

为获得最佳效果，患者需要间隔 1~10 日的 6~8 次治疗，并且每年需要维护治疗 3 次。

微聚焦超声可以加热真皮层和面部的浅表肌腱膜层，引起皮肤收缩。一旦选定了目标区域，就根据面部的各个区域选择合适的传感器。清洁治疗区域，然后使用传感器模板进行标记。应用超声凝胶，并使用超声刀的"放大"设置作为指导进行治疗。治疗过程需要 1~2 小时，具体取决于治疗的程度。一个疗程通常会提供持续 1~2 年的效果。

冷冻溶脂使用冷却技术来冻结脂肪细胞并导致细胞死亡。在与患者讨论他们的目标区域之后，清洁这些区域并标记脂肪团的中心。冷冻溶脂模板放置在标记区域的中心。温度设置调整到 60—75—60。应用凝胶垫保护皮肤。使用适当的涂药器并开启真空后，治疗将持续 1 小时至 1 小时 15 分钟。然后关闭真空并移除涂药器。按摩该区域 2 分钟以帮助分解更多的脂肪细胞。此治疗可以使目标区域的脂肪细胞减少 20%~25%。

4.4 结果

以下是如何利用联合治疗以及我们已经取得的一些成果的案例。

4.4.1 案例 1

这位 44 岁的女性希望面部年轻化，解决颈部

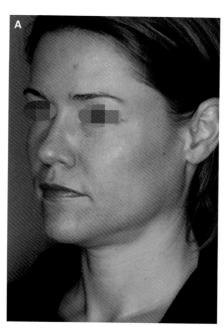
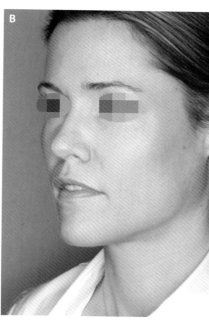

图 4.1 治疗前（A）和治疗后（B）。如图所示，此为一位接受了超声刀、激光、面部填充、神经毒素和上睑成形术等联合治疗的患者

图 4.2　治疗前（A）和治疗后（B）。图为一位接受了超声刀联合面部脂肪移植的患者

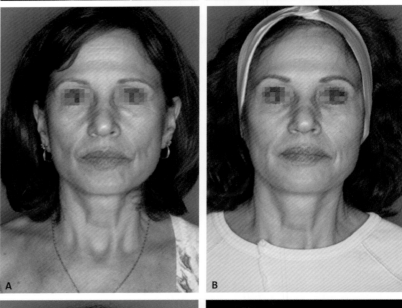

图 4.3　治疗前（A、B）和治疗后（C、D）。图为一位接受了冷冻溶脂联合多级射频和磁脉冲治疗的患者

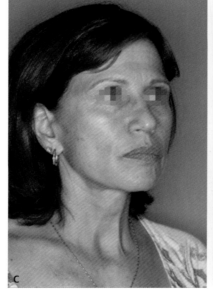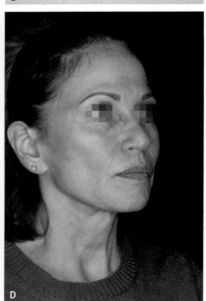

丰满和眶周老化问题（图 4.1）。她接受了联合治疗，包括超声刀、激光、面部填充、神经毒素及最终的上睑成形术。在较年轻的患者中，我们发现使用双深通道到颏下中心区域可以有效减少多余的小脂肪团，比如这个患者（视频 4.1、视频 4.2）。此外，她的神经毒素治疗从眉间、鱼尾纹和前额开始。然后，我们启动了超声治疗，以完成面部和颈部复原，并结合中面、前内侧区和颧骨区域的旋转。同一日完成了全面部 2 940 烧蚀激光换肤。1 年后，患者选择在门诊接受治疗，主要是上睑成形术，以减少鼻部脂肪和治疗皮肤松弛。18 个月后，她完成了完整的恢复过程。

4.4.2 案例 2

这位 Fitzpatrick VI 型皮肤的 76 岁女性希望面部嫩肤。结合全面部激光，将她的面部脂肪移植到中线、鼻唇沟和木偶线（图 4.2）。她在 2 年多后完成了联合恢复治疗。根据美国美容整形外科学会（ASAPS）指南，恢复和停机时间可以忽略不计[3]。

4.4.3 案例 3

这位 Fitzpatrick II 型皮肤的 62 岁女性表现出面部容量减少、下垂和细皱纹（图 4.3）。患者接受了超声刀、颧骨区域注射 Juvéderm Voluma、全面部强脉冲疗法和神经毒素注射等联合治疗。这一过程从在眉间和鱼尾纹处注射神经毒素开始。先进行全面部和颈部的超声刀，然后在面部中间的前内侧

和颧骨上颌区域注射 Juvéderm Voluma（视频 4.3，参见视频 2.6、2.7、2.8）。随后进行 4 个系列的门诊强脉冲激光换肤，无需恢复时间。患者没有任何不良反应，也未错过任何工作。她在 1 年后完成了治疗。

4.4.4 案例 4

这位 38 岁产后腹部轮廓不佳的女性希望减少脂肪、收紧皮肤（图 4.4）。她接受了对腹部的冷冻治疗，随后是 6 次冷冻多级射频治疗。她在 6 个月后完成了治疗。

4.5 术后护理

术后护理是治疗相关的所有建议的组合。我们鼓励所有的患者开始综合护肤治疗，包括防晒、积极护理和戒烟。

激光治疗对表面皮肤最具破坏性，并且需要最多的术后护理。进行激光治疗的患者应避免阳光直射和人造晒黑，并开始使用日常防晒霜，SPF 值为 30 或更高。如果他们服用阿司匹林，我们要求他们在手术前 7 日停止服用，以降低瘀伤的风险。我们也让他们避免使用圣约翰麦汁和维生素 E。所有接受口腔激光治疗的患者在治疗的早晨开始进行为期 4 周的预防性抗病毒治疗。

在激光治疗术后的前 12 小时，我们让患者使用柔软潮湿的纱布进行压迫。在治疗后的前 3~5

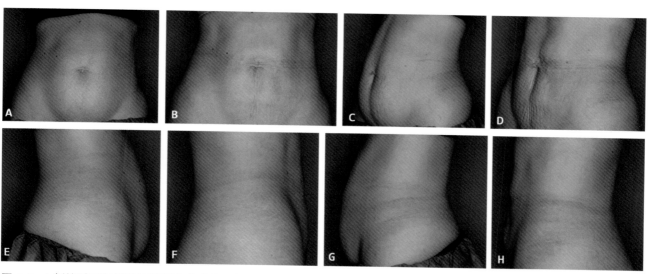

图 4.4　1 例接受了包括冷冻溶脂和冷冻多极射频腹部磁脉冲联合治疗的患者治疗前后的图像（A~H）

日，患者必须保持皮肤的湿润，每日用皮肤清洁剂（如 Cetaphil 润肤露）清洁皮肤 2 次，并每日使用 3 次局部护理霜。3 日后皮肤开始愈合，会变得干燥紧密。我们鼓励患者白天涂抹保湿霜，并且必须使用防晒指数为 30 或更高的防晒霜。在完全重新上皮化之前，他们不允许化妆，并且需要避免阳光直射，直到所有的红肿都消失。最后，他们应该避免使用任何刺激性霜剂，如全反维 A 酸（维甲酸，Valeant Pharmaceuticals International, Inc.）、视黄醇、降糖药（AHAs）或磨砂膏至少 4 周。他们通常只需要使用对乙酰氨基酚来控制疼痛。

接受神经毒素和（或）注射剂的患者在注射后 4 小时内应避免按摩该区域并避免剧烈活动。他们也应该避免服用阿司匹林和非甾体抗炎药 3~4 日，以减少瘀伤。

如果患者只接受超声刀和容量填充，他们需要的术后护理较少。治疗后，这些区域的皮肤可能会略带粉红色或红色，洗涤或淋浴时应避免热水，直到"脸红"消退为止。这通常只需要几小时。他们应该避免任何皮肤剥脱至少 1 周或直到治疗区域的所有敏感性反应消退。不过，化妆品可以在手术后使用，但应该使用舒缓无刺激性的乳霜或保湿霜。

4.6　并发症和缺点

这种联合治疗最常见的并发症包括所有手术常见的并发症，其中最常见的是瘀伤和肿胀[4]。瘀伤的程度与针的使用有直接关系，与微聚焦超声治疗的关系较小，且瘀伤的程度通常远低于手术所见。此外，手术中用于注射填充物的钝头套管在很大程度上避免了瘀伤的风险。尽管联合治疗方法的并发症很少，但某些患者尤其是那些患有红斑痤疮或易患红斑痤疮的患者可能会出现使用激光后延迟性红斑和（或）肿胀的情况。任何侵犯真皮的治疗都存在细菌感染的风险，但在良好的无菌操作下风险很小。对于易感染疱疹病毒的患者而言，在口周使用激光或注射治疗时使用抗病毒药物预防是很重要的。

已有因微聚焦超声或组织射频提升而导致的神经功能障碍的报道，但暂无永久神经损害的病例报道。由于填充物的使用，人们必须关心血管内的事件和潜在的后遗症管理。我们发现使用钝头套管减少了这种风险，而这一风险的控制程度是我们实践中大多数填充物应用的主要指标。

最大的风险就是缺乏反应[5]。无论手术方式多么激进，偶尔会出现无应答者。对大多数无应答的患者，我们愿意提供以下选择。

- 尝试第二轮治疗，无需额外费用。
- 提供退款用于其他治疗。
- 提供手术治疗。

在我们的实践中，我们设法将无应答率保持在 5% 以下。尽管无应答率较低，但提供者必须让更多的患者远离联合治疗。此外，患者对后续治疗的反应要优于对初始治疗的反应。

4.7　结论

无创美容和微创美容这两者具有重要的协同潜力，可以将单一治疗方式的无效率降到最低。此外，通过加强美容领域手术的精准度，我们能解决为了减少停机时间而非法增强疗效的问题。无创和微创这两种方式的结合可应用于未曾接触过美容医学或已经做过美容手术需要进行维持的患者。这个观点的提出可以在现代美容实践中方便、有效地推广。

4.8　致谢

感谢 The Few Institute 的工作人员和研究助理 Shay Moinuddin、Diane Cordon 和 Diana Berman。

──── 参·考·文·献 ────

[1] Kulick MI. Back to basics: Understanding the terminology associated with light-and energy-based technology. Aesthet Surg J. 2011; 31(8):984-986

[2] Beer KR. Combined treatment for skin rejuvenation and soft-tissue augmentation of the aging face. J Drugs Dermatol. 2011; 10(2): 125-132

[3] The American Society for Aesthetic Plastic Surgery. Cosmetic Procedures, Skin Resurfacing. http://www.surgery.org/consumers/ procedures/. Accessed 1/2017

[4] Hassouneh B, Newman JP. Lasers, fillers, and neurotoxins: avoiding complications in the cosmetic facial practice. Facial Plast Surg Clin North Am. 2013; 21(4):585-598

[5] Oni G, Hoxworth R, Teotia S, Brown S, Kenkel JM. Evaluation of a microfocused ultrasound system for improving skin laxity and tightening in the lower face. Aesthet Surg J. 2014; 34(7):1099-1110

5

多种皮肤类型非手术联合治疗的应用

Valerie D. Callender, Moneé Thomas, and Susan C. Taylor

| 摘要 |

不同类型的皮肤均具有可供选择的非侵入性的美容手术。治疗时应考虑到皮肤类型、种族背景、手术指征和能达到的治疗效果。总的来说，非手术联合治疗可安全、有效地应用于面部皮肤年轻化。

| 关键词 |

肤色，有色人种的皮肤，痤疮瘢痕，多毛症，黄褐斑，化学剥皮，神经调节剂，填充剂，炎症后色素沉着，瘢痕疙瘩。

要点

- 目前，美国人口约为 3 亿，肤色较深的人口数占人口总数的 30%，其中许多人希望进行无创整形手术。

- 大量数据显示不同肤色的皮肤在结构、功能和生物学方面存在差异。例如，更多的角质层可增加皮肤对外界刺激物的抵抗力，增加黑色素的大小和密度，以及更紧致的真皮。在特定人群中进行无创整形手术时需考虑这些差异。

- 在对有色人种进行美容治疗时，应充分考虑患者的皮肤类型、种族背景、手术指征及能达到的治疗效果。

- 有色人种最常见的美容问题以色素异常为主，包括黄褐斑、炎症后色素沉着（PIH）和紫外线引起的色素沉着。此外，与年龄相关的晒斑存在于亚洲人中，黑色丘疹性皮肤病（DPN）

则与具有非洲血统的人种有关。

- 有色人种关注的美容问题还有痤疮引起的瘢痕、面部毛发生长、瘢痕疙瘩，以及下垂导致的面部松弛和皱纹。

- 解决肤色异常有以下几种综合疗法：外用皮肤美白剂联合微晶换肤术、化学换肤、微针或激光疗法。

- 非手术联合疗法、神经调节剂、皮肤填充剂及皮肤紧缩术，安全有效，有助于实现有色人种的面部皮肤年轻化。

- 肤色较深患者接受外用抗衰老药物和常见的美容手术后更容易出现并发症，如炎症后色素沉着、色素减退、肥厚性瘢痕和瘢痕疙瘩。

5.1 简介

美的概念是全球性的，有色人种占世界人口总数的很大一部分。人类普遍对解决美学功能不足的美容问题和种族特有的皮肤老化问题具有浓厚兴趣。实际上，美国美容整形外科学会（ASAPS）2015 年统计报道，美国大约开展了 12 800 万例有创整形手术和非手术性整形治疗。与 2011 年相比，5 年时间里整形治疗数量增加了 44%，其中非手术性整形治疗数量增加了 39%，而有创性手术仅增加了 17%[1]。造成这种显著差异的原因是，人们认为非手术性整形治疗更安全、侵入性更小、恢复速度更快且费用更低。

该报道还指出，女性接受了 1 150 万余例次

（90.5%）整形项目治疗，而男性仅为120万余例次（9.5%）。在所有接受整形项目的人群中，25%被归类为其他种族或少数民族的人，比去年增加了3%[1]（框5.1）。

框5.1 2015年美国整形外科协会整形人口统计（种族或少数民族百分比）
西班牙裔：9.7%
非洲裔：7.7%
亚洲裔：6.2%
其他非白色人种：1.3%

注：经ASAPS许可转载，www.surgery.org，2016.4.30。

最常见的非手术性项目有A型肉毒毒素注射、软组织填充剂注射（主要是透明质酸）、激光脱毛、面部化学换肤和微晶磨皮术。为了向患者提供最佳疗效，这些项目经常联合在一起使用。虽然这些项目在不同种族中常规开展，但实施过程中需要意识到肤色较深人群具有一定的特殊性。此外，需要了解不同种族皮肤的结构和功能，特别是计划将这些项目联合使用在较深肤色的患者身上时显得尤为重要。有一些并发症往往只特定出现于肤色较深的人群中，如由于破坏表皮屏障或黑色素细胞刺激而导致的色素减退，常常发生在有色人种接受治疗后。此外，有色人种瘢痕疙瘩和肥厚性瘢痕的发生率在4.5%~16%，而白色人种发生率不到1%[2]。因此，必须特别注意这个潜在的并发症。

本章将重点介绍有色人种的美容问题，包括常见的美容需求、非手术性美容项目、这类患者可能出现的并发症及应对方法。

5.2 结构和功能

医学文献中关于不同种族皮肤结构和功能之间差异的数据偏少，而且往往没有定论。每一项研究的研究对象数量不多，有时候研究方法也不相同，导致结果往往相互矛盾。通过对文献的回顾，可以得知不同人种的角质层结构、脂质含量、黑色素产生及分散程度等方面都是存在差异的。真皮也有类似的差异，如成纤维细胞、胶原、弹性蛋白和肥大细胞的含量不同。这些皮肤结构和功能的差异可能是增加医疗美容治疗过程中瘢痕疙瘩和色素沉着发生的原因。

角质层位于皮肤的最外层，作为皮肤屏障对外界环境具有防御功能。它由独特的角质细胞、脂质和蛋白质组成，有利于水分保留在皮肤内，防止表皮水分流失，即抑制经表皮水分流失（TEWL）过程。关于角质层结构，虽然角质层厚度在白色人种和黑色人种皮肤之间是相似的，但黑色人种皮肤比白色人种皮肤有更多的细胞层数[3-8]。因此，认为黑色人种皮肤的角质层比白色人种皮肤具有更强的黏性和致密性，以及更好的皮肤屏障功能。研究证实Fitzpatrick V、VI型深色皮肤比II、III型浅色皮肤受试者细胞层更致密，显示出更优越的屏障功能，此现象仅与肤色有关而与种族无关[6]。

这些发现表明，颜色较深的皮肤对来自抗衰老产品和化学换肤剂刺激物的敏感性较低。但是，人们发现深色皮肤或多或少更容易受到刺激物的影响，这与上述研究结论自相矛盾。Kompaore等[9]对黑色人种、白色人种和亚洲人进行的一项研究显示，在亚洲和黑色人种中TEWL值相对更高，具有更低的屏障功能且对刺激物的易感性增加。

Hicks等[10]最近的一项研究利用体内共聚焦组织病理学评估刺激性接触性皮炎，结果显示白色人种皮肤有更严重的刺激性反应。另外，接受十二烷基硫酸钠刺激时，白色人种皮肤比黑色人种皮肤反应更明显。这些结果表明，黑色人种皮肤对刺激物的抵抗力更强，角质层更完整、更牢固。提示黑色人种皮肤应该能够容忍更强的皮肤剥离剂。然而角质层屏障功能只是影响皮肤复杂结构和功能的一个因素，因此角质层不能解释所有的皮肤现象。

有色人种黑色素细胞合成活性和黑色素体之间的差异可能是导致皮肤对化学剂换肤和激光刺激的耐受性较低产生不良反应的主要原因。虽然黑色素细胞的数量在种族间是恒定的，但不同种族的黑色素细胞的活性不同[11-13]。皮肤色素沉着与所产生的黑色素体的类型和黑色素体中的黑色素含量有直接关系[14-16]。黑色素体的大小、密度和聚集性的差异与肤色有关。未成熟的、小的、I期或II期黑色素体主要多见于白色人种皮肤；而大的、独立分散的、Ⅳ期黑色素体多见于肤色较黑的非洲人后裔中。有研究发现，在非洲人后裔皮肤中可观察到黑色素体被转移到基底层角质形成细胞，而在白色人种皮肤中这种转移很少见[17]。酪氨酸激酶在深色皮肤中更活跃，培养这种细胞检测到的总黑色素含量也更高[15]。

而黑色人种和白色人种真皮在细胞水平可能同样存在差异。我们重点关注的是产生胶原蛋白、形成瘢痕疙瘩的真皮成纤维细胞。对黑色人种与白色人种成纤维细胞进行比较，可以确定的是，黑色人种皮肤中成纤维细胞体积较大，含有2个或2个以上的细胞核，数量远远大于从白色人种女性面部皮肤分离出来的成纤维细胞[18]。此外，黑色人种皮肤胶原纤维束的大小、排列和走向也有差异，它们较小，紧密地以平行的方式排列。相对于白色人种，黑色人种皮肤具有更多的胶原纤维和糖蛋白片段。成纤维细胞的活化是肥大细胞、细胞因子和成纤维细胞之间鲜为人知的相互作用的结果。黑色人种皮肤的胶原酶含量较低，但是在成纤维细胞过度活跃过程中，肥大细胞的数量和大小在白色人种和黑色人种之间是相同的[18]。可能由于黑色人种皮肤胶原蛋白降解性低，从而增加了黑色人种与肤色较深人群瘢痕形成的风险。因此，手术评估瘢痕形成的可能性时必须考虑到肤色因素。此外，胶原纤维束的排列可能会对注射操作产生影响。

最后，有色人种的皮肤在功能和生物学上有差异。黑色素的数量、浓度以及含量在肤色较深人群表皮中增多，有利于减少光损伤，减轻光老化和降低皮肤癌的发生率。尽管有色人种的黑色素含量对紫外线辐射有保护作用，但并不能完全免于损伤。泰国的一项研究证明了深色皮肤的人能够承受光损伤，如萎缩、胶原蛋白和弹性蛋白损伤、色素沉着[19, 20]。改善与光损伤和老化相关的色素沉着为有色人种寻求美容治疗的主要原因。

总之，目前有色皮肤在结构、功能和生物学上产生差异的主要原因为含有更多的角质层，对刺激物产生抵抗；增加黑色素的体积和密度，使真皮致密、胶原束堆积紧密，纤维片段数量更多。这些差异将会影响有色皮肤人群进行的非手术性整形项目的效果。

5.3 皮肤类型

目前，美国人口约为3亿，而肤色较深的（非白色人种）人口占总人口的30%。美国人口调查局预测到2060年[21]，有色人种的人口数量在美国的人口比例将超过50%。种族的多样性将导致就诊模式的多样化，因此医师有必要了解不同皮肤类型患者的临床转归。

单一的皮肤分类方法显然不利于临床应用。到目前为止，有好几种皮肤分类方法。最初是根据暴露在紫外线下时皮肤的晒黑能力来分类皮肤。其他分类方法基于遗传因素、皮肤对阳光的反应、老化特征。随着时间的推移，这些分类系统加入了其他的因素，如皮肤对手术的反应。

表5.1列出了目前临床研究、发表的文献和临床实践中常用的几种皮肤类型[22-30]。然而，目前最常使用的皮肤类型分类系统是Fitzpatrick分型（FST），它仍然是金标准[22]。Fitzpatrick分型是1975年由哈佛皮肤科医师Thomas B Fitzpatrick编写的[22]，以记录不同皮肤类型对紫外线辐射的反应，主要用于指导光疗法的剂量和潜在的皮肤癌风险（框5.2）。它已被改编成一种肤色的衡量指标，并进一步用来描述一系列人种的皮肤类型。这种皮肤类型系统是众所周知的，并已在所有医疗和外科专业使用，本章将重点讨论Fitzpatrick Ⅳ~Ⅵ型患者不同操作的安全性和有效性。

框5.2　Fitzpatrick皮肤分型

- Ⅰ型：日晒后皮肤出现灼痛性红斑，没有晒黑（未接受光照区肤色为白色的人群）。
- Ⅱ型：日晒后皮肤出现红斑，伴有轻微晒黑（未接受光照区肤色为白色的人群）。
- Ⅲ型：日晒后皮肤出现轻度红斑，伴有中度晒黑（未接受光照区肤色为白色的人群）。
- Ⅵ型：日晒后皮肤重度晒黑，没有红斑（未接受光照区肤色为白色的人群）。
- Ⅴ型：日晒后皮肤呈深棕色，极少有日晒红斑（未接受光照区肤色为棕色的人群）。
- Ⅳ型：日晒后皮肤呈黑色，无日晒红斑（未接受光照区肤色为黑色的人群）。

表 5.1 皮肤类型分类、日光反应性皮肤分型及皮肤光型

类型	实践中的客观评价和应用
Fitzpatrick 分型[22]	光型、烧伤或晒黑的能力、肤色、光疗、皮肤癌风险
Kawada 分型[23]	日本人的皮肤光型（JST）
Glogau 群体[24]	光老化的白色人种
Lancer 种族群体[25]	血统和 Fitzpatrick 分型、激光手术、化学剥离
Goldman World 皮肤分类[26]	皮肤颜色、对燃烧或晒黑的反应、炎症后色素沉着（PIH）
Fanous 分型[27]	种族和基因、激光表面、化学剥离、皮肤磨蚀
Willis 和 Earles 群体[28]	非洲人后裔、肤色、紫外线（UV）光反应、色素失调
Taylor 色素过度沉着群体[29]	肤色、皮肤变色
Roberts 分型[30]	光型、色素沉着、光老化、瘢痕

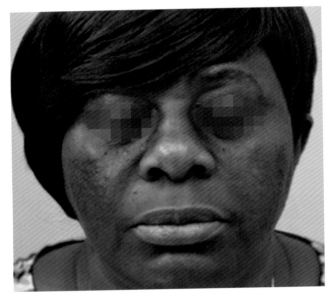

图 5.1 面部色素沉着

5.3.1 审美咨询

根据作者的经验和各种实践调查的结果，有色人种最常见的美容问题是严重的皮肤颜色改变[31-35]（图 5.1）。

皮肤颜色改变包括黄褐斑、炎症后色素沉着（PIH）和紫外线引起的色素沉着。这些疾病对有色皮肤人群的生活质量有较大的负面影响。此外，与年龄有关的太阳晒斑在亚洲人群中经常出现[36]（图 5.2），黑色丘疹性皮肤病（DPN）常在非洲人群中出现（图 5.3）。但因为黑色素的保护作用，深色皮肤的患者多较晚出现皮肤老化。因此，皮肤老化在深色皮肤与浅色皮肤患者中也要区分考虑。

图 5.2 亚洲人色素性病变伴角化症。日光性着色斑（A）和脂溢性角化病（B）（经许可，引自 PuLLQ. Aesthetic Plastic Surgery in Asians: Principles and Techniques.2015.Thieme Publishing Group）

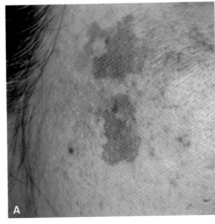
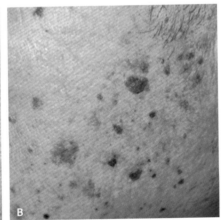

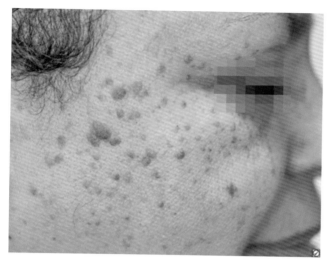

图 5.3　1 名非洲裔妇女的黑丘疹皮肤病（DPN）

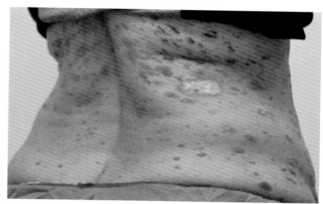

图 5.4　冷冻治疗后皮肤颜色不良患者的不良反应

图 5.5　黄褐斑

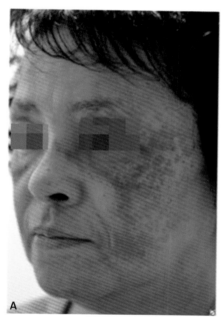

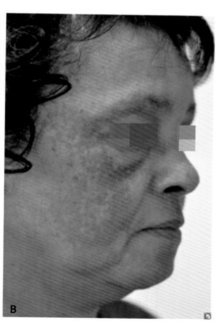

　　除此之外，深色皮肤的患者外用抗衰老药物和接受美容项目出现并发症的风险更高。这些不良事件包括感染后炎症性色素沉着或色素减退、肥厚性瘢痕和瘢痕疙瘩。这些情况常发生于化学换肤、微晶磨皮术、激光手术、电切术、电干燥法和冷冻疗法（图 5.4）。

　　获取患者详细的病史，对患者进行全面的体格检查，在进行大面积治疗前先进行小面积测试，这有利于将有色人种潜在并发症的发生率降到最低。临床医师不仅要记录患者的皮肤类型（FST Ⅰ～Ⅵ），还要记录患者的种族、文化背景、使用的护肤产品、皮肤过敏史。临床医师还应对患者进行系统的皮肤检查，并拍摄临床照片，以寻找治疗炎症后色素沉着以及萎缩性、肥厚性瘢痕或瘢痕疙瘩的方法。

5.4　非手术性项目

5.4.1　黄褐斑

　　黄褐斑是一种极其常见的色素沉着疾病，主要影响皮肤色素含量较多的人（图 5.5）。对黄褐斑治疗已有大量研究，但其复发特性和与治疗相关炎症

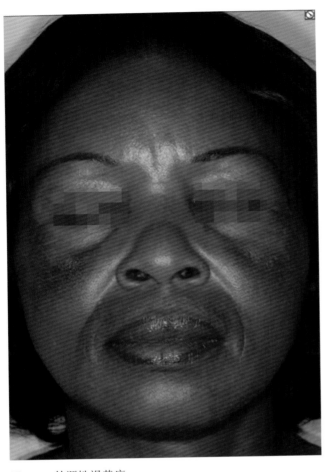

图 5.6 外源性褐黄病

后色素沉着风险增加，治疗效果并不理想。这会让医师和患者产生挫败感，因此在制订治疗计划时必须特别小心。治疗方案包括光保护、外用皮肤美白剂、药妆、化学换肤、非烧蚀性激光治疗或联用这些方法[37-46]（表 5.2）。

防止暴露于紫外线和可见光是黄褐斑所有治疗方案的基础[47]。每日涂抹广谱防晒霜很有必要[41-49]。除了防晒外，还有许多外用皮肤美白剂被认为是治疗黄褐斑的一线方案。

局部外用美白剂包括氢醌（HQ）、甲酸、合成壬二酸、甲氧苯酚、曲酸、皮质类固醇以及一系列的药妆品（如维生素 C），可作为单一疗法或联合使用治疗黄褐斑。在这些现有的美白剂中，氢醌仍然是治疗的金标准，通常用于治疗黄褐斑患者[47]。需要注意的是，长期使用氢醌且与其他外用剂联合使用时，虽然氢醌对表皮黄褐斑有效，但氢醌有可能产生外源性褐黄病（图 5.6）。褐黄病的产生与高浓度的氢醌有关，是由于真皮中尿黑酸积累，并在受影响的区域出现面部色素沉着[50]（图 5.7）。

黄褐斑最常见的局部治疗方案是 4% 氢醌、甲酸（0.05%~0.1%）和皮质类固醇的联合用药[40]。这

表 5.2 黄褐斑的联合疗法

治疗方法	Fitzpatrick 皮肤类型	疗效与评论	不良反应
每晚使用 2% ~ 4% 氢醌, 0.05% ~ 0.1% 甲酸和 0.01% 氟轻松[40]	适于所有皮肤类型（深色皮肤中, 可减轻氢醌与甲酸作用）	最有效的一线治疗	轻微的局部过敏反应、红斑、皮肤脱皮
每 2 周乙醇酸脱皮 1 次 + 每晚涂 20% 壬二酸乳膏[38]	适于 IV ~ VI 型	壬二酸必须在脱皮前 2 日与脱皮后 2 日停止使用	局部过敏反应、干燥、光敏感
微针治疗后, 应用脱色血清[41,42]	适于 III ~ V 型	脱色剂使用氨甲环酸或血清包含 rucinol 和 sophora-alpha	未报道相关不良反应
铒: YAG 激光 + 每 2 周乙醇酸脱皮 1 次并佩戴墨镜防晒 + 外涂壬二酸乳膏[43]	适于 II ~ V 型	在激光治疗后的 3~6 周进行乙醇酸脱皮	PIH（炎症后色素沉着）
低强度 Nd: YAG 激光磨皮 + 氢醌联合甲酸或维生素 C 的日常护理[44]	适于 II ~ V 型	每隔 4 周重复一次治疗	红斑、皮肤过敏反应
三联局部疗法(壬二酸 + 类固醇皮质激素乳膏或 1% 吡美莫司乳膏 +4% ~ 6% 氢醌)和 QS1064nm Nd: YAG 激光治疗[45]	适于 III ~ V 型	每隔 4~6 周激光治疗可明显改善面部色素沉着	1 例色素沉着
每日 2% 氢醌或 10% 乙醇酸 2 次 + 每晚 0.05% 甲酸 + 乙醇酸脱皮[46]	适于 IV ~ VI 型	每隔 3 周使用乙醇酸脱皮, 色素沉着的改善比单纯的药物治疗更快	轻度皮肤红斑、表皮脱屑

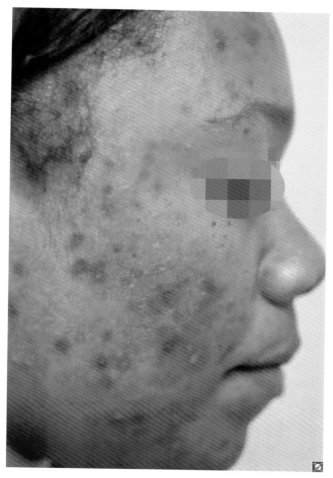

图 5.7 炎症后色素沉着的痤疮

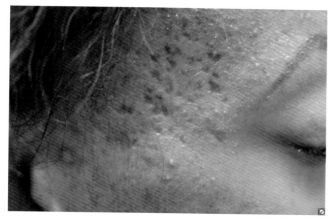

图 5.8 痤疮瘢痕

种改良的三联组合降低了各组分的浓度，降低了刺激性，降低了炎症后色素沉着的风险，因此有利于对有色人种进行黄褐斑治疗。

化学换肤被认为是对皮肤产生可控损伤的导致剥离的表面重修过程。用化学换肤治疗黄褐斑是一

种标准的治疗方法，但是可能发生不良事件，最常见的是炎症后色素沉着。Fitzpatrick Ⅳ~Ⅵ型患者应在完成局部测试后进行中等深度化学换肤（表5.3）。深层化学换肤，如贝克酚剥皮和较高浓度的TCA，可能对有色人种患者导致炎症后色素沉着、瘢痕和永久性色素缺失，这种情况应该尽量避免（图 5.8）。

表 5.3 化学换肤疗法

治疗分度	深度	成分
浅度	至表皮层	乙醇酸，聚羟基酸，水杨酸，三氯乙酸，维甲酸，Jessner 方案
中度	可至或穿透真皮乳头层	35%~40% 三氯乙酸，Jessner 方案 +35% 三氯乙酸，70% 乙醇酸 +35% 三氯乙酸
深度	至网状真皮层	贝克苯酚

有几项研究表明，在化学换肤操作前几周使用局部美白剂可能有助于预防炎症后色素沉着[37, 47, 51]。此外，从较低浓度的剥离剂开始随着每一个额外的化学剥离向上滴定、延长化学剥离之间的间隔 2~4 周、在化学换肤之前停止局部甲酸疗法 5~7 日，可以减少换肤后的并发症[51, 52]。

最近，微针疗法已被报道为黄褐斑的一种治疗方法，能提供一种透皮的药物吸收方式。微针疗法是一种微创、非剥离性操作，使用细针在受控损伤皮肤上做微通道。损伤处促进皮肤产生新的胶原蛋白、弹性蛋白和新生血管，使得皮肤恢复年轻化且减少瘢痕产生。在应用脱色剂，如氨甲环酸含有rucinol 和 sophora-alpha 血清时，微针疗法可以非常有效地治疗黄褐斑[41, 42]，与激光治疗相比，能够降低深色皮肤中色素沉着和瘢痕形成的风险。

对于颜色较轻的（Fitzpatrick Ⅲ~Ⅴ型）的患者，激光治疗黄褐斑也成功过。然而，涉及深色皮肤（Fitzpatrick Ⅴ~Ⅵ型）患者时，应慎用激光手术，主要是由于炎症后色素沉着。

5.4.2 痤疮瘢痕

痤疮是美国最常见的皮肤病，有色人种患者也常常因痤疮寻求皮肤科护理。白色人种和有色人种产生痤疮的机制被认为是相同的。然而，痤疮及其

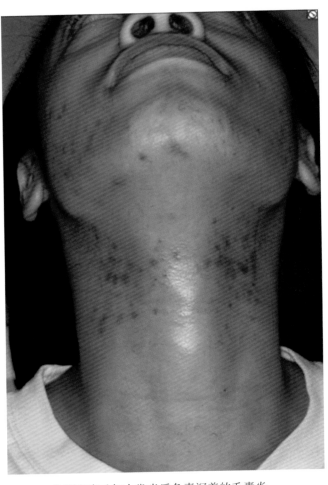

图 5.9 非洲裔多毛妇女发炎后色素沉着的毛囊炎

后遗症在不同人群中存在临床上的差异。例如，非洲裔美国女性痤疮经常长在前发际线，由于她们常使用护发产品来顺滑和滋润头发，这些产品含有致痘成分，导致润发性痤疮的发生[53]。痤疮后遗症在肤色较浅和肤色较深的患者中也有区别，炎症性皮损常导致深色皮肤出现炎性后色素沉着（PIH）（图5.7），而炎症后红斑（PIE）是浅色皮肤者常见的后遗症。Halder 等的一项研究表明[54]，在非洲裔美国人的皮肤中，丘疹和皮损尽管表现为非炎性临床症状，但在组织学上仍显示出炎性浸润，肤色较深者轻度、中度痤疮的后遗症主要是肉眼可见的色素沉着。此外，炎症浸润是造成炎症后色素沉着的主要原因，它可激活间质金属蛋白酶使皮肤萎缩及产生冰锥样瘢痕[55]。

对于有色人群的痤疮患者，治疗可分为 3 种，包括痤疮皮损的局部、口服或系统性治疗，炎症后色素沉着的局部或系统性治疗，以及萎缩性瘢痕、滚动状瘢痕及冰锥样瘢痕的系统性治疗[53, 57-62]。表 5.4 列出 Fitzpatrick 较高皮肤类型中痤疮瘢痕的系统性治疗疗效的数据。在制订有色人种患者痤疮的相关瘢痕（图 5.8）的治疗方案时，关键是要获得患者增生性瘢痕或瘢痕疙瘩

表 5.4 痤疮瘢痕的非手术疗法

治疗方法	Fitzpatrick 皮肤分型	疗效评价	不良反应
先用 4% 氢醌和 0.025% 维甲酸 + 每 2 周 1 次 100% 三氯乙酸[56]	适于Ⅳ～Ⅴ型	改善冰锥样痤疮瘢痕	短暂色素沉着和短暂色素减退
非消融性 1 064 nmNd∶YAG 激光[57]	适于Ⅱ～Ⅴ型	改善轻度至中度萎缩性痤疮瘢痕	一过性红斑、PIH
非消融性 1 550 nm 分级激光 200 MTZ/cm^2 或 393 MTZ/cm^2，功率为 40 mJ，每 4 周 1 次[58]	适于Ⅳ～Ⅵ型	非消融性 1 550 nm 分级激光治疗Ⅳ～Ⅵ型的痤疮瘢痕安全有效	自限性 PIH
次级分级双极射频十双极射频合并 915 nm 二极管激光[59]	适于Ⅱ～Ⅴ型	改善浅表、重度瘢痕	痂皮、红斑、水肿
微针治疗 +35% 乙醇酸脱皮[60]	适于Ⅲ～Ⅳ型	改善 1~3 级痤疮瘢痕	治疗后红斑、水肿、PIH
皮下切除 + 微针治疗结合 15% 三氯乙酸脱皮，任选其一，每 2 周 1 次[61]	适于Ⅲ～Ⅴ型	改善 2~4 级痤疮瘢痕	治疗后红斑、水肿、PIH

胶原蛋白中的 PMMA 微粒[62]
Fitzpatrick 皮肤分型的Ⅰ～Ⅵ型
改善中度至重度的滚动状、萎缩性痤疮瘢痕
注射部位疼痛，注射部位压痛、肿胀、流感和鼻咽炎

注：PMMA，polymethylmethacrylate（聚甲基丙烯酸甲酯）。

的病史，目前治疗的外用药物是维 A 酸，之前使用的是异维 A 酸[56, 57, 58, 59, 60, 61, 62]。此外，这类患者特别容易发生炎症后色素沉着，对一些患者来说，炎症性色素沉着可能比痤疮更令人难以接受[54]。因此，应当选择合适的方案进行治疗。

5.4.3 瘢痕疙瘩和增生性瘢痕

正如前所述，肥厚性瘢痕（HTS）和瘢痕疙瘩在有色人种中更常见。这些增生物虽为良性，但影响美观，使患者产生不良情绪，甚至引起不适、瘙痒或疼痛。HTS 和瘢痕疙瘩往往是由皮肤创伤或炎症引起的异常愈合过程产生的。两者的主要鉴别点在于瘢痕疙瘩是扩大超过原来的伤口边界，而 HTS 没有扩大超过原来的伤口边界。

组织学上来讲，HTS 和瘢痕疙瘩均由 1 型胶原组成。瘢痕疙瘩经常发生在身体的高强度受压区（如胸部、肩部和上臂）和穿耳洞或遗传性易感个体产生的炎症性皮肤。自发性瘢痕疙瘩亦不少见。

瘢痕疙瘩通常很难治疗，需要多次外科和非手术的治疗方式联合应用才能产生效果。这些治疗方法包括压力疗法、硅凝胶膜、外用类固醇皮质激素、外用咪喹莫特、内服皮质类固醇、5-氟尿嘧啶、注射博来霉素、冷冻、手术切除、放射以及激光手术，但是这些方法都存在复发风险。表5.5 总结几种用于治疗 HTS 和瘢痕疙瘩的非手术方法[63-71]。有趣的是，联合病灶内注射皮质类固醇（10~40 mg/mL），治疗相隔 4~6 周，这种联用方式产生了最好的疗效。其他非手术方式，如冷冻治疗和皮质类固醇注射，由于潜在的手术后色素减退的风险，在有色人种的患者中使用需慎重。在手术前必须与患者明确地讨论这种并发症，根据作者的经验，将曲安奈德的注射剂量限制在 20 mg/mL 或更低可以降低这种风险。

表 5.5　增生性瘢痕和瘢痕疙瘩的非手术联合治疗

治疗方式	瘢痕类型	疗效评价	不良反应
硅胶薄膜配合类固醇皮质激素治疗，每月 1 次[63]	增生性瘢痕、瘢痕疙瘩	一线疗法	萎缩、色素减退
冷冻治疗和局部类固醇皮质激素注射，每月 1 次[64]	增生性瘢痕、瘢痕疙瘩	疼痛减轻，止痒效果优于单独使用皮质类固醇	萎缩、色素减退
冷冻治疗联合硅胶薄膜治疗[65]	难治性瘢痕疙瘩	瘢痕体积减小减轻疼痛与不适感	术后出现水疱及组织坏死
5- 氟尿嘧啶 (0.9 mL, 50 mg/mL) 联合曲安奈德 (0.1 mL, 40 mg/mL)，每平方厘米注射 0.1 mL，每 4 周 1 次[66]	增生性瘢痕、瘢痕疙瘩	体积减小、减少瘙痒、疼痛缓解	毛细血管扩张
蓝霉素联合三聚氰胺丙酮，每平方厘米注射 4 ~ 5mg，每 3 月 1 次[67]	增生性瘢痕、瘢痕疙瘩	瘢痕变平、高度减少、瘢痕软化	红斑、毛细血管扩张、萎缩、溃疡、复发
578 nm 溴化铜激光联合类固醇皮质激素注射，每 4 周 1 次[68]	增生性瘢痕、瘢痕疙瘩	减少血管成分、瘢痕、红斑，改善瘙痒，促进毛细血管扩张	治疗过程中出现中度疼痛、短期内红斑水肿、轻度色素沉着
CO_2 分级激光 (10 600 nm)，脉冲染料激光 (585 nm)，曲安奈德注射，每月 1 次[69]	瘢痕疙瘩	瘢痕变平、对瘢痕尺寸影响小、减轻瘙痒、减弱色素沉着	治疗过程中出现中度疼痛、短期内红斑水肿、轻度色素沉着
5- 氟尿嘧啶 (0.9 mL, 50 mg/mL) + 三聚氰胺丙酮 (0.1 mL, 40 mg/mL) 注射，每周 1 次，联合 585 nm 脉冲染料激光，每 4 周 1 次[70]	增生性瘢痕、瘢痕疙瘩	促进瘢痕平展、促使瘢痕软化、改善瘙痒、红斑较少	治疗过程中出现中度疼痛、术后出现暂时性紫癜
射频治疗，加曲安奈德 (10 mg/mL) 注射，每 8 周 3 ~ 4 次[71]	瘢痕疙瘩	瘢痕体积减小、瘢痕软化、高度降低、减少红斑	注射点渗血

5.4.4 多毛症

多毛症是一种在有色人种女性中相对常见的疾病。这种情况可能与遗传性、多囊卵巢综合征（PCOS）有关。男性和女性卷发患者的脱毛过程中常见的后遗症是假性毛囊炎（PFB）以及随后的炎性色素沉着。可以局部外涂和口服抗生素、外用皮质类固醇、氢醌、盐酸依氟尼汀和激光脱毛联用治疗多毛症、假性毛囊炎、炎性色素沉着，可显著改善滤泡性丘疹、脓疱和过度色素沉着。

在考虑使用哪种激光能有效去除有色人种皮肤上的毛发时，必须考虑3个因素：激光器的波长、脉冲持续时间和患者的FST。波长较短的激光，如694 nm红宝石激光器和755 nm绿宝石激光，对黑色素有较高的亲和力，不深入皮肤[72]。因此，对于皮肤颜色较深的患者，热表皮损伤不仅增加了破坏毛囊的数量，毛囊周围组织也会发生相应的热表皮损伤，这将导致局部炎症和随后的色素沉着。相比之下，810 nm半导体激光器和1064 Nd：YAG激光对黑色素的亲和力较小，但可以深入皮肤。与短波长激光相比，长波长激光对深色皮肤类型的脱毛效果更好，因为它没有表皮损伤，而且能够深入侵及皮肤。表5.6列出了有色皮肤患者的脱毛激光选择方式[72~76]。

表5.6 多毛症的非手术治疗

治疗仪器类型	Fitzpatrick 皮肤分型	疗效评价	不良反应
长波长1 064 nm Nd：YAG激光[72,73]	适于Ⅳ～Ⅵ型	Ⅳ～Ⅵ型皮肤脱毛最安全的选择	短期色素沉着
755 nm绿宝石激光[74,75]	适于Ⅰ～Ⅳ型	少量研究提示，局部应用类固醇皮质激素和表皮冷却能减轻Ⅳ或Ⅴ型皮肤的色素沉着	水疱、色素沉着、色素减退（主要见于Ⅵ型皮肤）
800 nm和810 nm半导体激光[76]	适于Ⅰ～Ⅳ型	长脉冲持续时间(> 400 msec)只用于深色皮肤并进行积极的皮肤冷却处理	异常色素沉着（主要见于Ⅴ、Ⅵ型皮肤）

5.4.5 紧致皮肤

如今，紧致皮肤和皮肤年轻化变得越来越流行。这是因为公众希望通过医疗美容手段解决面部老化和皮肤松弛问题，以满足自身的美学需求，同时还希望减少操作时间，减少副作用。目前的紧致皮肤的美容技术包括：①无创设备，如超声波和射频（RF）；②微创设备和技术，如微针、传统的二氧化碳激光器，以及烧蚀型的二氧化碳非点阵激光器[77]。但是关于这些装置和技术在深色皮肤类型中的使用却十分有限。表5.7总结了几个有色皮肤的患者目前可以使用的紧致皮肤的项目，并提供了潜在的不良反应的一些看法[78~82]。人们使用这些装置进行紧致皮肤所产生不良副作用是比较少见的，主要原因是这些装置能深度渗透皮肤并不会造成表皮损伤。

5.4.6 联合A型肉毒毒素与填充剂

自2005年以来[11]，非侵入性注射剂市场迅猛发展，这些项目满足了有色人种对抗面部皮肤老化的需求[47]。皮肤老化在皮肤颜色较深（Fitzpatrids Ⅳ～Ⅵ）与皮肤颜色较浅（Fitzpatrids Ⅰ～Ⅲ）患者之间有显著的差异。由于黑色素的天然防晒系数为13.4，皮肤颜色较深的患者在黑色素的光保护作用下，通常会晚10~20年出现衰老迹象[83]，因此皮肤颜色较浅的人群主要以外在老化或以光损伤为主，而面中部老化（即眶下凹陷、鼻唇沟突出）在有色人种皮肤中占主导地位[84]。

尽管如此，A型肉毒毒素（BTX-A）和软组织填充剂经常被联合用于治疗所有皮肤类型的患者的面部表浅线痕、褶皱和容积缺失。这些填充剂的安全性和有效性已经得到了证实。表5.8和表5.9总结了已发表的关于BTX-A注射剂的有效性和安全性的文献，并总结了常用的注射填充剂[85~94]。

据我们了解，在已发表的文献中，并未找到关于用BTX-A或填充剂注射导致深色皮肤患者出现

表 5.7 在不同皮肤类型中紧致皮肤的仪器设备

仪器设备	Fitzpatrids 分型	治疗周期[#] (间隔期)	主要疗效	不良反应
微针滚轮 8 排 192 针 针头直径 0.25 mm 滚头长度 20 mm[78]	Ⅲ ~ Ⅳ型	6 周（2 周）	照片中皮肤得到明显改善的 Ⅰ型、Ⅲ型和Ⅶ型胶原蛋白、新合成胶原蛋白和弹性蛋白显著增加 总弹性蛋白平均水平显著下降	短期轻微疼痛、红斑及面部水肿（100%）
超声刀可视化微聚焦超声治疗仪 下面部和颏下区治疗时分别用 4.4 MHz 和 7 MHz、4.5 mm 和 3.0 mm 的震源深度，370 排针可视化微聚焦超声治疗，最大长度为 25 mm，微凝区间距为 2 ~ 3 mm[79]	Ⅲ ~ Ⅵ型	1 周（无）	试验证明，在 Fitzpatrids 分型中Ⅲ型 ~ Ⅵ型个体中，MFU-V 具有良好的安全性。由于浅表皮肤的反应性更强，在使用该仪器时需要额外的护理	暂时性红斑、短期红肿（6%）
EndyMed PRO 肌肤紧致模式的输出能量为 33 W 区域：双颊，深度：平均加热 30 秒可至 3 ~ 12 mm[80]	Ⅲ ~ Ⅴ型	3 周（1 周）	显著改善皮肤松弛。与对照组相比，5 例日本患者的弹性蛋白密度均有显著提高	无不良反应报告
5 对点阵射频微针 作用区域 10 mm² 深度为 0.5 ~ 3 mm[81]	Ⅱ ~ Ⅳ型	3 周（4 周）	相比单独使用 FRFM，添加干细胞培养基对皮肤粗糙度有显著的改善，且对整体外观也有一定的改善	轻度红斑（100%）
泰坦（红外非消融加热装置） 32 ~ 40 J/cm² 用于面颊和颏下软组织 28 ~ 32 J/cm² 用于面部骨区及前额[82]	Ⅳ ~ Ⅴ型	3 周（4 周）	86% 的患者出现明显的皮肤松弛、皱褶	有 11% 的患者术后出现浅表性水疱

制造商：Fraxel Re:Store 1 550 nm; Solta Medical; DERMAROLLER Deutschland S.a.r.l. Lindener Strasse15; Ulthera System, Ulthera, Inc.; EndyMed PRO, EndyMed Medical Ltd.; Titan, Cutera, Inc.

FRFM：点阵射频微针；FST：Fitzpatrick 皮肤类型；MFU-V：可视化微聚焦超声治疗；MPCRF：多源相位控制射频器件；MTZ：损伤的微热区

HTS 或瘢痕疙瘩的报道。一些临床研究报道了有色人种注射填充剂后出现色素改变，如在肤色较深的患者中注射填充剂所致的炎性色素沉着的发生率为 0~9%[87-91, 95]（表 5.9）。

恰当的注射技术不仅能改善患者的美容效果，而且能降低深色皮肤患者炎性色素沉着的发生率。一些医者建议减少注射点的数量，并将注射剂注入更深的真皮，避免真皮－表皮连接处，可利用扇形技术（相对于多次连续穿刺术），并采用缓慢速度进行注射[84, 96]。此外，注射后立即使用中效局部皮质类固醇，尤其是在出现红斑的情况下，可有效避免炎症及炎症后的色素沉着等问题。

表 5.8 BTX-A 注射剂及其引起皮肤色素沉着的发生率（经 FDA 审核获批）

BTX-A 注射剂	剂量	PIH
Onabotulinum 毒素 A （肉毒毒素）[85]	无	0
Abobotulinum 毒素 A （丽舒妥）[86]	未研究	0
Incobotulinum 毒素 A(Xeomin)	未研究	0

表 5.9 填充剂及其引起皮肤不良反应的发生率（经 FDA 审核获批）

填充剂	色素沉着改变	增生型瘢痕／瘢痕疙瘩	注射层面
透明质酸：			
乔雅登（Juvéderm）[87,88]	7.5%	0	皮内注射
皓靓芙（Hylaform）[88]	2.5%	0	皮内注射
瑞蓝（Restylane）[89,90]	9%	0	皮内注射
	6%	0	皮内注射
柏丽（Belotero）[91]	1.1% 色素减退	0	皮内注射
玻丽朗（Perlane）[89]	2.2% PIH	0	皮下或骨膜上注射
乔雅登极致（Voluma）[92]	0	0	皮下注射
羟基磷灰石（瑞得喜微晶瓷）[93]	0	0	
	无数据	无数据	无
聚左旋乳酸（舒颜萃）[94]	无数据	无数据	深层真皮 真皮–皮下交界注射
聚甲基丙烯酸甲酯（贝乐芙）			

5.5 结论

非手术综合治疗可安全有效地应用于有色人种面部皮肤的年轻化。这些人群的美容问题主要为色素紊乱性疾病、痤疮炎症后瘢痕、面部毛发生长、瘢痕疙瘩，以及面中部容积减少造成的下垂和皱纹。解决皮肤色素问题的综合疗法包括局部外用美白剂与微晶磨皮术、化学换肤、微针或激光治疗。选择时应考虑的因素为患者的皮肤类型、种族背景、手术指征及能达到的治疗效果。神经调节剂和填充剂的结合，以及紧肤技术，解决了衰老人群面部容积缺失、皮肤下垂、明显皱纹和鼻唇沟问题（见视频 1.1）。对于有色人种患者，必须谨慎考虑非手术美容项目造成的炎性色素沉着（引自 Few J. Facial Aesthetic Surgery in Skin of Color in Nahai F. The Art of Aesthetic, ed 2, Thieme Publishing，2010）。

5.6 评论

看完这章精彩的内容，医师在进行皮肤美容时要注意尽量避免操作手段对皮肤基底层造成损伤，因为在皮肤基底真皮层中富含最高浓度的瘢痕成纤维细胞。因此，我们可以得出结论，皮肤表皮层和皮下层是能耐受手术的，但是任何威胁皮肤表皮界面或基底真皮层的治疗都有严重不良反应的风险。整形手术和非手术的整形操作如今越来越常见。

根据 ASAPS 统计，整容项目在 1997—2015 年增长近 94%，非手术整形项目增加了 605%，其中少数民族占 25%，相比 2014 年增加了 3%。这些数字还会继续增加，所以每一位整形外科医师在对患者进行治疗前，需要全面了解种族情况。

首先，外科医师必须了解不同种族的文化观念，然后致力于达到符合美学且理想的整形效果，大多数患者希望整形后看起来有所改善，但不失去他们的种族容貌特点。2006 年，Odunze 等发现[97]，在眼睑整形术中，40% 的非裔美国女性担心失去他们的种族身份[97]。此外，美容手术的过度纠正是一个令人关注的问题，有色人种比白色人种更追求显著的外貌改善，但他们对美容项目术后风险的担忧程度高于白色人种。

对于美容项目，不同种族的人群有着不同的追求，虽然有色人种存在较大的色素沉着和瘢痕的风险，但天生对光损伤的防御能力有利于他们的皮肤再生。如本章所提及的，不同种族群体具有不同的皮肤特征，这影响了皮肤的屏障功能、皮脂的产生和抗日晒功能，与皮肤保护、抗化学敏感和抗老化的功能有关。2001 年，Hillebrand 等[98]对 3 000 名

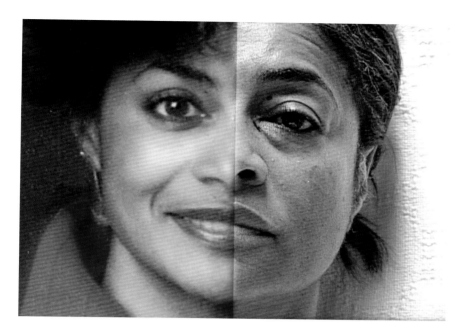

图 5.10 这张分割的图片展示了一位非洲裔美国女性 17 年来的面部老化情况。眼眶周围老化开始于额头冗余和眉尖扁平。侧眼皮和上睑中央的下垂发生在眉毛下移时。上睑失去间隔支撑，导致眉毛脱垂及上眼睑饱满和凸起（经许可引自 Few J: Facial Aesthetic Surgery in Skin of Color in Nahai F. The Art of Aesthetic: Principles and Techniques, ed 2, Thieme Publishing, 2010）

不同民族、不同种族背景和不同年龄组的患者进行了评估，并揭示了某些与年龄相关的皮肤变化因素。与白色人种相比，非洲裔美国人面部皱纹平均的覆盖表面积要小得多。研究者认为，除皮肤色素沉着外，其他遗传因素和种族差异也明显小于白色人种，如 DNA 修复，在皮肤皱纹的发展过程中有重要影响[99, 100]。外科医师在治疗有色人种患者时需谨慎小心。深色皮肤随着时间推移不容易产生皱纹，因此必须留意深色皮肤人群更有可能在切口产生瘢痕。

虽然这一章详细地讨论了非手术方式在不同皮肤类型中的应用，但我们现在将重点介绍面部年轻化整形手术在有色人种中的问题及要点。这将对联合外科手术及非手术手段联合治疗有色人种产生指导意义。

5.6.1 眶周修复

在我们的研究中，至少在主观上，非洲裔美国人和亚洲人的眼睛有着很明显的种族特征，特别是眼睛的横向倾斜[97]。非洲裔美国患者在被问及病史时，他们觉得自己年轻时眼睛有眼角倾斜，这恰好是许多亚洲患者的特征。

通过对 500 名受试者高分辨率照片的计算机分析，我们发现随着年龄增长，非洲裔美国人的上睑下垂速度要快于白色人种[101]。虽然人们的外侧眼角通常在年轻时高于内侧眼角，但随着时间的推移，外侧眼角的下降相对快，因此外科医师可能会被欺骗，认为找到了持平的眼角点，未对外侧眼角进行处理。

在有色人种患者中，外侧眼角可能会急剧下垂，而眉毛下垂则较晚较轻微[101, 102]（图 5.10）。因此，外科医师应关注双侧眼角动态平衡，同时调整眉毛的位置，为眼睑定位提供支持，以减少瘢痕增生的可能[103]（图 5.11）。

最后，对于非手术治疗方式的选择，如填充剂或神经调节剂注射，可为那些对手术持有不确定态度及预见手术后潜在效果的患者提供了一个很好的选择，这样不仅为外科医师提供了便利，也为患者带来了福音。接下来，我们将详细讨论如何选择非手术治疗方式。

5.6.2 鼻整形术

从文化角度来讲，有色人种的鼻美容整形手术需求比较特殊，目前对白色人种的鼻翼宽度、鼻尖丰满度和鼻根高度等定义有比较好的描述，但这些特点在不同种族和族裔群体中具有种族独特性[103, 104]。因此，隆鼻外科医师的目标不应该是"矫正"鼻，而应是改善鼻的外观，使其更接近其自身种族特点。因此，就像治疗躯体变形障碍患者一样，外科医师治疗他们时必须要小心对待。他们希望通过整形手术彻底改变自己外貌的种族特征，事实证明，他们的这个期望是很难满足的。

图 5.11 这位 50 岁的非洲裔美国妇女：（A）术前及（B）术后 1 年（包括 4 种术式：眼睑成形术，外眦、内额固定术和经睑面中部填充术）（经许可引自 Few J. Facial Aesthetic Surgery in Skin of Color in Nahai F. The Art of Aesthetic: Principles and Techniques, ed 2, Thieme Publishing, 2010）

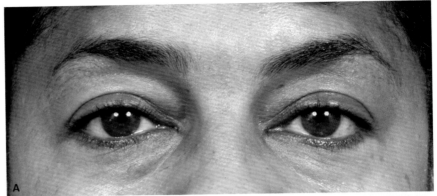

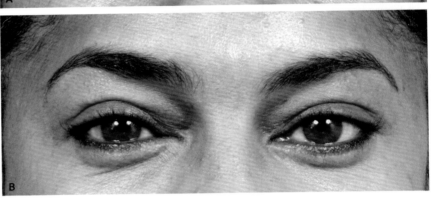

从技术角度来看，应避免出现可见瘢痕，如堰状切口。我们开发了鼻翼内切口成形术，作为一种可行的替代方案，以外部为基础，从而避免鼻部明显的瘢痕问题。如果采用开放的方法，我们建议将切口放在鼻唇角色素沉着过渡区的自然凹处。大多数非洲、亚洲和拉丁鼻成形术患者的常见手法包括：开放的鼻尖，使用鼻中隔支撑，鼻头侧下部修剪，以及切除纤维脂肪垫[102]（图 5.12）。虽然自体移植材料通常是隆鼻的理想材料，但随着时间的推移，可能会出现与供体部位瘢痕、翘曲和再吸收有关的问题。为此，我们主张将手术和非手术概念叠加在一起，使用透明质酸填充剂注射来填充鼻背部，注射位置为骨膜和软骨膜水平，同时手术加强鼻尖（图 5.13）。

我们的经验是相比矫正过度，有色人种的患者倾向于喜欢纠正不足的效果；对于那些对手术治疗犹豫不决的患者来说，鼻成形术中注射填充剂和其他新兴领域一样，已经被证明是一种有用的替代方法（视频 5.1）。

5.6.3 除皱术

由于脂肪组织萎缩、骨重塑和重力性软组织改变，深色皮肤的个体往往会在某些部位过早衰老，而在另一些部位则较晚衰老。非裔美国人在面部较深的肌肉层有明显的衰老迹象，如鼻翼脂肪垫向鼻唇沟皱褶下垂。褶皱变得突出，导致面颊、上睑下垂。鉴于一些较黑种族群体的真皮和皮下组织较厚，并伴有眶下发育不全，因此中面部衰老可能发生较早。虽然有色人种的皮肤除皱术通常可以推迟，但仍然有合适的软组织复位和面部除皱术的指征。

手术的主要问题上，除皱术本身的性质可能会导致不良事件的风险增加，如增生性瘢痕和（或）瘢痕疙瘩的形成可能会因皮肤的增加而加剧。这与封闭张力、异物反应/炎症和遗传等因素相关。因此，一个简单的皮肤紧致可能导致灾难性的结果[102]（图 5.14）。

首选的面部年轻化程序是 SMAS 折叠，能保存复合组织和重新定位软组织，同时使用渐进张力缝合线，从而显著减少耳郭周围皮肤的赘余，有助于减轻耳郭周围皮肤的静态下的张力。缝合时，先缝合皮肤的浅真皮层，在 7~10 日后拆线，能大大降低炎症反应和瘢痕疙瘩形成的风险[102]（图 5.15）。

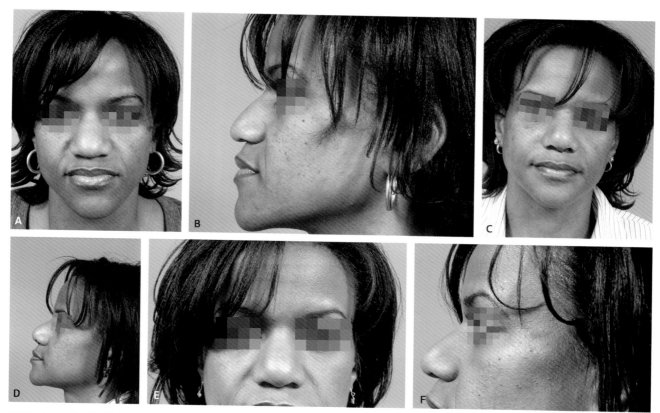

图 5.12　1 位非洲裔美国妇女。鼻切开、鼻尖修整、内鼻翼成形术、鼻背成形术、鼻中隔支撑、鼻头两侧下鼻骨成形术，正式手术后的术前和术后进展情况（A、B）术前，（C、D）术后 1 周，（E、F）2 年（经许可引自 Few J. Facial Aesthetic Surgery in Skin of Color in Nahai F. The Art of Aesthetic: Principles and Techniques, ed 2, Thieme Publishing, 2010）

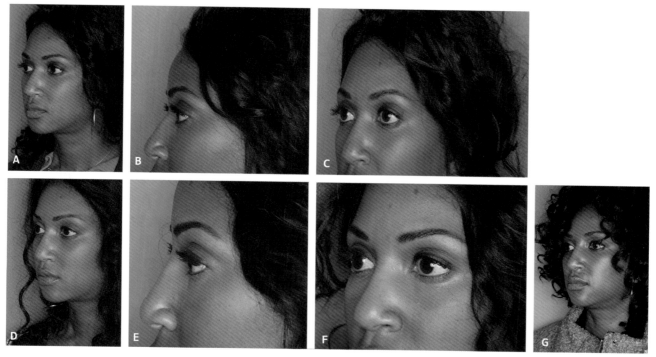

图 5.13　1 位非洲裔美国妇女寻求改善鼻背驼峰和鼻尖。A~C. 术前；D~ F.1 个月后随访 0.4 个月后再放置于骨膜前 L 形近端背侧闭合性鼻尖成形术；G. 术后 22 个月再对鼻背部隆起处进行锉削

图 5.14　此非洲裔美国女性 1 个月后（A、B）出现皮肤显著张力相关瘢痕疙瘩形成（经许可引自 Few J. Facial Aesthetic Surgery in Skin of Color in Nahai F. The Art of Aesthetic: Principles and Techniques, ed 2, Thieme Publishing, 2010）

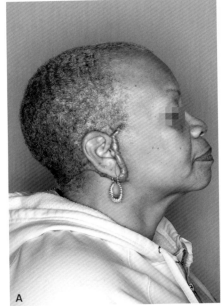
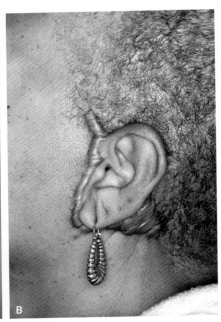

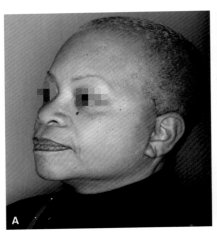
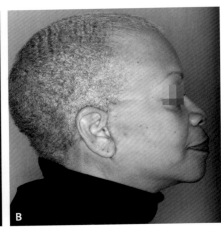
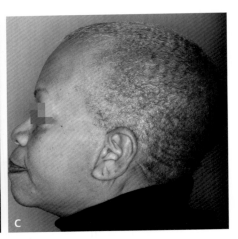

图 5.15　图 5.14 中的同一患者在进行二次整形后 6 个月内使用 SMAS 折叠术并进行保守皮肤切除和皮内减张缝合（A~C）（经许可引自 Few J. Facial Aesthetic Surgery in Skin of Color in Nahai F. The Art of Aesthetic: Principles and Techniques, ed 2, Thieme Publishing, 2010）

5.6.4　非手术技术

激光

不同肤色的人进行皮肤再生是很有挑战性的。虽然颜色较深的皮肤提供了固有抵御光化损伤的能力、密集的皮脂腺分泌油脂润滑皮肤、适宜的厚度，这些特性使它能非常好地维持皮肤的年轻态，但它也更容易形成黄褐斑，并在皮肤表面形成瘢痕。

传统的消融技术，如 CO_2 表面置换，对深肤色患者的治疗提出了挑战，但考虑到能量有利于黑色素的趋势，分数激光技术和非消融能力是非常有潜力的。由于分数激光具有网格状的效果，绝对损伤更少，有助于皮肤恢复。

激光治疗的主要适应证包括脱发、色素紊乱、纹理不规则和瘢痕。在进行任何皮肤重修之前，患者在治疗前的 2~4 周内使用防晒系数至少为 20 的防晒霜是至关重要的。氢醌和维 A 酸的使用对皮肤的准备和治疗后预防色素沉着都是有益的，治疗前后一般应坚持 1 周。在全面治疗之前，测试贴片通常有助于了解皮肤的反应。此外，磨皮法，被认为是确定皮肤表面颜色的金标准，是一个相对较简单的技术，它能精确地控制深度和准确性。它经常被用作激光美容和治疗脱发的预处理[102]（图 5.16）。

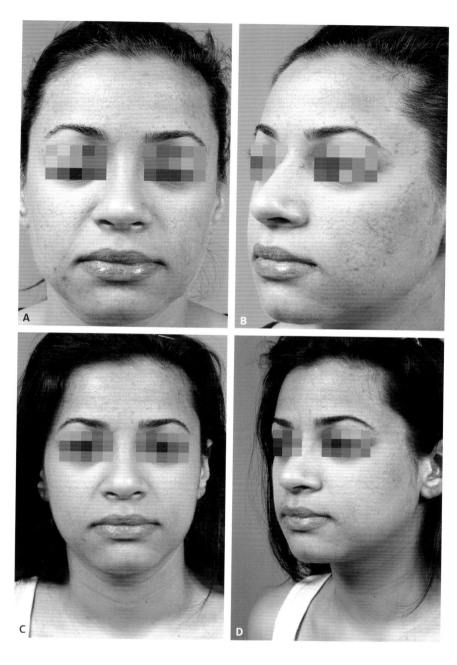

图 5.16　皮肤 Ⅳ 型有活性痤疮和瘢痕。在痤疮控制后，进行非烧蚀（波长 1 540 nm）和烧蚀（波长 2 940 nm）。A、B. 术前；C、D.6 个月随访（经许可引自 Few J. Facial Aesthetic Surgery in Skin of Color in Nahai F. The Art of Aesthetic: Principles and Techniques, ed 2, Thieme Publishing, 2010）

值得注意的是，需要给患者合理的期望值，因为了解治疗过程可能需要整整 1 年或更长时间才能达到最大限度的校正或增强。

填充剂

使用填充剂，特别是透明质酸填充剂在有色皮肤中的使用有许多优点，其安全性、有效性与白色人种的患者相同[90]。对于肤色较深的患者，将产品注射到真皮中会很好地融合。

根据我们的研究，对于可注射的填充剂，有几个要点需要考虑[105]。特别是对于有色人种的皮肤上注射，主要目的是尽量减少针头穿刺，避免表皮穿孔，从而降低炎性色素沉着的风险。此外，重要的是将填充材料注入更深的真皮，以尽量减少真皮、表皮分离从而导致炎性色素沉着的风险。

（评论人：Julius W. Few Jr.）

5.6.5　结论

接受整形项目的患者中，其他种族和少数民族所占的比例越来越高，因此所有整形外科医师都必须对不同类型肤色的特点有基本了解。因此，在本章中讨论的要点和技巧可以帮助有色人种患者在术后获得理想的预期效果。

参·考·文·献

[1] American Society for Aesthetic Plastic Surgery. 2015 data. www.surgery.org.Accessed 30 April, 16

[2] English RS, Shenefelt PD. Keloids and hypertrophic scars. Dermatol Surg. 1999; 25(8):631-638

[3] Weigand DA, Haygood C, Gaylor JR. Cell layers and density of Negro and Caucasian stratum corneum. J Invest Dermatol. 1974; 62(6):563-568

[4] Freeman RG, Cockerell EG, Armstrong J, Knox JM. Sunlight as a factor influencing the thickness of epidermis. J Invest Dermatol. 1962; 39:295-298

[5] Thomson ML. Relative efficiency of pigment and horny layer thickness in protecting the skin of Europeans and Africans against solar ultraviolet radiation. J Physiol. 1955; 127(2):236-246

[6] Reed JT, Ghadially R, Elias PM. Effect of race, gender, and skin type on epidermal permeability barrier function. J Invest Dermatol. 1994; 102:537

[7] McKnight A, Momoh AO, Bullocks JM. Variations of structural components: specific intercultural differences in facial morphology, skin type, and structures. Semin Plast Surg. 2009; 23(3):163-167

[8] La Ruche G, Cesarini JP. [Histology and physiology of black skin]. Ann Dermatol Venereol. 1992; 119(8):567-574

[9] Kompaore F, Marty JP, Dupont C. In vivo evaluation of the stratum corneum barrier function in blacks, Caucasians and Asians with two noninvasive methods. Skin Pharmacol. 1993; 6(3):200-207

[10] Hicks SP, Swindells KJ, Middelkamp-Hup MA, Sifakis MA, González E, González S. Confocal histopathology of irritant contact dermatitis in vivo and the impact of skin color (black vs white). J Am Acad Dermatol. 2003; 48(5):727-734

[11] Szabo G. Mitochondria and other cytoplasmic inclusions. In: Gordon M, ed. Pigment Cell Biology. New York: Academic Press; 1959

[12] Staricco RJ, Pinkus H. Quantitative and qualitative data on the pigment cells of adult human epidermis. J Invest Dermatol. 1957; 28(1):33-45

[13] Toda K, Pathak MA, Parrish JA, Fitzpatrick TB, Quevedo WC, Jr. Alteration of racial differences in melanosome distribution in human epidermis after exposure to ultraviolet light. Nat New Biol. 1972; 236(66):143-145

[14] Bolognia JL, Orlow SJ. Melanocyte biology. In: Bolognia JL, Jorizzo JL, Rapini RP, eds. Dermatology. St Louis, MO: Mosby; 2003:935

[15] Masson P. Pigment cells in man. In: Miner RW, Gordon M, eds. The Biology of Melanosomes, Vol IV. New York: New York Academy of Sciences; 1948:10-17

[16] Szabó G, Gerald AB, Pathak MA, Fitzpatrick TB. Racial differences in the fate of melanosomes in human epidermis. Nature. 1969; 222(5198):1081-1082

[17] Yoshida-Amano Y, Hachiya A, Ohuchi A, et al. Essential role of RAB27A in determining constitutive human skin color. PLoS One. 2012; 7(7):e41160

[18] Montagna W, Carlisle K. The architecture of black and white facial skin. J Am Acad Dermatol. 1991; 24(6 Pt 1):929-937

[19] Herzberg AJ, Dinehart SM. Chronologic aging in black skin. Am J Dermatopathol. 1989; 11(4):319-328

[20] Kotrajaras R, Kligman AM. The effect of topical tretinoin on photodamaged facial skin: the Thai experience. Br J Dermatol. 1993; 129(3):302-309

[21] Colby SL, Ortman JM. Projections of the Size and Composition of the US Population: 2014 to 2060. US Census Bureau, ed.; 2015 Mar:25-1143

[22] Fitzpatrick TB. The validity and practicality of sun-reactive skin types I through VI. Arch Dermatol. 1988; 124(6):869-871

[23] Kawada A. UVB-induced erythema, delayed tanning, and UVA-induced immediate tanning in Japanese skin. Photodermatol. 1986; 3(6):327-333

[24] Glogau RG. Chemical peeling and aging skin. J Geriatric Dermatol. 1994; 2:31

[25] Lancer HA. Lancer Ethnicity Scale (LES). [letter]. Lasers Surg Med. 1998; 22 (1):9

[26] Goldman M. Universal classification of skin type. J Cosmet Dermatol. 2002; 15:53-54, 57

[27] Fanous N. A new patient classification for laser resurfacing and peels: predicting responses, risks, and results. Aesthetic Plast Surg. 2002; 26(2):99-104

[28] Willis I, Earles MR. A new classification system relevant to people of African descent. J Cosmet Dermatol. 2005; 18(3):209-216

[29] Taylor S, Westerhof W, Im S, Lim J. Noninvasive techniques for the evaluation of skin color. J Am Acad Dermatol. 2006; 54(5) Suppl 2:S282-S290

[30] Roberts WE. The Roberts skin classification system. J Drugs Dermatol. 2008;7(5):452-456

[31] Halder RM, Grimes PE, McLaurin CI, Kress MA, Kenney JA, Jr. Incidence of common dermatoses in a predominantly black dermatologic practice. Cutis. 1983; 32(4):388-390, 390

[32] Alexis AF, Sergay AB, Taylor SC. Common dermatologic disorders in skin of color: a comparative practice survey. Cutis. 2007; 80(5):387-394

[33] Sanchez MR. Cutaneous diseases in Latinos. Dermatol Clin. 2003; 21(4):689-697

[34] Kang SJ, Davis SA, Feldman SR, McMichael AJ. Dyschromia in skin of color. J Drugs Dermatol. 2014; 13(4):401-406

[35] Chua-Ty G, Goh CL, Koh SL. Pattern of skin diseases at the National Skin Centre (Singapore) from 1989-1990. Int J Dermatol. 1992; 31(8):555-559

[36] Pu LLQ. Aesthetic Plastic Surgery in Asians: Principles and Techniques. Thieme Publishing Group; 2015

[37] Sarkar R, Bansal S, Garg VK. Chemical peels for melasma in dark-skinned patients. J Cutan Aesthet Surg. 2012; 5(4):247-253

[38] Mahajan R, Kanwar AJ, Parsad D, Kumaran MS, Sharma R. Glycolic Acid peels/azelaic Acid 20% cream combination and low potency triple combination lead to similar reduction in melasma severity in ethnic skin: results of a randomized controlled study. Indian J Dermatol. 2015; 60(2):147-152

[39] Sarkar R, Arora P, Garg KV. Cosmeceuticals for Hyperpigmentation: What is Available? J Cutan Aesthet Surg. 2013; 6(1):4-11

[40] Guevara IL, Pandya AG. Melasma treated with hydroquinone, tretinoin, and a fluorinated steroid. Int J Dermatol. 2001; 40(3):212-215

[41] Fabbrocini G, De Vita V, Fardella N, et al. Skin needling to enhance depigmenting serum penetration in the treatment of melasma. Plast

Surg Int. 2011; 2011:158241

[42] Budamakuntla L, Loganathan E, Suresh DH, et al. A randomized, open-label, comparative study of tranexamic acid microinjections and tranexamic acid with microneedling in patients with melasma. J Cutan Aesthet Surg. 2013; 6 (3):139-143

[43] Manaloto RM, Alster T. Erbium:YAG laser resurfacing for refractory melasma. Dermatol Surg. 1999; 25(2):121-123

[44] Cohen BE, Elbuluk N. Microneedling in skin of color: A review of uses and efficacy. J Am Acad Dermatol. 2016; 74(2):348-355

[45] Ho SG, Yeung CK, Chan NP, Shek SY, Kono T, Chan HH. A retrospective analysis of the management of acne post-inflammatory hyperpigmentation using topical treatment, laser treatment, or combination topical and laser treatments in oriental patients. Lasers Surg Med. 2011; 43(1):1-7

[46] Burns RL, Prevost-Blank PL, Lawry MA, Lawry TB, Faria DT, Fivenson DP. Glycolic acid peels for postinflammatory hyperpigmentation in black patients. A comparative study. Dermatol Surg. 1997; 23(3):171-174, discussion 175

[47] Davis EC, Callender VD. Aesthetic dermatology for aging ethnic skin. Dermatol Surg. 2011; 37(7):901-917

[48] Hall HI, Rogers JD. Sun protection behaviors among African Americans. Ethn Dis. 1999; 9(1):126-131

[49] Briley JJ, Jr, Lynfield YL, Chavda K. Sunscreen use and usefulness in African-Americans. J Drugs Dermatol. 2007; 6(1):19-22

[50] Levin CY, Maibach H. Exogenous ochronosis. An update on clinical features, causative agents and treatment options. Am J Clin Dermatol. 2001; 2(4):213-217

[51] Davis EC, Callender VD. A review of acne in ethnic skin: pathogenesis, clinical manifestations, and management strategies. J Clin Aesthet Dermatol. 2010; 3(4):24-38

[52] Draelos ZD, Carter E, Maloney JM, et al. United States/Canada Dapsone Gel Study Group. Two randomized studies demonstrate the efficacy and safety of dapsone gel, 5% for the treatment of acne vulgaris. J Am Acad Dermatol. 2007; 56(3):439.e1-439.e10

[53] Plewig G, Fulton JE, Kligman AM. Pomade acne. Arch Dermatol. 1970; 101 (5):580-584

[54] Halder RM, Holmes YC, Bridgeman-Shah S, Kligman AM. A clinicohistopathologic study of acne vulgaris in black females. (abstract). J Invest Dermatol. 1996; 106:888

[55] Fabbrocini G, Annunziata MC, D'Arco V, et al. Acne scars: pathogenesis, classification and treatment. Dermatol Res Pract. 2010; 2010:893080

[56] Khunger N, Bhardwaj D, Khunger M. Evaluation of CROSS technique with 100% TCA in the management of ice pick acne scars in darker skin types. J Cosmet Dermatol. 2011; 10(1):51-57

[57] Keller R, Belda Júnior W, Valente NY, Rodrigues CJ. Nonablative 1,064-nm Nd : YAG laser for treating atrophic facial acne scars: histologic and clinical analysis. Dermatol Surg. 2007; 33(12):1470-1476

[58] Alexis AF, Coley MK, Nijhawan RI, et al. Nonablative Fractional Laser Resurfacing for Acne Scarring in Patients With Fitzpatrick Skin Phototypes IV - VI . Dermatol Surg. 2016; 42(3):392-402

[59] Taub AF, Garretson CB. Treatment of Acne Scars of Skin Types II to V by Sublative Fractional Bipolar Radiofrequency and Bipolar Radiofrequency Combined with Diode Laser. J Clin Aesthet Dermatol. 2011; 4(10):18-27

[60] Sharad J. Combination of microneedling and glycolic acid peels for the treatment of acne scars in dark skin. J Cosmet Dermatol. 2011; 10(4):317-323

[61] Garg S, Baveja S. Combination therapy in the management of atrophic acne scars. J Cutan Aesthet Surg. 2014; 7(1):18-23

[62] Karnik J, Baumann L, Bruce S, et al. A double-blind, randomized, multicenter, controlled trial of suspended polymethylmethacrylate microspheres for the correction of atrophic facial acne scars. J Am Acad Dermatol. 2014; 71(1):77-83

[63] Gold MH, McGuire M, Mustoe TA, et al. International Advisory Panel on Scar Management. Updated international clinical recommendations on scar management: part 2-algorithms for scar prevention and treatment. Dermatol Surg. 2014; 40(8):825-831

[64] Yosipovitch G, Widijanti Sugeng M, Goon A, Chan YH, Goh CL. A comparison of the combined effect of cryotherapy and corticosteroid injections versus corticosteroids and cryotherapy alone on keloids: a controlled study. J Dermatolog Treat. 2001; 12(2):87-90

[65] Stromps JP, Dunda S, Eppstein RJ, Babic D, Har-Shai Y, Pallua N. Intralesional cryosurgery combined with topical silicone gel sheeting for the treatment of refractory keloids. Dermatol Surg. 2014; 40(9):996-1003

[66] Davison SP, Dayan JH, Clemens MW, Sonni S, Wang A, Crane A. Efficacy of intralesional 5-fluorouracil and triamcinolone in the treatment of keloids. Aesthet Surg J. 2009; 29(1):40-46

[67] Camacho-Martínez FM, Rey ER, Serrano FC, Wagner A. Results of a combination of bleomycin and triamcinolone acetonide in the treatment of keloids and hypertrophic scars. An Bras Dermatol. 2013; 88(3):387-394

[68] Son IP, Park KY, Kim B, Kim MN. Pilot study of the efficacy of 578 nm copper bromide laser combined with intralesional corticosteroid injection for treatment of keloids and hypertrophic scars. Ann Dermatol. 2014; 26(2):156-161

[69] Martin MS, Collawn SS. Combination treatment of CO2 fractional laser, pulsed dye laser, and triamcinolone acetonide injection for refractory keloid scars on the upper back. J Cosmet Laser Ther. 2013; 15(3):166-170

[70] Asilian A, Darougheh A, Shariati F. New combination of triamcinolone, 5-Fluorouracil, and pulsed-dye laser for treatment of keloid and hypertrophic scars. Dermatol Surg. 2006; 32(7):907-915

[71] Weshay AH, Abdel Hay RM, Sayed K, El Hawary MS, Nour-Edin F. Combination of radiofrequency and intralesional steroids in the treatment of keloids: a pilot study. Dermatol Surg. 2015; 41(6):731-735

[72] Uddhav A. Patil and Lakshyajit D. Dhami. Overview of Lasers. Indian J Plast Surg. 2008 Oct; 41(Suppl): S101-S113, Patients with skin types IV-VI: efficacy, safety, and the role of topical corticosteroids in preventing side effects. J Drugs Dermatol. 2007; 6(1):60-66

[73] Ismail SA. Long-pulsed Nd : YAG laser vs. intense pulsed light for hair removal in dark skin: a randomized controlled trial. Br J Dermatol. 2012; 166(2):317-321

[74] Aldraibi MS, Touma DJ, Khachemoune A. Hair removal with the 3-msec alexandrite laser in patients with skin types IV-VI: efficacy, safety, and the role of topical corticosteroids in preventing side effects. J Drugs Dermatol. 2007; 6(1):60-66

[75] Breadon JY, Barnes CA. Comparison of adverse events of laser and lightassisted hair removal systems in skin types IV-VI. J Drugs

Dermatol. 2007; 6 (1):40-46

[76] Battle EF, Jr, Hobbs LM. Laser-assisted hair removal for darker skin types. Dermatol Ther (Heidelb). 2004; 17(2):177-183

[77] Morton LM, Dover JS. Foreseeing the future of skin tightening. Dermatol Surg. 2014; 40 Suppl 12:S199-S202

[78] El-Domyati M, Barakat M, Awad S, Medhat W, El-Fakahany H, Farag H. Multiple microneedling sessions for minimally invasive facial rejuvenation: an objective assessment. Int J Dermatol. 2015; 54(12):1361-1369

[79] Harris MO, Sundaram HA. Safety of Microfocused Ultrasound With Visualization in Patients With Fitzpatrick Skin Phototypes Ⅲ to Ⅵ. JAMA Facial Plast Surg. 2015; 17(5):355-357

[80] Tanaka Y, Tsunemi Y, Kawashima M, Tatewaki N, Nishida H. Treatment of skin laxity using multisource, phase-controlled radiofrequency in Asians: visualized 3-dimensional skin tightening results and increase in elastin density shown through histologic investigation. Dermatol Surg. 2014; 40(7): 756-762

[81] Seo KY, Kim DH, Lee SE, Yoon MS, Lee HJ. Skin rejuvenation by microneedle fractional radiofrequency and a human stem cell conditioned medium in Asian skin: a randomized controlled investigator blinded split-face study. J Cosmet Laser Ther. 2013; 15(1):25-33

[82] Chua SH, Ang P, Khoo LS, Goh CL. Nonablative infrared skin tightening in Type Ⅳ to Ⅴ Asian skin: a prospective clinical study. Dermatol Surg. 2007; 33 (2):146-151

[83] Kaidbey KH, Agin PP, Sayre RM, Kligman AM. Photoprotection by melanin—a comparison of black and Caucasian skin. J Am Acad Dermatol. 1979; 1(3): 249-260

[84] Harris MO. The aging face in patients of color: minimally invasive surgical facial rejuvenation-a targeted approach. Dermatol Ther (Heidelb). 2004; 17 (2):206-211

[85] Grimes PE, Shabazz D. A four-month randomized, double-blind evaluation of the efficacy of botulinum toxin type A for the treatment of glabellar lines in women with skin types Ⅴ and Ⅵ. Dermatol Surg 2009;35:429-436

[86] Taylor SC, Callender VD, Albright CD, Coleman J, Axford-Gatley RA, Lin X. AbobotulinumtoxinA for reduction of glabellar lines in patients with skin of color: post hoc analysis of pooled clinical trial data. Dermatol Surg. 2012; 38 (11):1804-1811

[87] Heath CR, Taylor SC. Fillers in the skin of color population. J Drugs Dermatol. 2011; 10(5):494-498

[88] Grimes PE, Thomas JA, Murphy DK. Safety and effectiveness of hyaluronic acid fillers in skin of color. J Cosmet Dermatol. 2009; 8(3):162-168

[89] Taylor SC, Burgess CM, Callender VD. Safety of nonanimal stabilized hyaluronic acid dermal fillers in patients with skin of color: a randomized evaluator-blinded comparative trial. Dermatol Surg. 2009; 35 Suppl 2:1653-1660

[90] Odunze M, Cohn A, Few JW. Restylane and people of color. Plast Reconstr Surg. 2007; 120(7):2011-2016

[91] Downie JB, Grimes PE, Callender VD. A multicenter study of the safety and effectiveness of hyaluronic acid with a cohesive polydensified matrix for treatment of nasolabial folds in subjects with Fitzpatrick skin types Ⅳ, Ⅴ, and Ⅵ. Plast Reconstr Surg. 2013; 132(4) Suppl 2:41S-47S

[92] Jones D, Murphy DK. Volumizing hyaluronic acid filler for midface volume deficit: 2-year results from a pivotal single-blind randomized controlled study. Dermatol Surg. 2013; 39(11):1602-1612

[93] Marmur ES, Taylor SC, Grimes PE, Boyd CM, Porter JP, Yoo JY. Six-month safety results of calcium hydroxylapatite for treatment of nasolabial folds in Fitzpatrick skin types Ⅳ to Ⅵ. Dermatol Surg. 2009; 35 Suppl 2:1641-1645

[94] Cohen S, Dover J, Monheit G, et al. Five-year safety and satisfaction study of PMMA-collagen in the correction of nasolabial folds. Dermatol Surg. 2015; 41 Suppl 1:S302-S313

[95] Alexis AF, Alam M. Racial and ethnic differences in skin aging: implications for treatment with soft tissue fillers. J Drugs Dermatol. 2012; 11(8):s30-s32, discussion s32

[96] Glogau RG, Kane MA. Effect of injection techniques on the rate of local adverse events in patients implanted with nonanimal hyaluronic acid gel dermal fillers. Dermatol Surg. 2008; 34 Suppl 1:S105-S109

[97] Odunze M, Reid RR, Yu M, Few JW. Periorbital rejuvenation and the African American patient: a survey approach. Plast Reconstr Surg. 2006; 118(4):1011-1018

[98] Hillebrand GG, Levine MJ, Miyamoto K. The age-dependent changes in skin conditions in African American, Asian Indians, caucasians, East Asians and Latinos. IFSCC Magazine. 2001; 4:259-266

[99] Grimes P, Edison BL, Green BA, Wildnauer RH. Evaluation of inherent differences in ethnic skin types and response to topical polyhydroxy acid (PHA) use. Washington DC: American Academy of Dermatology Poster Exhibit; March 2001

[100] Grimes PE, Hunt SG. Considerations for cosmetic surgery in the black population. Clin Plast Surg. 1993; 20(1):27-34

[101] Odunze M, Rosenberg DS, Few JW. Periorbital aging and ethnic considerations: a focus on the lateral canthal complex. Plast Reconstr Surg. 2008; 121(3):1002-1008

[102] Few J. Facial Aesthetic Surgery in Skin of Color in Nahai, F. The Art of Aesthetics: Principles and Techniques. ed 2. Thieme Publishing; 2010

[103] Hoefflin SM. Ethnic Rhinoplasty. New York: Springer-Verlag; 1997

[104] Matory EW. Ethnic Considerations in Facial Aesthetic Surgery. Philadelphia: Lippincott Williams & Wilkins; 1998

[105] Grimes PE, Few JW. Injectable Fillers in Skin of Color. In: Carruthers J, Carruthers A, eds. Procedures in Cosmetic Dermatology; Soft Tissue Augmentation. 2nd ed. Amsterdam: Sanders Elsevier; 2008:143-151

6

无创设备与填充注射联合治疗

Rachel N. Pritzker, Shraddha Desai, and Brian S. Biesman

| 摘要 |

　　无创和微创手术的风险更低，恢复时间更短，而且能更温和地对抗衰老，它们对患者的吸引力与日俱增。由于恢复时间短暂，结合或直接使用无创设备进行治疗逐渐流行起来，如填充剂和激光。使用填充剂、其他疗法及这些组合的安全性的信息应该被广泛传播，所以有必要对现存的相关文献进行回顾。然而事实上目前这种信息很少。本章提供选择指南和治疗相关提示。

| 关键词 |

　　A 型肉毒毒素，联合治疗，设备，填充剂，激光，无创，换肤。

要点

- 患者群体正在寻求更多非手术治疗方案以减少恢复时间，从而导致对联合治疗的更高需求。
- 科学文献已经验证了各种治疗方法的安全性和有效性。
- 在确定无创或微创手术的最佳手术安排时，必须进行适当的患者选择和咨询。

6.1 简介

　　面部衰老是多种因素综合作用的结果，我们对这一过程的专业性理解也在不断增加。表现出的衰老迹象是脂肪的丧失和再分配、骨质吸收和胶原/弹性组织变性等因素综合作用的结果。如果不能恰

当地处理，患者可能不会得到其最优的术后效果。

　　有创和无创的美容手术均在飞速增长，但目前最显著的进步是在无创和微创的手术方面，这反映了患者对手术方式的需求偏好。美国整形外科学会（ASPS）2014 年[1]的统计数据显示，近 1 年来，微创整容手术数量在整容手术领域增加量最大。在微创整容手术这个类别中，A 型肉毒毒素（肉毒杆菌）和软组织填充剂的使用排在前两位。激光的使用继续上升，较 2013 年增加 6%，比如激光换肤（包括烧蚀损伤和非烧蚀损伤）（视频 2.3）[1]。患者正在寻求风险更低、恢复时间更短、更温和地对抗衰老问题的手术方式。患者接受整形手术的年龄在减小，所以更希望选择对外观改变微小的且有预防作用的无创手术方式。如果一个手术术后需要恢复时间，那么重点是最小化术中时间，因此在同一个手术中完成多个操作的重要性增加了。这一新的趋势正在改变许多医师处理面部衰老的观点。

　　一些因素阻碍了医师在术中进行多种治疗，如改变填充剂的性质可能会导致效果降低或增加潜在的短期和长期副作用的风险。美国 FDA 批准的包装材料和设备上标注了禁止产品与其他产品结合使用的警告，如可注射的聚–L–乳酸（可注射的PLLA，Sculptra Aesthetic），以示人们不要进行任何基于"活性皮肤反应"的激光治疗，因为"可能会引起植入部位的炎症反应"[2]。插入微聚焦超声波（MFUS）设备 Ulthera 被指出没有一个对该材料的使用评估，因此"不推荐直接在这些部位进行治疗"，如皮下机械植入部位及皮下电子设备植入部位（视频 2.1）[3]。FDA 除了建议等待完全愈合和效

果完全实现后再继续其他过程，没有提及在同时进行多种治疗过程中的建议时间。从临床角度看，完成某些特定的治疗方法可能需要长达6个月的时间，这不现实也不符合那些需要处理好几个美容问题的患者的实际情况。现在面临的问题不只是多种无创治疗能否联合进行，而是联合治疗后患者是否安全。综上，多种治疗方式的组合是不明确的，而且FDA批准的安全问题至今还没有在文献中得到证实。幸运的是，一些正在慢慢被公布出来的调查可以帮助回答其中的一些问题，这可能对指导临床医师有帮助。

6.1.1 关于联合无创治疗的文献综述

科学文献已经开始探索联合治疗的有效性和安全性，但是具体的结论仍然很少。我们的目标是评估这些组合的现有证据，并基于这些科学原理创造实用的方法。当构思联合无创治疗的理想方案时，最重要的是回顾与这些方案相关的文献。

2005年，英国等[4]进行了一项关于联合无创治疗的研究，以确定在动物模型中对软组织填充剂进行单极射频（RF）治疗的效果。单极射频是加热最深入的形式，依赖于电极的几何形状来深度的加热，面积为1.5 cm²的加热片热量可以穿透到8 mm。因为在这个深度上它会接触到很多的填充物质，研究它对皮肤填充剂的作用是非常重要的。英国的研究人员通过在一个幼猪模型上治疗1个月后，利用组织学研究了单极射频技术对各种填充物质的影响[4]。

使用的5种填充剂如下：

- 人类胶原蛋白交联。
- 透明质酸（HA）。
- 羟基磷灰石钙（CaHA）。
- 多聚左旋乳酸（PLLA）。
- 液体硅胶。

由于在整形手术中经常使用的物质和手术部位不同，医师会将填充物质注射到表皮层中部或皮下组织深部。单极射频治疗在相对较高的环境下进行（1.5 cm²治疗面积，130 J和162 J，3次通过）。在治疗后4个月进行的组织学评估并没有显示出填充物持久性的下降。此外，即使大量加热也没有出现临床上的不良反应。因此，在这种动物模型中，各

种填充物质没有改变射频处理的传导率造成不必要的热效应。尽管在统计学上没有显著性差异，在为期4个月的随访中通过观察组织学的变化，发现在与射频手术结合的情况下，与HA、PLLA和CaHA的胶原蛋白反应趋势增加。在后续研究中，Shumaker[5]等连续随访1个月后发现，经过单极性射频治疗之后，与这些填充剂相关的异物反应、炎症反应和纤维性反应显著增加。有可能这些变化正是导致胶原蛋白反应增加的原因，但无法证实[4, 5]。此外，Kim等[6]还在人类模型和动物模型中发现，当射频被应用于HA填充时，会产生更严重的皱纹，且胶原的产生也会增加。

在对人体组织进行的实验中，Alam等[7]向上臂注射了HA和CaHA填充剂，并在2周后对同一区域进行单极射频治疗（1.5 cm²治疗面积，设置63.5，2次通过）。对照组注射填充剂后没有接受射频治疗。在射频治疗后3日内进行穿刺取活检标本，使用射频治疗的区域和未使用射频的区域在光学显微镜和数字显微照片上没有任何差异。在对照组和实验组的实验部位均没有明显的迹象或症状，只是当射频通过填料时可能出现轻微的暂时性疼痛[7]。

除了射频治疗之外，Farkas等[8]在动物模型中检测了几种基于激光的技术处理填充物质后的组织学效果。在猪的真皮层内放置了HA填充器建立模型，2周后，同样的区域被分配到7种不同的激光/光设备中进行实验。

这些设备包括以下几种：

- 强脉冲光（IPL）560 nm filter (Sciton, Inc.)。
- Nd：YAG 1 064 nm (Sciton, Inc.)。
- Er：glass 1 540 nm (Lux1 540, Palomar MediCal Technologies, Inc.)。
- 铒 2 940 nm (ProFractional, Sciton, Inc.)。
- Er：YAG 2 940 nm (Palomar MediCal Technologies, Inc.)。
- CO_2 10 600 nm (ActiveFX and DeepFX, Lumenis)。

在激光治疗后立即进行8 mm穿刺活检。在使用浅层灼烧的设备时，没有迹象显示填充物和激光有相互作用。但在使用深层烧蚀系统（Er：YAG 2 940 nm和CO_2）时，填充物和激光有明显的相互作用。在组织学层面，由激光产生的微小柱状烧伤

散布在整个填充剂中。一些 HA 填充剂可能会转移到烧蚀产生的微通道中，或者被困在网状真皮的微小柱状烧伤中。即使是在更高的能量环境下，填充物质本身并没有任何变性或显著的形态变化[8]。

Goldman 等[9]在人体皮肤上做了一项类似的研究，设计了一个随机试验用于了解使用激光或光设备照射皮肤对于 HA 填充剂的影响。他们对 36 例患者在鼻唇沟和耳后区进行了 HA 填充，然后分为几组分别照射 1 320 nm：YAG、1 450 nm 二极管、单极射频或 IPL。在 HA 填充剂靠近人体中部的一侧还同时放置一个 560 nm 截止滤波器。在接下来的 28 日里连续对实验部位取材活检，活检切片在组织学层面没有明显差异来证明填料损坏。但是在这项研究中的对照组以及实验组的一些活检切片中，没有看到任何填充剂，所以说明取样环节可能存在一些问题。此外，在实验中没有任何不良反应发生[9]。

MUF 是一种深穿透的设备，它经常被用于收紧面部、颈部和胸部组织。最常用的 MFU 型号的激光能够穿透 4.5 mm。Friedmann 等[10]报道了在面部同一位置进行了 MFU、IPL 与 PLLA 注射治疗连用的有效性和安全性。选择先 MFU 照射，再 IPL 照射，最后 PLLA 注射这一顺序，是为了避免 MFU 照射后可能产生的红斑会吸收更多之后进行的 IPL 照射的能量。文章中还提到，如果 MUF 和 IPL 没有在同一日进行，他们会等 2 周待肿胀消退后再进行 PLLA 注射。Hart 等[11]的案例回顾也提到了类似的发现，在同一日内 MFU 和 PLLA 被用在不同的身体区域（面部、胸部和背部）。他们先进行 MFU 照射是为了避免 PLLA 照射后影响深度组织并且可以防止血液污染传感器。治疗颈部和胸部时，联合治疗也没有增加不良反应。在这些治疗胸部的病例中，PLLA 是经过高倍稀释到 16 mL 再使用的[10, 11]。

在另一项关于人类皮肤治疗中激光设备和填充联合治疗的研究中，Casabon 和 Michalany[12]将 HA 和 CaHA 注入大腿内侧，研究了该注射部位的组织学形态。将没有 MFU 治疗的部位设为对照，在 0、15、30 和 180 日进行活检。各组织活检样品的炎症表现和物质迁移没有显著的差异。为了比较新胶原蛋白和新弹性蛋白发生的过程，他们在同一患者的耳后区域注射填充物并使用 MFU 进行治疗，对照区域则不接受 MFU 的治疗。在第 60 日，用 Masson 三色染色和 Verhoff von Giesen 染色组织学样品后发现，该患者在使用填充物和设备的区域内胶原纤维的密度比对照区增加了。在研究中没有发现不良反应，实验区域和对照区域的临床表现也没有差别[12]。

Park 等[13]做了一个分裂对照研究，他们对单独注射 HA 和非消融红外装置注射 HA 进入鼻唇沟进行了对比。单独来讲，这两种模式都是有利于改善这项研究的临床表现的。这两种研究的组织学表现是一样的，并且他们还保留了在深部真皮下组织连接点的填充物。在这 12 个接受联合治疗的患者中没有发现任何不良的迹象，并且对于单独注射 HA 填充也没有有意义的临床改善[13]。

更为人知并且广为运用的，也是最重要的，肉毒毒素和激光联合治疗。在同样的地方运用毒素和激光治疗可以降低填充物降解的速度，这能导致在麻痹的动物模型肌肉中会有更多体积的填充物残留[14]。

从目前的治疗来看，在换肤之前 1 周注射毒素有利于改善换肤后皮肤的治疗效果[15, 16]。一个关于 10 位女性的小型研究发现，在全面部激光换肤治疗 1 周之前，于一侧面部的眉间、前额及鱼尾纹注射肉毒毒素，比起另一侧面部有更好的效果。还有研究发现，提前 1 日和 2 周之内注射肉毒毒素的效果是一样的[17-19]。相比之下，在 IPL、非消融激光器和无线电频率设备治疗之前运用肉毒毒素治疗，并没有任何不一样的改变[19, 20]。另一方面，有报道关于用神经调节剂和 CO_2 换肤治疗眶周皱纹时，肉毒毒素扩散到邻近颧骨肌肉的事例[21]。

我们可以从文献中知道，在一个过程中热生成并没有改变填充物质的基本形态学。甚至，我们还能够知道胶原变性常常发生在将近 55~70 ℃，并且在目标组织内的温度将近 50~65 ℃时就会有神经变形及组织挛缩效应发生[4]。而 HA 材料高温消毒的温度是 120 ℃，因此它能够承受更高的温度而不改变它的稳定性[9]。

同样重要的是，来自设备的能量和填充物经常不能够发生明显的相互作用。理论上来说，面中部扩张器应该被放在无创设备渗透位置的下面，而填

各种激光设备的穿透深度

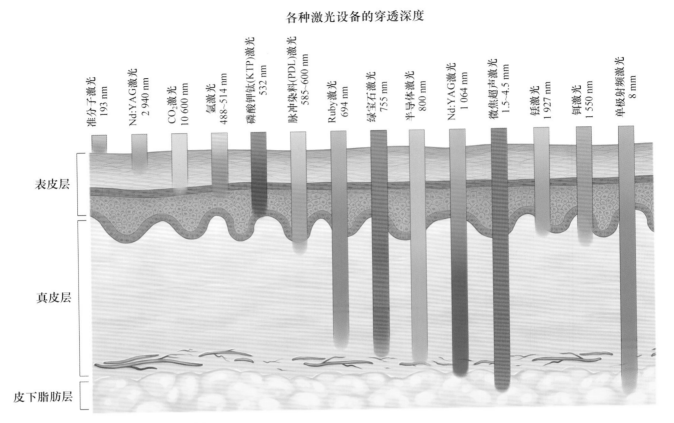

图 6.1　常用激光的深度于面部的层次

充物应该被放在深部的真皮网状层（图 6.1）。而且，我们应该考虑的更重要的问题是设备的类型，因为当被用于和 MFUS 设备联合治疗时，被放于皮下平面和浅层真皮之间的 HA 和 CaHA 的寿命都没有少于 6 个月，然而和 CO_2 设备共用时放置于浅层真皮层的 CaHA 会溶解。Reddy 等[22]描述了一个成功案例，他们用 CO_2 激光溶解了一个被误放的 CaHA 小结。患者先注射这种填充物到从未注射过填充物的泪沟区，立刻出现了一个可以被看见的 CaHA 小结。在一个疗程的 CO_2 分级消融换肤治疗，也就是注射填充物 6 个月，2 周的随访观察可以看到填充物完全溶解[22]。CO_2 设备的渗透深度比 MFUS 设备更浅，因此在这些例子中会看到更大的相互作用。在特定的联合治疗之后，需要更多评估各个放置深度可能影响产品寿命的程度，注意始终不能影响安全。

有一些观点认为，有序地使用填充物和激光治疗，会有不同程度的影响，如从激光照射填充物质发热到联合治疗发生各种并发症。理论上的危险还没有被研究支持，但是协同效应已经有文献记载。一些内科医师是在同一日做这种治疗，但是绝大多数都没有刊登他们的发现。

6.2　患者选择和术前考虑

为患者选择合适的手术方案时，最重要的是要考虑患者的年龄。对临床目标的选择要同时考虑他的社会和职业。若是需要更多的时间来完成一套治疗方案，尽可能在一日内或一段时间内安全地完成这些治疗过程是最理想的状态。在和患者介绍无创治疗的时候，正确处理患者的期待是非常重要的。因为除了手术结果，运用摄影技巧及应用化妆品也可以改善外观。此外，还要强调合适的手术次数及频率。

当选择填充物质的时候，人们必须要考虑到体积损耗、损耗部位、患者的年龄及个性等。例如，PLLA 系列手术需要中度到重度的体积矫正，医师应该推荐一个低 / 高分子量的 HA 填充物，或者特异性放置 CaHA。通常这种临床上的体积损耗都伴随下半边脸的下垂松弛，所以应该同时做一个皮肤紧缩手术，如 RF 或 MFUS。还有一种常见的使用化妆品的并发症是口周腐蚀或眼周潮红，伴随着皮肤色素沉着和皱纹增多。这种情况下，医师应该在患者的表面真皮层重放置低分子量的 HA 填充物质，并且同时做消融或非消融的换肤。理想状况下，患者不会有严重的组织松弛或波动，要想达到这种情况可能需要使用很多的填充注射或更激进的激光换肤设置。轻度、中度的患者，对疗效的期望值通常较高。虽然换肤能有效去除细纹及较深的褶皱，对软组织填充物质的反应更好，但是对于两种情况都有的患者联合治疗效果会更好。因此，医师应该在咨询过程中向患者解释手术的每一个步骤。

术前最关注的是消融换肤。患者必须准备进行预处理（必要的话用预防性药物）、术后处理及经常走访调查。不愿意接受这些的患者不应该被治疗。所有患者，无论他们是否有唇疱疹病史，都使用泛昔洛韦、伐昔洛韦或阿昔洛韦进行预防性治疗。那些有痤疮疼痛的人应该用多西环素来治疗，以避免并发症。一些临床医师用口服抗生素来给患者进行预防，其他医师甚至用莫匹罗星来控制鼻孔中的耐甲氧西林金黄色葡萄球菌的繁殖[23]。预防性口服抗生素治疗的使用存在争议，一些临床医师根本就没有进行这项治疗[24]。

当皮肤感染或伤口愈合限制的时候应该禁用激光换肤和软组织填充术[23]。没有文献报道关于抗凝剂对激光换肤术或软组织填充术的影响，理想情况下，患者应该处于治疗水平，并应警惕广泛瘀伤、针尖出血和愈合延长的可能性。在治疗前几日采用基线国际标准化比值（INR）会对华法林治疗有帮助。如果该水平超出了治疗范围，最好延迟手术，直到它处于治疗范围之内。在预治疗时还应该考虑最近是否接受过放射治疗，这些患者的皮肤可能更敏感，所以步骤可能需要更改[23]。目前正在用的异维 A 酸治疗似乎是安全的，但是目前的治疗标准是应该等治疗结束 6 个月[25]。在治疗前 1~3 个月内接受异维 A 酸治疗痤疮瘢痕部分烧灼再造的亚洲患者，即使在 6 个月随访后也没有明显的副作用。没有证据证明有增生性瘢痕或瘢痕疙瘩产生[25]。

6.3 技术步骤和建议

在结合多种美容治疗的新领域中，对于多个手术的理想时间表或同一日治疗的必要顺序没有明确

的要求。我们可以提出建议，以获得最佳结果和学习要点，旨在基于迄今为止的文献和经验创建一个有效的计划。一般来说，谨慎对待，认真操作每一个步骤是非常必要的。在每次注射之前都使用相同的无菌技术准备皮肤，并且在使用任何激光设备之前再次重复，反之亦然。在同一日考虑执行激光和填料时，需要考虑两个因素来确定首先完成哪个步骤。

（1）考虑可能发生的膨胀或其他直接障碍，为第二个步骤提出技术问题。几位皮肤科和整形外科医师在激光治疗之前进行填充物注射，以确保清晰可见的标志，以便填充物可以放置在适当的区域，尤其是当使用全面消融或非全面消融时，因为肿胀直接而强烈会改变面部的轮廓。此外，如果患者预先需要缓解疼痛，将患者放置在直立位置以显现目标区域可能很困难，因此需要在完成术前方案之前放置填充物质。如果在整个面部使用局部麻醉剂进行激光手术，可能难以看到血管损伤的任何早期迹象，如热、烫。因此，可以考虑在局部麻醉之前放置填充物。局部麻醉还可能使待治疗区域产生过度水合作用，并使治疗结果更难以判断。口唇部位尤其如此。

（2）在规划顺序治疗时，必须考虑目标发色团。例如，CO_2 和 Er：YAG 烧蚀激光器将细胞内水作为发色团。如果接触亲水性 HA 填充物质，渗透的深度可能会受到限制。研究发现，尽管组织病理学上 HA 填充物的整体形态没有立即改变，但能在位于深部真皮层的微泡消融通道内观察到填充物[8]。此外，Reddy 等[22]描述了一个病例，CO_2 激光被成功地用来溶解泪囊中 CaHA 错位的结节。因此，这些变化可以证明正确选择注射深度以及联合治疗时使用的装置类型是很重要的。几种较低浓度的 HA 填充剂被置于乳头状或浅表网状层内较高的位置，特别是对于腐蚀的口周线，该区域通常也用更具侵蚀性的烧蚀激光进行治疗。在这种情况下，最好分别进行治疗，首先激光治疗，然后再用 HA 填充，然后再做再上皮化治疗或在激光换肤结束后再做可视化治疗。

许多患者除了皱纹问题还有血管和色素的问题。在这种情况下，建议在换肤前进行 IPL、脉冲染料激光（PDL）或磷酸钾钛（KTP）激光治疗血管病变，以及调 Q-绿宝石激光治疗或冷冻治疗色素性

病变。这种操作能够直接针对血管或雀斑。如果这种治疗在换肤之后进行，换肤导致表面出现的红斑使得潜在的病变更难被观察到，并且血管分布的色素会模糊不清。如果在换肤之前治疗较大的痣或脂溢性角化病，可以降低初始装置的使用量，以便在同一日联合治疗时不会出现病灶整体过热的现象。

如果计划在激光和填充物处理中使用组织紧固手术，建议按一定顺序进行。当皮肤填充剂同时进行射频治疗时，没有出现过度加热的问题，如果填充物质与另一种液体重新组合，可能会出现问题[7, 12]。有文献报道称在几例同一日进行的 IPL、MFUS 和 PLLA 中，首先执行 IPL，然后是 MFUS，再是 PLLA，最后执行半永久填充物，可以避免激光和超声波所致的血液污染。此外，由于 PLLA 用水和利多卡因重构，至少从理论上考虑，过量的水可能导致更深部被热损伤以及更多的不利影响[10, 11]。有趣的是，与不提供补充局部麻醉剂的全身麻醉相比，在局部麻醉下进行传统的消融换肤术

并且组织大面积浸润时，尽管保持激光设置恒定，但在功效、安全性或恢复方面没有明显的临床差异。值得注意的是，如果一次分为几个步骤（即收紧、填充物和一些其他步骤），随着热量不断在皮肤中积聚，调整后的处理应该十分慎重。同样，当组织收紧手术和填充注射一起进行时，在注射填充之前等待组织紧缩的效果是十分必要的，因为紧缩早期的程度和后期不一样，可能会导致比原来预期更低的填充物的需求。如果组织收紧主要针对颌，可以同时进行口周注射，然后注射太阳穴和眶周区域，或其他区域注射。

已有文献报道神经调节剂与填充物或激光换肤相结合的协同作用[14, 16-19, 24]。与其他手术一样，肉毒毒素进行治疗时，主要关注点是肿胀和毒素随后可能扩散到邻近的不相关的肌肉。尽管没有关于在 IPL、非射频消融术、RF 装置之前使用肉毒毒素导致失去活性或临床改变的报道，但有报道称肉毒毒素和 CO_2 眶周表面重建术后出现颧骨无力[19, 20]。对

图 6.2 一名 59 岁的女性在组合方案治疗前（A）和术后 3 个月（B）。首先，将一种神经调节物质注射到口唇、口轮匝肌和颏肌。2 周后，面部、颈部和胸部的材料损耗出现。之后 2 周，在整个面部进行了无创皮肤收紧。最后 2 周，进行了材料损耗部分的换肤和将透明质酸注射到口周区域（由 Suzanne Kilmer 博士提供）

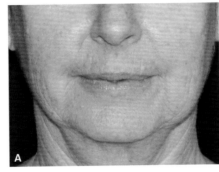
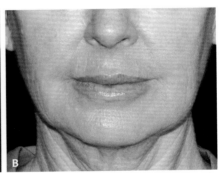

图 6.3 一名 45 岁的女性在上睑成形术和全面部激光换肤术前（A）和术后 3 个月（B）。2 个月时，在上面部注射神经调节物质，在面中部和口周区域填充 HA，在两侧颊部位填充 PLLA（由 Brian biesman 博士提供）

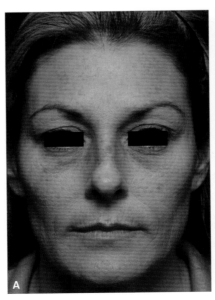
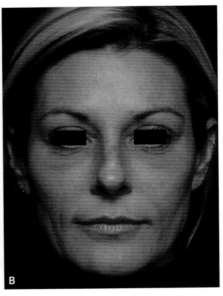

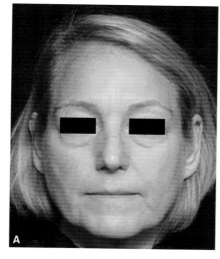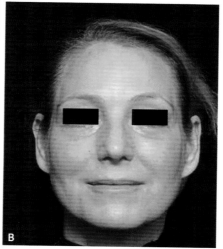

图 6.4 一名 58 岁的女性在双侧上眼睑成形术和全面部激光换肤术前（A）和术后 3 个月（B）。2 个月时在她的面中部、太阳穴和口周区注射了透明质酸填充物

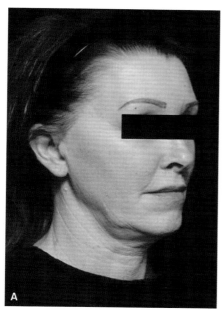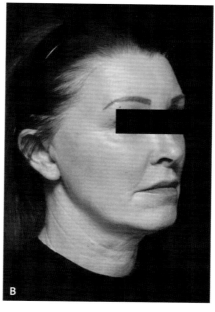

图 6.5 一名 53 岁的女性在面部、颈部微聚焦超声治疗（4.5/3.0）和全面部激光换肤术前（A）和术后 1 周（B）。由于手术效果很好并没有对她进行后续治疗（由 Brian Biesman 博士提供）

于任何引起肿胀的过程，最好在手术前或手术后重建过程中，在单独访视期间治疗肿胀。有结果表明，在消融换肤术之前使用神经调节剂将有利于减少皱纹[16, 17, 24]。

6.4 结果

我们通常在同一治疗期间进行软组织填充剂注射和无创皮肤收紧。已经证实软组织填充物不会被大多数无创皮肤紧缩技术所产生的热效应所降解，但我们倾向于在软组织体积增大之前进行紧缩。头部和颈部的皮肤收紧术引起的肿胀很小，因此对于在这些部位体积增大的软组织可以看到很好的疗效。

6.4.1 案例 1
见图 6.2。

6.4.2 案例 2
见图 6.3。

6.4.3 案例 3
见图 6.4。

6.4.4 案例 4
见图 6.5。

6.5 术后护理

在多数情况下，单独用激光处理表皮或是联合填充物注射这两种手术后的护理是没有区别的。在术后期间，预防感染和细菌定植是至关重要的。因此，患者需要每日用乙酸清洁手术部位。乙酸和水的确切比例不一定，但通常是将一茶匙白醋稀释在一杯冷水中使用，用一块布蘸上醋溶液轻轻涂抹手术部位[23]。这样做不仅有助于防止感染，还能减少充血和肿胀。为了避免伤口崩裂或愈合缓慢，患者可以使用凡士林或阿夸弗尔（Beiersdorf Inc.），这样的药膏可以保持皮肤湿润。在这个时候，患者应该避免使用其他的皮肤外用品。在上皮再生（3~5日）后可以使用一些种轻柔的保湿霜和防晒霜。应该告知患者可能会出现充血和其他潜在副作用。应该提供一份书面材料，带有这些注意事项及办公室和（或）医师的联系方式。

6.6 避免和治疗并发症

鉴于多年的微创手术经验和不同类型填充剂及治疗技术的发展，我们有关于最常见并发症的数据。注射填充剂的并发症大部分在术后阶段能迅速解决。

这些副作用和并发症如下：

- 肿胀。
- 瘀伤。
- 血管内注射导致组织坏死或视力障碍。
- 急性或迟发性结节，可能由生物膜、超敏性和异物反应引起。

避免和治疗这些并发症有很好的方法[26]。通常，联合治疗后额外的肿胀是患者在手术后的一段时间内承受的最痛苦的副作用。在研究如何将治疗时的肿胀尽可能减小时，Glogau 和 Kane[27] 发现快速注射、流速过快（超过 0.3 mL/min）和体积过大会导致强烈的局部反应。医师在面对过度肿胀时普遍最害怕发生填充物的迁移和扩散。据我们所知，除了先前讨论过肉毒毒素可侵蚀激光处理过的皮肤外，目前还没有针对这种特殊治疗组合的不良事件的研究或报道[21]。

最近 Jordan 和 StoiCa[28] 发表了一篇关于填充物迁移的综述。迁移的原因分为以下几类：

- 注射技术（技术差、大量注射、高压下注入填充剂）。
- 按摩。
- 肌肉活动。
- 重力。
- 反重力。
- 压力诱导。
- 淋巴扩散。
- 注入血管内。

这篇综述中有些案例显示，随着时间的推移，多种填充剂有可能成为潜在的病原体，但在此背景下没有明确的关于如何将填充物质和设备结合的调查[28]。

当在同一次治疗中进行连续的激光或基于设备的手术时，虽然愈合的急性期与预期相同，但对患者而言通常更为激烈。例如，在同一治疗期间同时使用 MFUS 和分层消融换肤术（AFR）治疗时，术后第 1 日会出现更显著的肿胀，就这种联合治疗而言，没有发现其他的并发症。由于来自 AFR 的再上皮化没有被延迟，术后时间与单独进行任一手术相同[29]。如果联合治疗手术的术后时间非常紧张，那就很有必要向患者科普临床并发症的征象和信号。例如，如果在同 1 日进行激光换肤或其他装置手术，可能很难看到注射导致的血管损伤，因为来自装置手术的红斑可能会掩盖坏死血管的颜色变化或其他的临床表现。类似地，感染迹象可能被激光或水肿导致的表皮脱落所掩盖。

在激光消融治疗后，患者应执行严格的伤口护理，通常包括进行弱酸涂抹伤口，并口服抗生素和抗病毒药物以帮助降低表面感染的风险。分次换肤后的单纯疱疹感染是最常见的感染[30, 31]。分次换肤后的细菌感染发生率为 0.1%[30, 31]。其他潜在的病原菌感染可能发生在分次换肤之后，包括白色念珠菌和非定型性分枝杆菌，因此在细菌感染刚被发现时，细菌培养是非常必要的[32]。虽然很罕见，但是无创 1 550 nm/1 927 nm 换肤术后被细菌感染的病例已经被报道过。这些病例没有任何后遗症，但需要他们使用抗生素和去医院就诊[33]。在其他临床感染征兆上，医师应特别重视患者教育，如疼痛、结痂、脓疱疹或愈合时间延长，如有这种情况发生，患者应立即通知他们的医师。此外，所有手术过程无论是同时进行还是单独进行，均应采用适当的术后护理进行管理，以尽可能减少并发症的发生。此外，对于任何的消融或非消融换肤治疗，最重要的事情是审查患者应该或不应该用什么产品，以及何时使用它们。通常情况下，患者会在医院外自己涂上一层"促进愈合"或"抗衰老"的药物，这可能会导致刺激性皮炎、炎症后色素过度沉着（PIH）和再上皮化延迟。最后，需要在放置填充物的区域内进行按摩来避免形成结节，如 PLLA。如果在填充时同时进行激光消融术，对患者来说这可能会更艰难、更痛苦，但仍应该和患者强调在该区域进行按摩。

一位作者（B.B.）发现一个有趣的现象，在使用微聚焦超声处理后，先前在面中部放置的 Hylacross 填充剂会消失。这个患者几个月前接受过填充物的治疗，从这个角度来看填充物是稳定的。在进行微聚焦超声治疗后的 48 小时内，在先前放置的软组织填充物的治疗区域中可观察到明显的凹陷。更换填充物后，患者恢复了原先处理后的外观。从那时候起，我们就开始用没有被降解过的 HA 填充剂来治疗患者。我们建议探究在患者中使用微聚焦超声对 HA 填充剂产生的潜在变化，但我们并不认为以前放置的 HA 填充剂是微聚焦超声治疗的禁忌证。

6.7　结论

总的来说，市场对无创或微创性手术的需求增长是显而易见的。根据患者的年龄、恢复时间、预算和总体预期，确定哪种治疗方法适合特定的患者是至关重要的。这些文献简单地涉及了联合治疗的益处、安全性和可能的风险。

6.8　评论

由于商业和监管方面的原因，很多厂商在评估微创手术的组合方法方面受到了限制。两位作者克服了这点并做出了正确的分析，值得尊敬。首先，对微创手术组合方法的评估需要多种因素综合分析，商业利益很小，很多公司不愿意去做这些。第二，FDA 对于一个技术会批准特定的调查，所以营销组合的方法是非法的。很容易在产品包装中找到关于在填充剂注射后使用微聚焦超声的警告。上述因素阻碍了微创手术联合的创新，患者非常想进行一次微创手术就能获得更多收益。

我同意作者关于预防性使用抗生素和激光使用的观点：目前理论不支持这些常规使用。预防治疗后感染的最重要的是在激光照射后正确地护理伤口。我们通常指导患者每日清洗新生皮肤 2~3 次，然后在常规预防性治疗疱疹时联用一种非刺激性的螯合剂。总的来说，微创手术组合的原则不是追求便利而是谨慎安排。正如作者所强调的，同时提拉皮肤、填充剂和激光（联合治疗）通常需要减少传递的能量，以保证治疗的安全性和有效性。为了达到相同或更好的效果，我们建议联合治疗时减少 25% 的能量。与仅用填充剂的情况相比，联合治疗由于协同效应通常可以减少所需要填充剂的量。

（评论人：Julius W. Few Jr.）

参·考·文·献

[1] American Society of Plastic Surgeons. (2015) 2014 Plastic surgery statistics report. Retrieved form http://www.plasticsurgery.org/Documents/news-resources/statistics/2014-statistics/plastic-surgery-statsitics-full-report.pdf

[2] Galderma Laboratories L.P. Sculptra® Aesthetic (injectable poly-L-lactic acid) [package insert]. Fort Worth, TX

[3] Ulthera, Inc. Ulthera (microfocused ultrasound with visualization) [package insert]. Meza, AZ

[4] England LJ, Tan MH, Shumaker PR, et al. Effects of monopolar radiofrequency treatment over soft-tissue fillers in an animal model. Lasers Surg Med. 2005; 37(5):356-365

[5] Shumaker PR, England LJ, Dover JS, et al. Effect of monopolar radiofrequency treatment over soft-tissue fillers in an animal model: part 2. Lasers Surg Med. 2006; 38(3):211-217

[6] Kim H, Park KY, Choi SY, et al. The efficacy, longevity, and safety of combined radiofrequency treatment and hyaluronic Acid filler for skin rejuvenation. Ann Dermatol. 2014; 26(4):447-456

[7] Alam M, Levy R, Pajvani U, et al. Safety of radiofrequency treatment over human skin previously injected with medium-term injectable soft-tissue augmentation materials: a controlled pilot trial. Lasers Surg Med. 2006; 38(3):205-210

[8] Farkas JP, Richardson JA, Brown S, Hoopman JE, Kenkel JM.

Effects of common laser treatments on hyaluronic acid fillers in a porcine model. Aesthet Surg J. 2008; 28(5):503-511

[9] Goldman MP, Alster TS, Weiss R. A randomized trial to determine the influence of laser therapy, monopolar radiofrequency treatment, and intense pulsed light therapy administered immediately after hyaluronic acid gel implantation. Dermatol Surg. 2007; 33(5):535-542

[10] Friedmann DP, Fabi SG, Goldman MP. Combination of intense pulsed light, Sculptra, and Ultherapy for treatment of the aging face. J Cosmet Dermatol. 2014; 13(2):109-118

[11] Hart DR, Fabi SG, White WM, Fitzgerald R, Goldman MP. Current Concepts in the Use of PLLA: Clinical Synergy Noted with Combined Use of Microfocused Ultrasound and Poly-L-Lactic Acid on the Face, Neck, and Décolletage. Plast Reconstr Surg. 2015; 136(5) Suppl:180S-187S

[12] Casabona G, Michalany N. Microfocused ultrasound with visualization and fillers for increased neocollagenesis: clinical and histological evaluation. Dermatol Surg. 2014; 40 Suppl 12:S194-S198

[13] Park KY, Park MK, Li K, Seo SJ, Hong CK. Combined treatment with a nonablative infrared device and hyaluronic acid filler does not have enhanced efficacy in treating nasolabial fold wrinkles. Dermatol Surg. 2011;37(12):1770-1775

[14] Küçüker İ, Aksakal IA, Polat AV, Engin MS, Yosma E, Demir A. The effect of chemodenervation by botulinum neurotoxin on the degradation of hyaluronic acid fillers: an experimental study. Plast Reconstr Surg. 2016; 137 (1):109-113

[15] Alter TS, Lupton JR. Laser resurfacing and fillers. Head and Neck Aesthetics. 327-332. http://www.skinlaser.com/wp-content/uploads/2011/06/Laser-Skin-Resurfacing-and-Fillers.pdf

[16] Zimbler MS, Holds JB, Kokoska MS, et al. Effect of botulinum toxin pretreatment on laser resurfacing results: a prospective, randomized, blinded trial. Arch Facial Plast Surg. 2001; 3(3):165-169

[17] Zimbler M, Undavia S. Update on the effect of botulinum toxin pretreatment on laser resurfacing results. Arch Facial Plast Surg. 2012; 14(3):156-158

[18] Yamauchi PS, Lask G, Lowe NJ. Botulinum toxin type A gives adjunctive benefit to periorbital laser resurfacing. J Cosmet Laser Ther. 2004; 6(3):145-148

[19] Beer K, Waibel J. Botulinum toxin type A enhances the outcome of fractional resurfacing of the cheek. J Drugs Dermatol. 2007; 6(11):1151-1152

[20] Semchyshyn NL, Kilmer SL. Does laser inactivate botulinum toxin? Dermatol Surg. 2005; 31(4):399-404

[21] Chacur R, Chacur N, Alves D, et al. Complications associated with the use of CO2 fractional laser for the treatment of skin renewal (resurfacing). Lasers Surg Med. 2015; 47(S26):22

[22] Reddy KK, Brauer JA, Anolik R, et al. Calcium hydroxylapatite nodule resolution after fractional carbon dioxide laser therapy. Arch Dermatol. 2012;148(5):634-636

[23] Ramsdell WM. Fractional carbon dioxide laser resurfacing. Semin Plast Surg. 2012; 26(3):125-130

[24] Alster TS. Against antibiotic prophylaxis for cutaneous laser resurfacing. Dermatol Surg. 2000; 26(7):697-698

[25] Kim HW, Chang SE, Kim JE, Ko JY, Ro YS. The safe delivery of fractional ablative carbon dioxide laser treatment for acne scars in Asian patients receiving oral isotretinoin. Dermatol Surg. 2014; 40(12):1361-1366

[26] Vanaman M, Fabi SG, Carruthers J. Complications in the Cosmetic Dermatology Patient: A Review and Our Experience (Part 1). Dermatol Surg. 2016; 42(1):1-11

[27] Glogau RG, Kane MA. Effect of injection techniques on the rate of local adverse events in patients implanted with nonanimal hyaluronic acid gel dermal fillers. Dermatol Surg. 2008; 34 Suppl 1:S105-S109

[28] Jordan DR, Stoica B. Filler migration: a Number of mechanisms to Consider. Ophthal Plast Reconstr Surg. 2015; 31(4):257-262

[29] Woodward JA, Fabi SG, Alster T, Colón-Acevedo B. Safety and efficacy of combining microfocused ultrasound with fractional CO2 laser resurfacing for lifting and tightening the face and neck. Dermatol Surg. 2014; 40 Suppl 12: S190-S193

[30] Shah S, Alam M. Laser resurfacing pearls. Semin Plast Surg. 2012; 26(3):131-136

[31] Metelitsa AI, Alster TS. Fractionated laser skin resurfacing treatment complications: a review. Dermatol Surg. 2010; 36(3):299-306

[32] Palm MD, Butterwick KJ, Goldman MP. Mycobacterium chelonae infection after fractionated carbon dioxide facial resurfacing (presenting as an atypical acneiform eruption): case report and literature review. Dermatol Surg. 2010;36(9):1473-1481

[33] Xu LY, Kilmer SL, Ross EV, Avram MM. Bacterial infections following non-ablative fractional laser treatment: a case series and discussion. Lasers Surg Med. 2015; 47(2):128-132

7

微针和富血小板血浆

Johnson C. Lee and Z. Paul Lorenc

| 摘要 |

富血小板血浆（PRP）含有高浓度的血小板衍生生长因子（PDGF）、转化生长因子-β（TGF-β）、血管内皮生长因子（VEGF）、表皮生长因子（EGF）和胰岛素样生长因子（IGF），所有这些生长因子都可以促进局部组织修复。PRP 通过离心的方式从外周静脉收集的自体全血而得到。PRP 作为局部或可注射的辅助剂辅以微针治疗能协同增加胶原蛋白量、血管生成及组织再生。PRP 已经在包括骨科、心胸外科、整形外科和口腔颌面外科等不同领域中显示出良好效果。微针通过在真皮上制造出若干微通道来刺激组织内 PDGF 释放并借此刺激胶原产生和重塑。微针适用于多种皮肤病症，包括痤疮后萎缩性瘢痕、雄激素性脱发和斑秃等。

| 关键词 |

富血小板血浆（PRP），微针，血小板衍生生长因子（PDGF），转化生长因子-β（TGF-β），血管内皮生长因子（VEGF），表皮生长因子（EGF），胰岛素样生长因子（IGF），经皮胶原诱导，胶原诱导疗法，成纤维细胞生长因子（FGF），微通道，脱发。

要点

- PRP 是从外周静脉收集的自体全血通过离心而获得。
- PRP 含有浓缩的血小板衍生生长因子（PDGF）、转化生长因子-β（TGF-β）、血

管内皮生长因子（VEGF）、表皮生长因子（EGF）和胰岛素样生长因子（IGF），所有这些生长因子都可以促进局部组织修复。
- 微针在真皮上制造出若干微通道来刺激组织内 PDGF 释放，借此刺激胶原产生和重塑。
- PRP 可以作为局部或可注射的辅助剂，用于微针治疗，能协同增加胶原蛋白量、血管生成及组织再生。

7.1 简介

微针，也被称为经皮胶原诱导（PCI）或胶原诱导治疗，在 20 世纪 90 年代被第一次提出作为一种新型除皱术[1-3]。微针利用直接的机械创伤来调控组织重构，与一些消融术（如激光或磨皮）相比，只需要极短的硬件待机时间和创伤愈合过程。微针设备可以在皮肤上创造出可控的且能在数分钟内闭合的微通道。皮肤的穿透可以刺激血小板释放趋化因子来引起其他血小板、中性粒细胞和成纤维细胞侵袭。这些细胞释放包括 PDGF、FGF、TGF-α 和 TGF-β 在内的众多生长因子来刺激成纤维细胞的增殖和迁移，促进胶原蛋白的生成，并促进正常胶原蛋白结构的再生[4,5]。微针也被报道为治疗多种皮肤疾病的有效手段，包括痤疮后萎缩性瘢痕、雄激素性脱发和斑秃[6-8]。

最近，微针技术有了进一步的发展，其中非常有前景的是可以通过直接利用微针创造出的微通道将生长因子和细胞因子以 PRP 的形式注射进皮内。

PRP 是通过离心从外周静脉抽取的全血来获得的。高速离心使每单位体积血浆中的血小板浓度提升 5~8 倍[9]。PRP 中最常见和最重要的生长因子如下：

- PDGF。
- TGF-β。
- VEGF。
- EGF。
- IGF。

这些生长因子具备趋化性和促有丝分裂性，可促进血管生成及巨噬细胞迁移。巨噬细胞通过相应的生长因子和细胞因子调节组织愈合环境，刺激局部组织修复和持续再生。其他受调控的细胞还有成纤维细胞、各种干细胞、内皮细胞、成骨细胞、平滑肌细胞和角质形成细胞，这些细胞均有助于胶原产生和血管生成[10, 11]。也正因此，某些整形美容机构在宣传 PRP 治疗方法时，将它的疗效夸张地比喻成吸血鬼——一种西方古代传说中的神奇动物，可以通过持续饮用新鲜血液来维持其不朽的生命和不衰的容颜。

PRP 本身在整形外科、心胸外科、骨科、口腔颌面外科等不同领域被证明有良好效果[12]。自 2007 年以来，PRP 的多项体外研究显示 PRP 可以促进内皮细胞、干细胞、成纤维细胞的细胞增殖，促进多种生长因子产生，并促进前胶原、1 型胶原沉积。PRP 的动物实验研究也显示了临床益处，包括促进伤口愈合、增强神经营养作用、增强兔和大鼠脂肪移植存活率、减少皱纹及促进颅骨缺损中的骨形成。然而，也有一些研究显示了 PRP 的一些副作用，如增加炎症反应、减缓骨修复、对小鼠体内脂肪移植物存活率的提升没有显著效果。在人体试验中，研究则多表现出其积极的效果，如减少整容后水肿和瘀斑、加快伤口愈合速度、增速皮肤移植供皮区上皮化、减少激光治疗后红斑生成、增强皮肤弹性和促进胶原蛋白生成、增强脱发症患者的毛发生成、改善糖尿病患者的伤口愈合、改善痤疮瘢痕的外观等[13-17]。在 Sommeling 等的综述中[18]，概括了 40 篇包括随机对照试验和病例对照试验的研究，这些研究充分证实了 PRP 在整形手术中的有效性。

由于微针和 PRP 在整形美容医学方面都是相对较新的技术，因此目前对其两者联合使用疗效的文献报道很少但都较积极。如 Akcal[19] 等报道当 PRP 联合微针治疗大鼠的缺血皮瓣模型时，与对照组和单纯应用微针组相比，皮瓣存活率明显增加（$P<0.01$）。皮瓣存活率的增加表明 PRP 可以在微针治疗之外产生附加的良好治疗效果[19]。与之相似，在微针联合 PRP 疗效与微针联合维生素 C 疗效的比较研究中，Chawla 等[20] 发现 PRP 联合微针治疗瘢痕的患者满意度明显增高，虽然维生素 C 对改善炎症后色素沉着有很好的效果。

考虑到微针和 PRP 的互补优势，大家有理由期望这两种治疗手段的结合可以协同增加皮肤的再生和修复疗效（见视频 1.1）。

7.2 患者选择

用 PRP 联合微针治疗的患者选择标准与单独应用微针治疗的患者相似。除了用于改善皮肤状况外，也可以应用于手术或痤疮后瘢痕、老化或晒伤皮肤、毛发生长障碍的患者等。而对于表浅血管增多、活动性皮肤炎症或疾病、敏感性皮肤、湿疹，但愈合功能障碍和有抗凝血药物治疗史的患者则谨慎监测，可能造成患者的恢复过程漫长或更复杂。

7.3 技术步骤和治疗计划

应用微针联合 PRP 治疗前，患者应避免长时间的阳光照射或避免日照至少 24 小时，以减少对皮肤的过度刺激和伤害。治疗部位正在外用的产品如化妆品或药膏等，在治疗前 12 小时停止使用，并保持皮肤清洁。任何有活动性或正在治疗中的感染患者都应延后微针治疗，直到感染治愈。

7.3.1 患者的准备

（1）摘除所有首饰项链，拍摄术前照片。

（2）酒精（乙醇）消毒皮肤，在治疗区域用由 20% 苯佐卡因、6% 利多卡因和 4% 丁卡因组成的麻醉药膏进行局部麻醉 30~45 分钟。

7.3.2 富血小板血浆的准备

（1）无菌操作下，从外周静脉抽取 10 mL 自体全血到含有抗凝剂 EDTA 的试管内。

（2）将试管轻轻地手动倒置并轻旋，重复5~10次。

（3）在22 ℃的室温下以3 500 rpm离心15分钟以获得比基线高至少4.5倍的血小板。并使用18号针头抽取血清另置于一根3 mL注射管中备用。

（4）上清液中的少血小板血浆可以部分移除，部分和血小板重悬，也可以将血清全部重悬以使血小板的损失最小化。

（5）尽管葡萄糖酸钙可作为活化剂以1:10比例加入（即1 mL葡萄糖酸钙溶于9 mL PRP中），但在微针治疗过程中，血小板在与真皮或血液接触时会活化[10]。用钙剂早期激活PRP可能会导致血小板凝聚或血浆胶凝，并进一步阻止PRP渗透到微针创造的真皮微通道中。

7.3.3 治疗

（1）在表面麻醉45分钟后或患者感觉足够麻木时，用温和的清洁剂将治疗部位擦拭干净并用酒精消毒。可以用无菌生理盐水擦拭皮肤，用洁净纱布轻拍将水分吸干。

（2）将面部分区，如面颊、口周、眼周和前额。

（3）因为额头和上唇是最敏感的部位，宜首先进行治疗。用无针头注射器将PRP均匀地涂布在待治疗的区域。适当的进针深度可以使PRP充分渗透，或者可以进行PRP的皮内注射。

（4）根据不同区域选择不同的进针深度。

1）前额：1.0~1.25 mm。

2）眼周：1.0~1.25 mm。

3）口周：每个方向进针1.5~2.0 mm，3~5次后再每个方向进针0.5~1.0 mm 2次。

（5）面颊：每个方向进针1.5~2.0 mm，3~5次后再每个方向进针0.5~1.0 mm 2次。

（6）面部每个区域需分别行水平及垂直方向进针3次（如果患者耐受的话可更多），同时在整个过程中持续应用PRP，可在防止皮肤干燥的同时持续渗入皮肤。如果术中发现出现紫癜，则减少进针深度。此外，面颊和唇部需行浅表进针和不同进针深度来最大化改善皮肤纹理。

（7）当微针联合PRP治疗完成后，用湿的洁净纱垫擦拭治疗部位，用由芦荟、Argireline（乙酰六肽-3、Lipotec SA）、甘油和透明质酸组成的生物纤维素面膜外敷15分钟左右。面膜可减少红斑产生和缩小恢复时间，并达到皮肤冷却效果。为了增加患者的舒适度，可以在面罩上使用冰敷。

（8）去除面膜后，如有需要，可以再应用透明质酸血清，亦可以使用薄的闭合性保湿膜来保护皮肤。

7.4 治疗结果

7.4.1 案例1
见图7.1。

7.5 术后护理

治疗后可能出现轻微的灼痛或不适感，可用非处方止痛药治疗。24小时内应避免使用防晒霜和化妆品。术后第2日即可恢复日常工作，但是肿胀可能会持续到术后第2日或第3日。术后第3~5日可能会有红斑和轻度脱屑，恢复后即可重新开始皮肤常规护理，包括使用维A酸。术后1周后，患者仍应该避免在治疗部位使用酒精制品、酸性化妆水，亦应避免直接日照达2周以上。抗病毒药物的应用可有效预防单纯疱疹[21]。

7.6 并发症和缺点

鉴于微针的微创性以及仅作用于浅表的原理，目前很少有微针治疗副作用的文献报道，而关于微针联合PRP治疗的并发症尚未见报道[22, 23]。增加进针深度虽然可以增加疗效，但可能导致更长的恢复时间、更严重的肿胀、青紫和出血等[24]。对治疗部位的术前准备至关重要，可以避免带入免疫原性物质，所以不充分的术前准备可能引发真皮内的局部或系统性过敏反应[25]。而最令人关注的并发症是"车轨"瘢痕，即术后会引起多条平行于微针进针方向的色素点状增生性瘢痕，在颧部、额部和颞部的骨性突出部位更为常见，用硅凝胶疗法可以改善[26]。有瘢痕疙瘩或增生性瘢痕病史的患者，如果计划在上述骨性突出部位进行治疗，应该采用较常

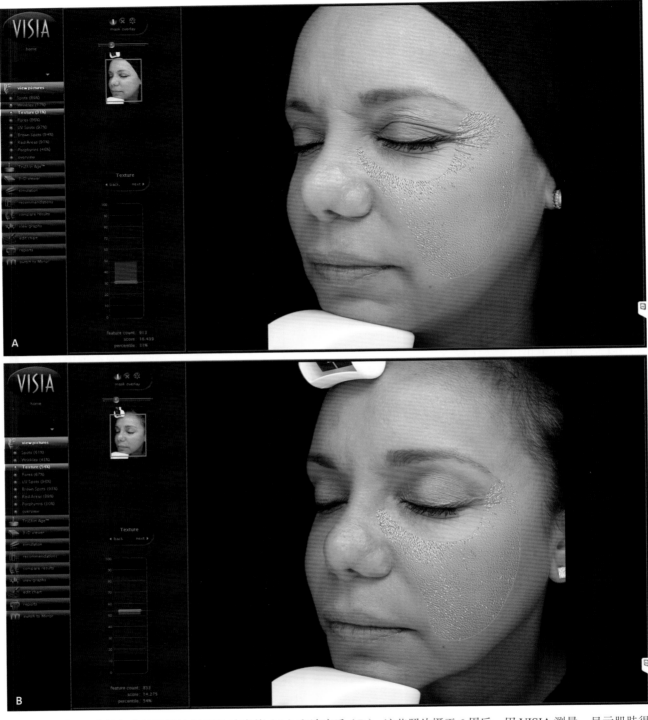

图 7.1 一名 52 岁的妇女接受微针和 PRP 治疗前（A）和治疗后（B）。这些照片摄于 6 周后，用 VISIA 测量，显示肌肤得到 23% 的改善

规进针深度更表浅的方法小心治疗。使用循环运动并避免在同一区域重复进针可以减少瘢痕增生。

7.7 评论

评论的内容是关于 "微针穿刺深度对富血小板血浆应用和皮肤色素颗粒沉积的影响：美容方面的临床观察" ［获准许转自 JW, Semersky A.Commentary on Micro-Needling Depth Penetration, Presence of Pigment, and Fluorescein-Stained Platelets: Clinical Usage for Aesthetic Concerns.Aesthet Surg J (2016) 37(1): 84-85 ］。

Julius W. Few Jr. 及 Alec Semersky 在 2016 年发表于 *Aesthetic Surgery Journal* 上的文章这样描述：微针是一种相对较新颖的技术，使用 0.5~2.5 mm 不等的针头在皮肤上形成微孔或通道。微针设计成穿透角质层而不进入皮肤的神经纤维。这样做，微针可以相对无痛地在皮肤中产生微通道。通道允许大分子通过皮肤送递，并且在愈合的同时促进皮肤中的胶原蛋白产生。因此，微针是皮肤美容的有效方式，如祛皱纹、递送透皮药物和疫苗等。

本章的作者旨在经过微针治疗后，确定微针穿刺深度的平均值及最佳时间的局部应用，使大分子通过皮肤传播的深度达到最大。在研究 I、II 和 III 中，只利用了从年龄分别为 72 岁、73 岁和 62 岁白色人种面部切除的少量样本。仅使用这些来自单一种族的耳前皮肤样本，限制了该研究的广泛应用。切取少量从身体不同部位以及不同年龄和种族的皮肤，来探究微针的穿透深度和大分子随时间的传播，这项研究是有意义的。本文的作者在实验中增加样本量的方式是，通过研究被切除的每 1 cm × 1 cm 皮肤区域内的 5 个切片。尽管样本量对微针治疗来说可能并不重要，但一项完整的研究还是需要更多的皮肤样本量。

尽管样本量不大，但不同长度的微针的穿刺深度也不尽相同，这一结果给我们提供了有价值的信息。经组织学和组织标记证实，作者发现微针长度在 0.5~1.5 mm 时，其穿刺深度并无大异。而当研究人员使用 1.5 mm、2 mm 和 2.5 mm 的微针时，得到实验结果却较前不同，即 2 mm 微针的穿刺深度 >2.5 mm 的微针。这恰恰表明了，很有必要对长度更长的微针应用进行更多的研究。由此我们得出，1~1.5 mm 的微针治疗是皮肤美容的最佳选择，但通过改变微针的穿刺深度所带来的疗效也值得让人探索。

在本文中，有关大分子通过皮肤的时间依赖性传播的发现也尤为重要。研究表明，随着样本量的增加，经治疗后按摩局部加外用产品可帮助皮肤吸收，并且还能指导医师在治疗后对这些局部产品的使用 [28, 29]。实验结果表明，皮肤的最佳渗透时间为 5 分钟，而 30 分钟后物质进入皮肤组织的窗口开始迅速闭合，这一结论是研究的真正的重大发现。

本文作者通过微针来治疗皮肤老化、皱纹、松弛、脱发、凹陷性瘢痕、细纹等，取得了良好的疗效。患者和观察人员一致报告说，在经过上述每种类型的微针治疗 12 个月后，肤质都有所改善。因微针治疗的功效高、并发症少和操作相对简单，且其本身的微创特性对患者和医护人员来说都具有吸引力。而对于患者来说，相比有创式医美治疗，微针治疗的微弱疼痛感也更受大众青睐 [30]。

在少数机构中，微针被用来治疗皱纹、凹陷性瘢痕，甚至一些类型更为宽泛的瘢痕等，微针治疗有时也会用在皮肤修复方面。因其疗效较高且相对无痛，所以微针治疗成为许多求美患者的不二选择，我们有 100 位经微针治疗的患者疗效结果也证实了这点。与该项研究相似，除了红斑和间歇性肿胀外，我们几乎没有遇到其他并发症。我们的患者肤质也得到了持续改善，因此复诊需求也很高。为优化疗效，研究人员在微针治疗后，再局部加入 PRP。尽管实验结果是显著的，我们还是希望看到添加 PRP 与对照组之间的成效直接对比。鉴于微针治疗可以释放多种生长因子（包括 PCGF、PRP），从统计学上看，这似乎没有表现出明显的优势 [4-7, 31-34]。

祝贺作者在微针治疗中提出的可控性强、成效性高的实验研究，这将会成为医疗美容界内又一强大的治疗方法。我们认为这项研究证实了微创美容整形在整形外科患者中的重要性，因为结果显示了不是只靠外科手术才能实现整形美容的效果。微针作为一种有效的、微创的治疗工具，有望实现求美患者改善皮肤外观的长期凤愿。而在研究中获得的关于微针穿刺深度和大分子的时间依赖性传播方面的结果数据，是微针治疗在其他应用领域（如疫苗和不渗透皮肤的药物输送）进展中的重要突破。

（评论人：Julius W. Few Jr. 和 Alec Semersky）

7.8 致谢

文章作者对医学美容师 Carissa McCormack 在研究中的技术支持和贡献表示感谢。

参·考·文·献

[1] Fernandes D. Percutaneous collagen induction: an alternative to laser resurfacing. Aesthet Surg J. 2002; 22(3):307-309

[2] Camirand A, Doucet J. Needle dermabrasion. Aesthetic Plast Surg. 1997; 21 (1):48-51

[3] Fernandes D. Skin needling as an alternative to laser. Presented at the International Confederation for Plastic, Reconstructive, and Aesthetic Surgery Conference, San Francisco, Calif., June 26-30, 1999

[4] Ferguson MW, O'Kane S. Scar-free healing: from embryonic mechanisms to adult therapeutic intervention. Philos Trans R Soc Lond B Biol Sci. 2004; 359 (1445):839-850

[5] Bandyopadhyay B, Fan J, Guan S, et al. A "traffic control" role for TGFbeta3: orchestrating dermal and epidermal cell motility during wound healing. J Cell Biol. 2006; 172(7):1093-1105

[6] El-Domyati M, Barakat M, Awad S, Medhat W, El-Fakahany H, Farag H. Microneedling therapy for atrophic acne scars: an objective evaluation. J Clin Aesthet Dermatol. 2015; 8(7):36-42

[7] Dhurat R, Mathapati S. Response to microneedling treatment in men with androgenetic alopecia who failed to respond to conventional therapy. Indian J Dermatol. 2015; 60(3):260-263

[8] Chandrashekar B, Yepuri V, Mysore V. Alopecia areata-successful outcome with microneedling and triamcinolone acetonide. J Cutan Aesthet Surg. 2014; 7(1):63-64

[9] Marx RE, Carlson ER, Eichstaedt RM, Schimmele SR, Strauss JE, Georgeff KR. Platelet-rich plasma: growth factor enhancement for bone grafts. Oral Surg Oral Med Oral Pathol Oral Radiol Endod. 1998; 85(6):638-646

[10] Eppley BL, Pietrzak WS, Blanton M. Platelet-rich plasma: a review of biology and applications in plastic surgery. Plast Reconstr Surg. 2006; 118(6):147e-159e

[11] Sclafani AP, Romo T, III, Ukrainsky G, et al. Modulation of wound response and soft tissue ingrowth in synthetic and allogeneic implants with platelet concentrate. Arch Facial Plast Surg. 2005; 7(3):163-169

[12] Redler LH, Thompson SA, Hsu SH, Ahmad CS, Levine WN. Platelet-rich plasma therapy: a systematic literature review and evidence for clinical use. Phys Sportsmed. 2011; 39(1):42-51

[13] Sclafani AP, Azzi J. Platelet preparations for use in facial rejuvenation and wound healing: a critical review of current literature. Aesthetic Plast Surg. 2015; 39(4):495-505

[14] Tobita M, Tajima S, Mizuno H. Adipose tissue-derived mesenchymal stem cells and platelet-rich plasma: stem cell transplantation methods that enhance stemness. Stem Cell Res Ther. 2015; 6:215

[15] Picard F, Hersant B, Bosc R, Meningaud JP. The growing evidence for the use of platelet-rich plasma on diabetic chronic wounds: a review and a proposal for a new standard care. Wound Repair Regen. 2015; 23(5):638-643

[16] Singh B, Goldberg LJ. Autologous platelet-rich plasma for the treatment of pattern hair loss. Am J Clin Dermatol. 2016; 17(4):359-367

[17] Serra-Mestre JM, Serra-Renom JM, Martinez L, Almadori A, D'Andrea F. Platelet-rich plasma mixed-fat grafting: a reasonable prosurvival strategy for fat grafts? Aesthetic Plast Surg. 2014; 38(5):1041-1049

[18] Sommeling CE, Heyneman A, Hoeksema H, Verbelen J, Stillaert FB, Monstrey S. The use of platelet-rich plasma in plastic surgery: a systematic review. J Plast Reconstr Aesthet Surg. 2013; 66(3):301-311

[19] Akcal A, Savas SA, Gorgulu T, et al. The effect of platelete rich plasma combined with microneedling on full venous outflow compromise in a rat skin flap model. Plast Reconstr Surg. 2015; 136(4) Suppl:71-72

[20] Chawla S. Split face comparative study of microneedling with PRP versus microneedling with vitamin C in treating atrophic post acne scars. J Cutan Aesthet Surg. 2014; 7(4):209-212

[21] Lee JC, Daniels MA, Roth MZ. Mesotherapy, microneedling, and chemical peels. Clin Plast Surg. 2016; 43(3):583-595

[22] Schwarz M, Laaff H. A prospective controlled assessment of microneedling with the Dermaroller device. Plast Reconstr Surg. 2011; 127(6):146e-148e

[23] Hartmann D, Ruzicka T, Gauglitz GG. Complications associated with cutaneous aesthetic procedures. J Dtsch Dermatol Ges. 2015; 13(8):778-786

[24] Fernandes D, Signorini M. Combating photoaging with percutaneous collagen induction. Clin Dermatol. 2008; 26(2):192-199

[25] Soltani-Arabshahi R, Wong JW, Duffy KL, Powell DL. Facial allergic granulomatous reaction and systemic hypersensitivity associated with microneedle therapy for skin rejuvenation. JAMA Dermatol. 2014; 150(1):68-72

[26] Pahwa M, Pahwa P, Zaheer A. "Tram track effect" after treatment of acne scars using a microneedling device. Dermatol Surg. 2012; 38(7 Pt 1):1107-1108

[27] Few JW, Semersky A. Commentary on: Micro-needling depth penetration, presence of pigment particles, and fluorescein-stained platelets: clinical usage for aesthetic concerns. Aesthet Surg J. 2017; 37(1):84-85

[28] Microneedle applicator designs for transdermal drug delivery applications. Donnelly/Microneedle-Mediated Transdermal and Intradermal Drug Delivery (2012): 57-78. Web. 1 July 2016

[29] Koutsonanos DG, del Pilar Martin M, Zarnitsyn VG, et al. Transdermal influenza immunization with vaccine-coated microneedle arrays. PLoS One. 2009; 4(3):e4773

[30] Gill HS, Denson DD, Burris BA, Prausnitz MR. Effect of microneedle design on pain in human volunteers. Clin J Pain. 2008; 24(7):585-594

[31] Faler BJ, Macsata RA, Plummer D, Mishra L, Sidawy AN. Transforming growth factor-beta and wound healing. Perspect Vasc Surg Endovasc Ther. 2006; 18 (1):55-62

[32] Fitzpatrick RE, Rostan EF. Reversal of photodamage with topical growth factors: a pilot study. J Cosmet Laser Ther. 2003; 5(1):25-34

[33] Fisher GJ, Varani J, Voorhees JJ. Looking older: fibroblast collapse and therapeutic implications. Arch Dermatol. 2008; 144(5):666-672

[34] Quan T, Wang F, Shao Y, et al. Enhancing structural support of the dermal microenvironment activates fibroblasts, endothelial cells, and keratinocytes in aged human skin in vivo. J Invest Dermatol. 2013; 133(3):658-667

8

光能量疗法在美容外科中的应用

Michael I. Kulick and Natasha Kulick

| 摘要 |

　　面部皮肤的美是由冗余皮肤的总量、底层支撑结构的状态和皮肤本身的质量共同决定的。而皮肤的老化，如色素沉着和色素减退、血管过度增生、皱纹、皮肤松弛、皮肤毛孔粗大可以用电离辐射光能量疗法（LAEBT）治疗，可以达到令患者满意的疗效。

| 关键词 |

　　烧蚀疗法，老化，二氧化碳，发色团，铒色素沉着，过度血管化，色素减退，电离辐射光能量疗法（LAEBT），非烧蚀分段重塑光子嫩肤射频（RF），皮肤损伤，补充剂。

要点

- 如何定义年轻的外表？如何利用电离辐射光能量疗法（LAEBT）给患者全面的美学改变？
- 选择患者和分析皮肤对于治疗是否能获得良好结果至关重要。
- 了解设备的局限性非常重要。
- 热能和皮肤加热可以使皮肤收紧，哪些患者适合用这些方式治疗？临床医师该如何优化？
- 如何评估治疗结果和保障患者安全？
- 当使用 LAEBT 时，为了尽可能减小并发症，可以使用制造商提供的设备设置，并通过参加经认证的 CME 教育课程保持对最新动态的了解。

8.1　简介

　　一个人面部皮肤的美是由冗余皮肤的总量、底层支撑结构的状态和皮肤本身的质量共同决定的。有时皮肤外层和支撑结构的情况尚可，但其实皮肤已经逐渐改变，不再像原来年轻时的样子了。这种变化可以表现为不良色素沉着和（或）色素沉着不足、血管过度增生、细纹和其他难以量化的变化，如皮肤毛孔大小和质地改变等（图 8.1）。尽管到目前为止，电离辐射光能量疗法（LAEBT）尚未显示出与直接手术相媲美的皮肤紧缩效果，然而 LAEBT 可以显著提高患者手术后对外观的满意度。它们还为患者提供了可供临床医师使用改善患者外貌的手术之外的一种选择。

　　皮肤老化是多种因素的共同作用的结果。太阳电离辐射是公认的皮肤损伤来源，而许多患者仍然无视医疗建议不使用或不正确使用防晒霜。太阳辐射对无保护皮肤的累积影响可能导致色素不足[1]。

　　遗传也是影响人衰老的进程的因素之一。并非所有的个体在同等的环境暴露下都会显示出相同的外表年龄。一些系统性疾病，如糖尿病、硬皮病或其他结缔组织疾病会影响人体皮肤的外观和愈合能力[2]。青春期的囊肿性痤疮可能留下随年龄增长而变得越发难看的瘢痕[3, 4]。荷尔蒙（激素）水平的变化也可以改变一个人的皮肤外观[5]。

　　生活方式对皮肤老化的影响程度可以超出太阳有害辐射的影响。吸烟是一种对皮肤和伤口愈合十分有害的行为[6]。适当的皮肤卫生护理可通过保持皮肤毛孔畅通并减少表皮中多余的黑色素来减轻衰

图 8.1 年轻和老化皮肤的区别模式图

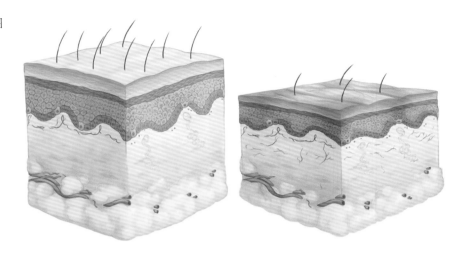

老迹象。人们有时花费数百万美元利用非处方局部用药试图优化皮肤外观，然而并没有同行评审的文章来客观评估其效果。

外科手术可以纠正皮肤松弛和基础支撑结构的问题。LAEBT 的辅助治疗可用于改善皮肤颜色和质地，改善其余面部皮肤的外观。这种疗法也可以用于非面部区域。特别是对于不想手术的患者，可以利用 LAEBT 在不手术的情况下显著改善外观。

8.2 患者选择

8.2.1 安全

有许多非医学因素可以影响 LAEBT 治疗的结果。若要实现患者的期望，需要临床医师和患者之间进行有效的沟通。如何选择正确的 LAEBT 方式是基于适当的患者选择并了解设备的局限性和功能。如果患者存有过高的期望，那么无论采用何种皮肤治疗疗法，最终无法达到患者的预期。在制订治疗方案时，对于预期有所保留可能比提出难以实现的承诺更好。全面的知情同意书以及书面的预处理和治疗后适当的指导可以尽可能使患者获得更高的满意度。

许多 LAEBT 的工作是依靠能量集中在某一个靶标色块上，这个色块可以是水，也可以是黑色素和（或）血红蛋白（图 8.2）。LAEBT 治疗效果受肤色影响，因此，当患者的皮肤问题表现为"棕褐色"时，应当等皮肤的棕褐色减淡后进行治疗。应建议患有血管增生的患者在治疗前避免使用任何会引起血管舒张的物质。如果患者对阳光过敏，则不推荐使用以光能作为治疗手段的设备。

若患者近期使用过药物如异维 A 酸或口服抗生素（可引起皮肤色素沉着），应当等这些药物的全身作用完全消除之后再进行美容治疗。一些非处方药如圣约翰草（St. John's Wort）可导致皮肤色素沉着，也可能会对最终治疗结果产生负面影响。在不影响患者健康的前提下，应在治疗前尽量停止使用华法林或影响凝血功能的非处方药物，以尽量减少瘀伤等潜在并发症的发生（表 8.1 和表 8.2）。妊娠是该治疗的"相对"禁忌证，大多数公司并没有对妊娠状态的治疗安全性进行研究。

表 8.1 可能影响 LAEBT 效果的药品 *

Acelite	Actifed	Advil
Alka Seltzer	Aleve**	Anacin
Anaprox**	APC Tablets	A.R.M.
Arthritis Pain Tabs**	Ascodeen	Ascriptin**
Asperbuf**	Aspergum**	Aspirin**
Aspirin Suppository	Axotal	Baby Aspirin**
Bayer**	Bismol	Buff A Comp Tabs
Bufferin	Clinoril**	Celebrex**
Congesprin	Contact	Cope
Coricidin D Decongestant	Coricidin Tablets	Cospirin
Coumadin	Darvon With Aspirin	Dolobid
Caspirin	Emprazil	Emperin With Codeine

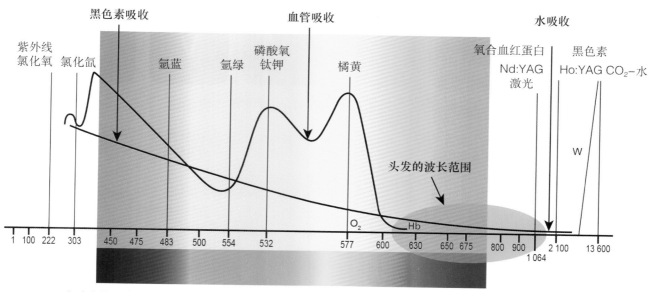

图 8.2 各种类型的激光能量相对吸收波长

为减少并发症，在使用激光治疗脱发时选择的波长常大于黑色素的吸收峰值（400 nm）

（续表）

Equagesic	Excedrin**	4-Way Cold Tablets
Feldene	Fiorinal	Fiorinal With Codeine
Gemnisyn	Hyco Pap	Ibuprofen**
Indocin	Indomethacin	Nurofen**
Medigesic Plus Caps	MedproCompound Tabs	Midol
Monacet	Motrin**	Naprosyn**
Norgesic	Norgesic Forte	Orudis**
Pabirin	Panalgesic	Pepto Bismol
Percodan	Rhinex	Rufen
Sk-65	Sudafed	Supac
Synalgos	Talwin	Vanquish
Vioxx**		

注：* 手术前 2 周内使用过，** 使用或未使用任何类型抗感染治疗。

表 8.2 对 LAEBT 可能产生不利影响的补充剂 *

山金车（除非处方规定）Arnica montana (unless prescribed)	欧洲越橘（Bilberry）
辣椒（Cayenne）	当归（Don quai）
紫锥菊（Echinacea）	野甘菊（Feverfew）

（续表）

鱼油（Fish oil）	大蒜（Garlic）
姜（Ginger）	银杏（Ginkgo Biloba）
人参（Ginseng）	霍桑（Hawthorne）
卡瓦胡椒（Kava kava）	甘草（Licorice root）
麻黄 [Ma huang (ephedra)]	褪黑素（Melatonin）
红车轴草（Red clover）	金丝桃草（St.John's wort）
缬草（Valerian）	维生素 E（Vitamin E）
育亨宾（Yohimbe）	

注：* 手术前 2 周内使用过。

一般而言，不应给予患有活动性自身免疫病或结缔组织疾病的患者做 LAEBT 治疗[7]。然而，患有稳定性狼疮的患者一旦病情稳定并且停止治疗后，可以尝试使用 LAEBT 治疗改善皮肤发红和血管过度增生，可能获得良好的疗效。对于有伤口愈合不良病史，如瘢痕疙瘩和增生性瘢痕的患者，需要评估以确定发生该情况的原因再判断是否可以治疗。灼烧后产生的瘢痕可通过改善灼烧技术和增加脉冲光治疗予以改善[8]。治疗区潜在的癌性皮损在进行美容治疗之前应该进行活检。反之，良性病症如光化性角化病可以使用 LAEBT、冷冻疗法或其

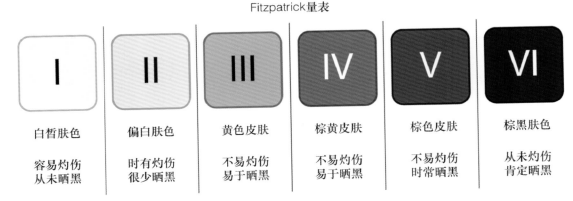

Fitzpatrick量表

I	II	III	IV	V	VI
白皙肤色	偏白肤色	黄色皮肤	棕黄皮肤	棕色皮肤	棕黑肤色
容易灼伤 从未晒黑	时有灼伤 很少晒黑	不易灼伤 易于晒黑	不易灼伤 易于晒黑	不易灼伤 时常晒黑	从未灼伤 肯定晒黑

图 8.3　用 Fitzpatrick 量表来评估肤色，是患者皮肤治疗中的重要依据。 临床医师应该知道，某些人（例如：来自亚洲或地中海血统的人）可能呈现 II 型或 III 型皮肤，但反应类似于 IV 型皮肤。 因此，动态观察皮肤的晒黑反应尤为重要，当使用 LAEBT 治疗仪时，从较低剂量开始设置，同时进行皮肤"修复测试"，以避免并发症发生

他方式治疗。作为患者安全的一部分，LAEBT 知情同意的内容应包括长时间发红、短暂性"斑点"（色素过度沉着）、结痂、水肿、脱发、紫癜、色素过度沉着、色素减退、青紫、皮肤疱疹暴发、感染、瘢痕和效果达不到预期等。一般而言，烧灼的越多，这些不良副作用发生的可能性就越大。

8.2.2　皮肤的分析

了解个人的肤色非常重要。肤色评级的金标准是 Fitzpatrick 分型[7]（图 8.3）。皮肤颜色较浅的患者（Fitzpatrick I ~ III 型）在治疗色素沉着症时相对更容易，因为相邻的未经治疗的皮肤没有太多先天性色素，使治疗区能够更容易地与未经处理的区域相互融合。而皮肤颜色较深（Fitzpatrick IV ~ VI 型）的患者仍可以使用 LAEBT 治疗。为了尽量减少治疗后发生色素过度沉着的机会，应该使用美白霜如氢醌或曲酸进行预处理[8]。这些局部药物在治疗后仍应继续使用，直到患者获得最终肤色。治疗区皮肤有疱疹性皮肤破裂病史的患者直到完全康复前应接受抗病毒药物治疗。

确定皮肤色素改变的类型是获得最佳治疗效果的关键因素。色素过度沉着是皮肤老化过程中最常见的表现形式，可由皮肤上的孤立斑点、整体黄色或棕色变色组成。当皮肤色素过度沉着表现为黄色或棕色皮肤变色时，由于皮肤红色的改变被遮盖了，可能妨碍潜在的血管过度增生的识别，减少这

种棕色皮肤改变可以使血管的问题暴露。因此，在选择治疗的最佳方式之前，需要对皮肤进行彻底的评估，以期在皮肤色素沉着过度、血管增生过度和皮肤皱纹方面获得理想的改善效果。

正确地评估治疗区域内的肤色异常或皮肤皱纹的分布对治疗方案的选择至关重要。红斑痤疮患者常常在颧骨区域具有明显的血管过度增生。不根据肤色异常程度来调整设备参数可能会导致治疗结果不理想。烧灼治疗可以改善手术后口周和眶区保留皮肤皱纹的老化现象。对于在皮肤皱纹更深部分的治疗，通常需要进行第二遍或第三遍。

患者的年龄也会影响治疗参数的选择和治疗的效果。随着年龄的增加，真皮变薄，瘢痕愈合能力下降和健康状况的变化，使用可以成功治疗 30 岁患者的参数治疗 50~60 岁的患者时需要进行调整。

治疗的位置也是一个需要考虑的重要因素。在治疗颈部、胸部或手部的皮肤时，需要从面部治疗设置的基础上进行调整，但是根据所使用的技术，当治疗非面部皮肤时，恢复过程可能会更加困难[9]。

8.2.3　把握技术

有许多 LAEBT 设备有助于改善皮肤的外观。每个制造商的设备都具有其独特的功能，这使得临床医师在使用时尽管使用了相同类型的治疗能量但很难获得一个适用于所有设备的具体的治疗参数。因此，使用人员必须全面了解设备设置对治疗结果的影响。能量类型、治疗次数、使用波长、能量密

度、密度模式、脉冲重叠和"通过次数"等都是可能影响治疗结果的参数。在 LAEBT 投入临床使用前，充分的培训是必不可少的。根据制造商指南中使用治疗参数进行治疗可以减少并发症。

8.2.4 组合模式

临床医师应当了解 LAEBT 的局限性，以及如何避免并发症，并联合使用不同的治疗方式，改善治疗效果。例如，消融治疗后的光子嫩肤可以有助于使治疗与相邻的皮肤区域混合。射频（RF）治疗在口周或眶周区域的皱纹平滑皮肤后，再通过光子嫩肤治疗可以改善色素沉着不足 [10, 11]。在烧蚀治疗后的恢复过程中，通过使用了滤光片以针对红色皮肤色素区域的光子嫩肤治疗，可缩短恢复时间。

8.3 预处理和后处理方案

尽管临床医师可以根据自己的判断制订治疗方案，但在使用 LAEBT 时，不管具体设备如何，治疗前都应当遵守以下原则。
- 避免使用抗凝血药物。
- 避免使用会导致色素沉着过度的药物。
- 治疗前 1 周避免局部高剂量使用维生素 C 和维 A 酸。
- 强调在治疗过程中使用防晒霜的重要性。
- 推荐Ⅳ型皮肤类型的患者使用美白霜进行局部预处理和后处理。
- 在 LAEBT 治疗过程中，常规进行皮肤护理

的患者应避免使用化学性和强力的剥脱剂。
- 如果患者有疱疹性皮肤病史，应预防性使用抗病毒药物。
- 在 LAEBT 治疗前可使用局部麻醉药膏，并等待足够长时间使药物起作用，用于控制疼痛。
- 治疗期间佩戴防护眼镜。

8.4 联合非手术 LAEBT

LAEBT 设备提供了许多可以改善皮肤外观的途径，为患者提供这些选择可以增强他们的整体就医体验。目前不可能证明非手术范围内的所有疗法的有效性，但这些治疗给患者提供了可以改善皮肤外观的非手术选择（视频 1.1）。

8.4.1 消融治疗

在 20 世纪 90 年代初之前，化学剥脱和磨皮是非切开治疗皱纹和棕色斑点的主要手段。在 20 世纪 90 年代早期，激光治疗色素沉着和皮肤皱纹的方法变得流行 [8]。通常由激光器提供一个单一的准直波长传输到皮肤。用于治疗的波长主要有 CO_2 激光（10 600 nm）或 Er：YAG 激光（2 940 nm）。与化学治疗相比，激光设备可以在治疗期间通过设备设置控制伤害深度，大大增强了激光的使用范围。激光能量的"靶标"是皮肤内所含的水。新型的激光治疗可以通过减少初始损伤区域来缩短恢复期，可以提供更小的分散的局灶性损伤点的激光，有助

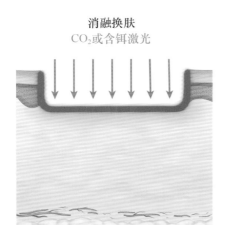
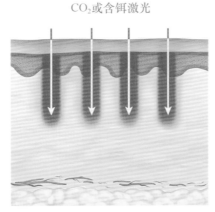
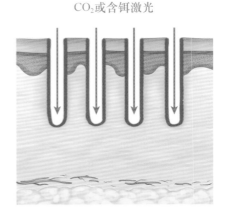

消融换肤   非消融分级换肤   消融分级换肤
CO_2 或含铒激光 CO_2 或含铒激光 CO_2 或含铒激光

图 8.4 制造商改进了他们的设备，为表皮和真皮分别提供在同样波长下不同的作用深度

于缩短恢复时间和缓解治疗不适，这种治疗往往需要不止一次的治疗来达到效果。取决于使用激光能量的量、密度和模式，往往需要 1~3 次的治疗后才可能看到明显的治疗效果。一般来说，越大能量和高密度的能量输送，治疗的恢复时间越长（图 8.4）。完全消融治疗的目标是使浅棕褐色肤色发生转变。治疗时皮肤发生初始的充血反应时，正说明已经提供了皮肤治疗所需的基本能量。

治疗最初的 3~8 周时间里恢复时间可能较短，2~3 日或更长。当患者希望恢复期较短时，则需要增加激光治疗的次数。通常情况下，因为激光能量可渗透到真皮中并且消融损伤区域内的组织，会有一些初始皮肤结痂。治疗后可以使用类似二度烧伤患者的治疗方案，包括局部用药膏或使用绷带。一旦皮肤愈合，可以少量化妆。治疗镇痛使用与否应根据能量密度和能量波长而确定使用何种方式进行镇痛。从局部止痛药、口服止痛药到使用全身麻醉都有可能。

不同波长的激光可带来不同的治疗效果，CO_2 或铒激光使用于完全消融治疗，而不完全消融治疗应使用铒激光，CO_2 激光用于消融治疗后的表面修整。棕色的肤色问题被改善后，进而会使原先被黑色素掩盖的皮肤发红的问题暴露出来，因此治疗最适宜的患者是那些需要改善皮肤皱纹和色素沉着过度问题而没有潜在皮肤发红问题的患者。不同肤色类型的患者需要使用个体化的治疗方案以预防治疗后色素减退等副作用。需要重点注意的是，应当调整能量设置使得治疗区和未治疗区的皮肤得以更好

图 8.5 治疗前，该患者不喜欢皮肤皱纹和皮肤色素沉着。值得注意的是，色素沉着可隐藏血管过度增生。一旦患者完全康复，去除色素过度沉着后可能会使血管过度增生变得更加明显。它也可能导致治疗区域色素沉着不足。为了避免产生分界线，相邻的皮肤需要调整治疗参数。在主要治疗区域外时，应适当降低治疗能量。此患者还使用了激光皮肤表面重塑和神经毒素治疗（A）。治疗后，口周和面部皮肤皱纹有明显持久的改善。因为她先前存在较为明显的血管过度增生，因此也存在一些色素沉着不足和浅粉色的区域。她的下颌线区域治疗后和未经治疗的颈部区域皮肤融合良好（B）。除每年 1~2 次神经毒素注射外，没有其他干预，她的皱纹和肤色保持不变（C）。皮肤细纹有所改善。尽管使用防晒霜，但她的皮肤色素过度沉着仍有增加（D）

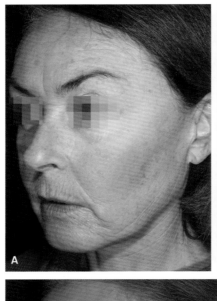
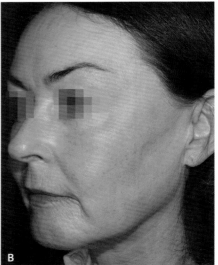
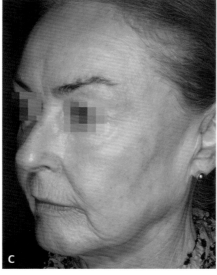
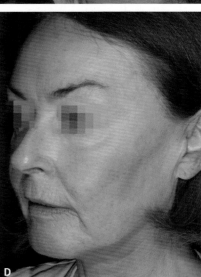

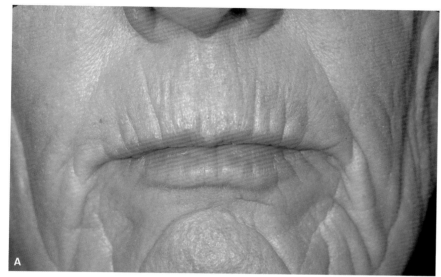

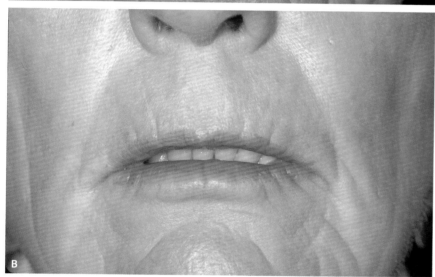

图 8.6 CO_2 激光表面重塑。预处理。较深的皮肤线条和多余的皮肤很难用皮肤"填充物"来纠正。即使进行了整容，她也会留下较深的口周线条（A）。治疗后 6 个月。调节能量可以改善她的深层皱纹，而在口周皮肤颜色方面没有产生明显的分界线（色素沉着不足）。没有其他方式可获得同样的结果（B）

地融合。针对一些局部区域的治疗时，也需要根据具体情况考虑调整治疗模式和治疗输送的能量，如在口周或睑袋成形术后经常留下皱纹的区域进行治疗时。

临床结果

一位女性患者接受了整容后，她开始担心面部残留的细小皱纹和褐色斑点（图 8.5A）。于是她接受了全面部 CO_2 激光皮肤重塑。激光治疗深度皱纹的治疗终点是皮肤出现麂皮颜色，而治疗其他区域时的临床终点是治疗区域皮肤出现红斑。治疗 2 年后，这位女性的皮肤更光滑，并且她的色素沉着亦有所减少（图 8.5B）。由于年龄继续增长，她在前额和眼眶周围区域都接受了周期性的神经毒素注射治疗。她在进行烧灼治疗后 5 年（图 8.5C）和 10

年（图 8.5D）内持续治疗，保持了皮肤颜色和皱纹的持续改善。

该患者没有高血压等不可手术的问题（图 8.6A），可进行手术治疗解决皱纹问题，但是她不想手术，因此接受了全面部 CO_2 激光换肤治疗。麻醉采用区域神经阻滞和静脉镇静相结合的方法。在皮肤皱纹区域以麂皮色改变作为治疗终点，相邻的皮肤使用较少的激光能量照射。在她治疗 6 个月后，她的皮肤表面变得光滑，接受过激光能量的皮肤与邻近部分的皮肤之间没有分界线（图 8.6B）。

烧蚀 LAEBT 治疗也可用于皮肤颜色较深的类型。常规使用美白霜对这些患者进行 2~3 周预处理并持续使用，直至获得最终所需的肤色非常重要。

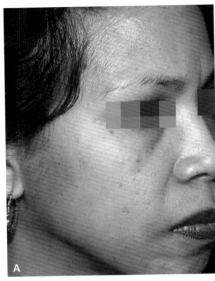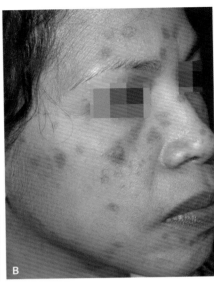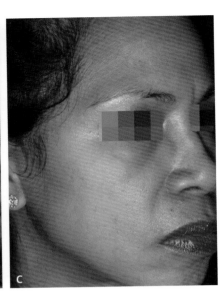

图 8.7 烧灼 LAEBT。多发性良性痣（A）。治疗后 2 周。尽管用氢醌进行了预处理，并且注意将主要区域（痣的位置）与相邻皮肤混合，但是在接受更高能量设置以去除痣的区域中会发生色素过度沉着。在恢复期间，她能够通过局部化妆来隐藏色素沉着（B）。治疗 18 个月后。没有产生皮肤颜色分界，并且在治疗后 1 年半内没有复发（C）

一名年轻女性面部有多个色素沉着斑点希望去除（图 8.7A）。这些斑点经过评估确定为不同深度和大小的良性痣。她要求进行单次治疗。给予局部 10% 氢醌预处理 3 周后，采用区域神经阻滞麻醉并静脉镇静药物，对多个病灶进行 CO_2 激光皮肤表面消融。治疗 2 周后，治疗区域出现色素沉着。重新开始使用 10% 氢醌霜，每日 2 次（图 8.7B）。在停用氢醌乳膏 6 个月后，也就是她接受治疗 1 年半后，她的皮肤得到了改善并消除了原有的痣（图 8.7C）。

8.4.2 烧蚀 LAEBT 与手术联合治疗

烧蚀治疗可以与手术治疗同时进行。患者可能希望烧灼治疗和 LAEBT 同时进行以减少累计恢复时间。一起执行这些程序需要临床医师全面了解消融模式对血供的潜在影响。设备设置中需要针对由于手术而改变血液供应进行相应调整。此外，同时需要准确评估皮肤颜色，完善使烧蚀区域与相邻的肤色融合的技巧，以尽量减少治疗后分界线的产生。

一名女性曾做过除皱术，她是一个很好的例子，说明如何使用多个 LAEBT 治疗达到理想的美容效果（图 8.8）。她在手术前的交流中表达了许多对治疗的担忧，她需要改善口周皱纹、法令纹、面部和颈部的肤色异常和鼻的外观（图 8.8A、B）。经过彻底讨论确定了她的治疗方案，决定做一次除皱术，改善眼袋并修复隆鼻术。在皮肤外观方面，进行烧蚀治疗改善她口唇周围的皱纹，并满足她对于一次性治疗改善全部问题的需求。需要克服她的口周区域由于色素沉着和血管过度增生导致的治疗后与面颊皮肤融合困难的问题（图 8.8C）。解决邻近口周血管增生问题，患者在手术后接受了 5 次光子嫩肤治疗。减少了她的口周区域进行彻底的烧蚀激光换肤后皮肤发红的时间，并且促进了与相邻面颊的肤色融合。她最后一次光子嫩肤术 6 个月后，她的口周皱纹有所改善，没有分界线（图 8.8）。

8.4.3 光子嫩肤

光子嫩肤（IPL）的出现为临床医师提供了改善皮肤外观的重要工具[12]。设计机构增加了射频能量以扩大光源在临床治疗中的作用[10]。这与已有的一种波长的激光器不同，光子嫩肤设备可以发射波长范围在 515~1 200 nm 的非相干光，每个波长的能量密度较激光低得多。使用滤波器限制光谱，并将能量"靶向"皮肤内主要的肤色异常部位。使用滤波器可以减少潜在的有害光辐射。根据不同的设备，医师可以使用特定的手持设备或滤光片来选择主要

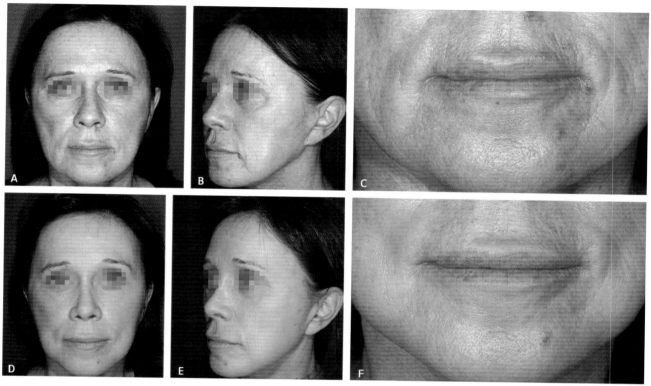

图 8.8 预处理（A~C）。该患者的面部、颈部和胸部皮肤有明显的色素过度沉着，同时有很深的口周线条。她的大部分面部皮肤光滑。完全烧灼皮肤重塑将改善她的皮肤皱纹。但是，这会产生肤色的分界线，即使通过最佳混合技术也无法防止。因此，在她的手术后增加了另一种模式，光子嫩肤，将其面部皮肤颜色与接受治疗以改善口周皱纹的口周区域融合。除皱术后 6 个月（D~F），眼袋较低，行鼻修改成形术。在她的手术过程中，进行了一个口周完全烧灼皮肤重塑，她接受了 5 次全面部光子嫩肤治疗，以混合皮肤色素不匀。结合 LAEBT 模式为患者提供了单次外科手术，就能改善她的口周线条和面部皮肤颜色

的治疗波长，将能量更多地集中在红色（血管）或褐色（黑色素）区域。该技术使用的光能够同时减少需要治疗色素过度沉着和血管过度增生。光子嫩肤适用于不将皮肤松弛作为主要关注点，而是希望改善色素不足和（或）血管问题患者。

　　临床效果和恢复时间主要取决于肤色异常的密度、治疗使用的波长、辐射能量和治疗前皮肤温度。局部应用冷凝胶或装置手柄可用于保护表皮。治疗镇痛通常通过局部用乳膏或口服药物即可。与激光相比，光子嫩肤光斑尺寸更大，可以迅速处理更大的皮肤面积。为了尽量缩短总恢复时间，需要进行一系列治疗，通常需要 3~6 次治疗构成一个疗程。治疗次数由患者预期和临床表现决定。初始治疗设备参数通常由制造商提供，要求医师评估先天肤色、皮肤对阳光的反应及肤色异常区域的浓度。每次治疗后可设定下一次的治疗量，因为已有的治疗应对皮肤有所改善，因此往往需要增加治疗量。

如果出现不良反应，如恢复时间延长（红斑时间超过 4~6 小时）或对治疗表现不耐受，可能需要减少治疗量。恢复期（皮肤治疗初期红斑／水肿）与烧蚀技术相比较短。色素过度沉着的患者表皮层缓慢蜕变之前可能会区域性变暗，可能需要 3~10 日方可恢复。不良色素沉着的密度越大，变黑的上皮脱落所需的时间就越长。

　　需要指出的是，中度到重度色素沉着患者的血管过度增生的程度可能很难看清，因为棕色、黄色的表皮颜色可能掩盖潜在的红色。在这种情况下，可在一开始治疗时选择滤波器（治疗波长），将光能聚焦到色素过度沉着的区域，然后调整光能滤波器，将后续治疗集中在血管成分上。在减少色素沉着后可以更好地观察剩余的红色，使得后续的治疗可以集中在改善血管状态方面。

　　大多数的患者主要关心的往往是皮肤棕色斑点和发红，而不是皱纹。然而，在某些临床情况下，

图 8.9 真皮中的高密度的脉管吸引光线热能进入真皮层（A）。皮肤炎症反应促进胶原蛋白新生，使得皮肤平滑（B）

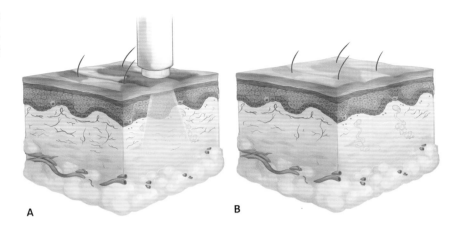

图 8.10 治疗前（A）和 5 次光子嫩肤治疗后 3 个月（B）

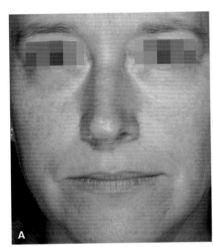
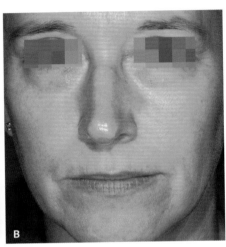

患者在皮肤细纹（通常是眶周区域）存在的区域同时存在血管增生，真皮内吸收的热量和随后的真皮新生胶原可以改善皮肤细纹。皮肤皱纹区域内血管增生的程度越高，治疗后皮肤纹理和皱纹改善越大（图 8.9）。

肤色较深的患者（Fitzpatrick Ⅳ ～ Ⅵ型）可通过优化治疗参数增加治疗的安全性[6]。根据治疗设备的不同，可以通过调整参数以适应不同的皮肤类型：脉冲宽度、脉冲持续时间、脉冲间延迟时间、波长滤波器、每次发出的脉冲数量、RF 能量值、能量穿透深度、表皮冷却和光量等。

大多数 IPL 设备不仅可以用于面部皮肤治疗，也可用于面部以外身体的其他部分的皮肤。通常，设备制造商建议对这些部位使用较低的治疗量。需要改进的区域必须清晰地勾画出来，临床医师在治疗时须尽可能将治疗区与周围皮肤融合起来，减少分界线的产生。当治疗部位接近阳光晒伤的部位时，

应当减少治疗量，使肤色能融合。为获取最佳治疗结果可能需要超过原计划的治疗次数。

临床结果

一位女性患者希望改善面部的红色和褐色斑点（图 8.10 A），接受了 5 次全面部光子嫩肤治疗。治疗后的恢复期仍可以正常工作。最后一次治疗 3 个月后，皮肤外观有明显改善（图 8.10B）。Canfield 的 VISIA 肤色分析系统证实了其有害褐色斑点减少（图 8.10C）。VISIA 是一个用于判断肤质优劣的计算机分析系统，得分越高说明和年龄相同的女性相比皮肤越好。该分析表明在治疗后皮肤棕色斑点方面改善了 17%。另外，由于眶周区域存在血管增生，输送到该处皮肤的光能穿透到真皮层，靶向了更深的血管，因此产生的炎症过程使得胶原蛋白新生并改善皮肤细纹达 17%（图 8.10D、E）。

皮肤年轻化所包含的内容不仅仅是改善肤色异常。VISIA 设备所提供的肤质，还没有得到完全的

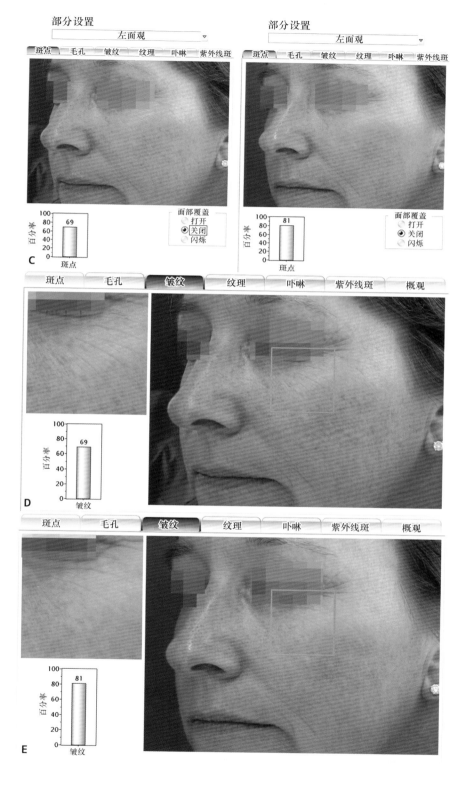

科学论证，但其分数能反映患者在光子嫩肤治疗后皮肤质量的改善情况。在患者第 5 次光子嫩肤治疗 3 个月后，面部斑点（69%）（图 8.11A）、皮肤毛孔（84%，图 8.11B）、纹理（167%，图 8.11C）和皮肤皱纹（30%，图 8.11D）均有不同程度的改善。

光子嫩肤也十分适合作为手术治疗的辅助手段。只要正确使用，可以安全地对肤色较深的皮肤类型进行治疗。一名女性患者不喜欢她的眼皮、颈部和皮肤状态（图 8.12A、B），行内镜下眉毛抬举和眼袋手术。在术后康复期间，接受了一个疗程

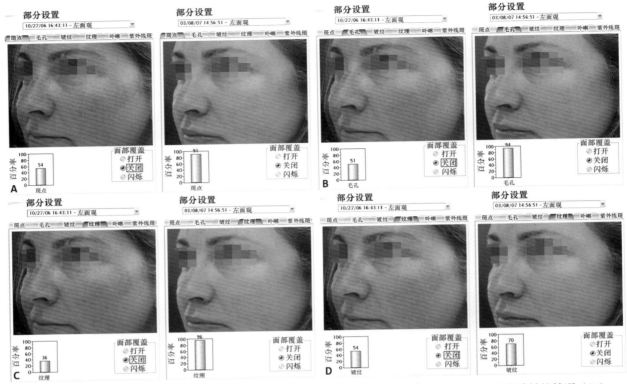

图 8.11 第 5 次光子嫩肤治疗 3 个月后，患者的皮肤斑点（A）、皮肤毛孔（B）、皮肤纹理（C）和皮肤皱纹情况（D）

图 8.12 患者治疗前的皮肤外观（A）。进行了面部外科手术，在手术恢复期间进行光子嫩肤治疗。最后一次光子嫩肤治疗后 3 个月，肤色有所改善。手术改善了患者面部、眼睑皮肤的定位。术后光子嫩肤治疗改善了皮肤外观（B）。用 VISIA 系统分析治疗前后的照片，可见治疗后蓝色轮廓线表示的可识别的斑点减少，较治疗前减少了 25%（C）

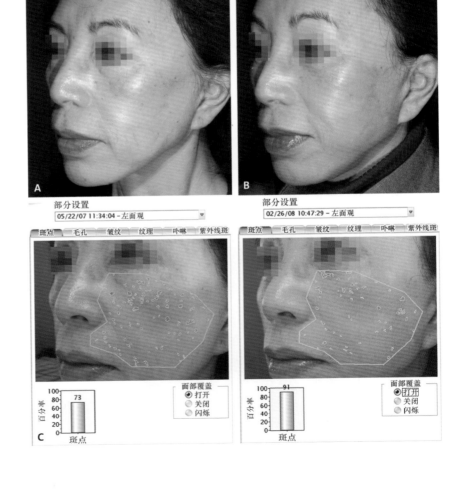

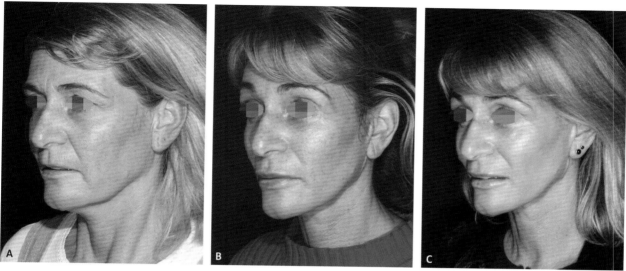

图 8.13 一名 40 余岁的女性患者希望改善面部皮肤（A），包括皮肤冗余、脂肪堆积，以及由于阳光造成的皮肤损伤。在手术后 6 个月（内镜眉提升术、上下眼睑整形、唇部隆起和整容），外表年轻化，并希望进一步改善阳光晒伤的皮肤状态而进行光子嫩肤治疗（B）。最后一次光子嫩肤治疗后 3 个月和外科手术后 1 年，她的面部和颈部肤色异常区域减少（C）

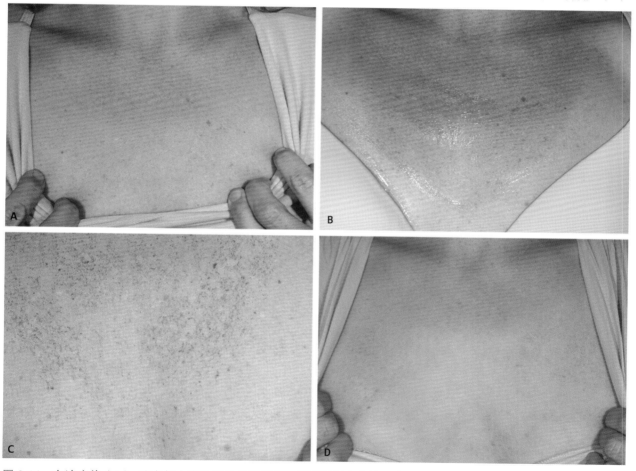

图 8.14 在治疗前（A），这名妇女有弥漫性日光损伤。需要根据患者的要求准确定义治疗区域。处理这种胸部穿衣时裸露部位的皮肤损伤时需格外注意保证与周围皮肤的融合性，相邻区域的皮肤也具有日光损伤，但不一定会被处理。治疗后即刻（B），这是代表治疗效果良好的皮肤颜色。随后的治疗中，随着皮肤色素沉着逐渐改善需使用较大的治疗能量，可能出现少量的发红。治疗 1 周后（C），治疗区皮肤的外观表现出对中光子嫩肤的正常反应。在光能增加的情况下，后续治疗过程中即使治疗能量增加也不应该再次出现这样的处理后暗斑，表皮损伤的蜕变后，应将光能聚焦在潜在的血管增生上。第 5 次治疗后 6 个月（D），患者胸部皮肤有所改善，在治疗区域和相邻胸部皮肤之间没有分界线

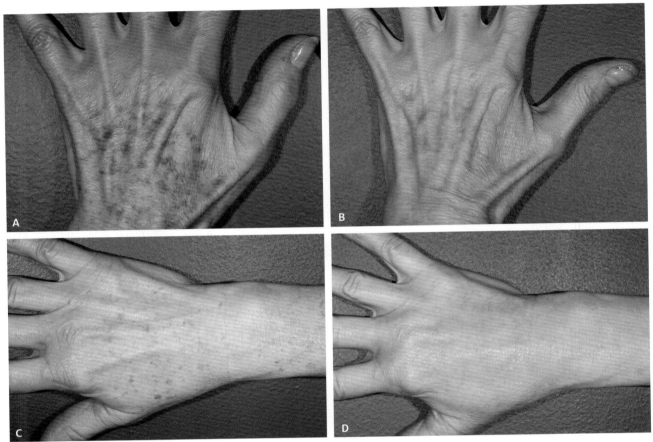

图8.15 这名患者担心她手上的褐色斑点（A）。光子嫩肤治疗后6个月（B）的手部皮肤外观。一名面部整容后的患者（C），自觉双手皮肤状态与面部状态不相匹配。手部进行了脂肪注射填充光子嫩肤治疗（D），最后一次光子嫩肤6个月后，手部肤色和皮肤状态均有改善

共 5 次的全面部光子嫩肤治疗。手术后进行这种皮肤护理的优点是面部皮肤相对麻木，不需要使用额外的局部麻醉剂。最后一次光子嫩肤治疗 3 个月后，她的皮肤状况有了明显改善。不良色素沉着和血管增生均有减少，并且没有发生色素减退等并发症。VISIA 分析证实褐色斑点有所减少，较治疗前有 25% 以上的改善（分数越高表示皮肤状态越好）（图 8.12C）。

当需要治疗的面部和颈部皮肤均有明显阳光晒伤时，需要同时治疗这两个部位才能取得更彻底的疗效。如果只纠正面部色素沉着，会使患者受到日光损伤的颈部更为明显。患者想要改善面部皮肤松弛状态及皮肤质量（图 8.13A）。接受内镜下眉提升术、上下眼睑整形术、隆唇手术和面部去皱手术后 6 个月，她的外表已显得更加年轻并开始进行光子嫩肤治疗面部和颈部皮肤（图 8.13 B）。治疗后 3 个月和 1 年，她的肤色与皮肤松弛得到改善，呈现出更加完整和年轻的外观（图 8.13C）。

除了面部和颈部皮肤之外，许多患者也有改善其他部位皮肤的需求，光子嫩肤还可以改善胸部和手部等部位的皮肤状态。一名女性患者希望改善胸部皮肤的外观（图 8.14A）。她的皮肤分析显示其胸部皮肤有血管过度增生和色素沉着的问题。治疗结束后，胸部皮肤发红在 6 小时内消退（图 8.14B）。首次治疗 1 周后，治疗区域出现"斑点"（图 8.14C）。该斑点是治疗恢复的一个过程，而非并发症。在第 5 次治疗的 6 个月后，她的胸部皮肤外观有所改善（图 8.14D）。

患者在接受面部整形手术和皮肤嫩肤治疗之后，可能会开始关注手部皮肤皱纹和色素沉着。例如，经过面部整容后，自觉手部皮肤老化（图 8.15A），因此进行了 5 次光子嫩肤治疗，治疗 6 个月后，其手部皮肤外观好转（图 8.15B）。

注射"填充物"来代替手部皮下组织的减少是

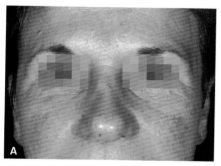 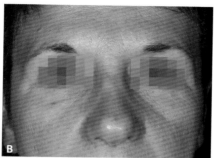

图 8.16 该患者颧骨和眶周区域有严重的红斑痤疮（A）。5 次光子嫩肤治疗后 6 个月（B），红斑痤疮得到改善，皮肤细皱纹减少

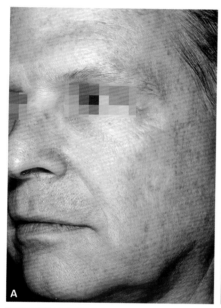 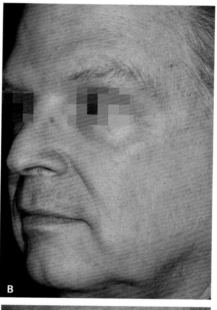

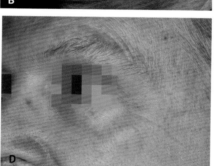

图 8.17 这位先生有大面积面部色素沉着和眶周皮肤细纹（A）。5 次光子嫩肤治疗后 1 年面部状态（B）。治疗前眶周区域皮肤（C）。5 次光子嫩肤治疗后 1 年眶周区域皮肤（D）

对皮肤年轻化治疗强有力的帮助。患者曾接受过面部手术，并担心她的双手不符合她年轻的面部外观（图 8.15C）。于是进行了手部皮肤下脂肪注射治疗，在她注射脂肪后的恢复过程中，接受了 5 次局部光子嫩肤治疗。嫩肤治疗半年后，她的手看起来更年轻，在轮廓和皮肤外观方面均有改善（图 8.15D）。

光子嫩肤不应作为治疗皮肤细纹的主要光能量治疗。然而，在某些特定情况下，如在细皱纹区域内存在大量血管增生时，该治疗可以使皮肤轮廓获得相当大的改善。光子嫩肤所提供的能量可以减少

血管增生，诱发真皮内的炎症过程，促进胶原增生，使皮肤平滑。一名患者的颧骨和眶周区域有严重红斑性痤疮（图 8.16A），5 次光子嫩肤治疗 6 个月后，她的皮肤变得光滑，红斑痤疮和色素不足的现象得到改善（图 8.16B）。一位男性患者眶周区域出现大面积色素沉着不足和皮肤皱纹（图 8.17）。其棕黄色色素沉着掩盖了潜在的血管增生。进行了 5 次光子嫩肤治疗后没有使用神经毒素，1 年后，其面部色素沉着不足和皮肤形态均有改善。

8.4.4 非消融射频

21 世纪初，制造商使得患者希望在没有手术干预或消除治疗的情况下使皮肤紧缩的愿望得以实现。经皮输送射频能量可以满足患者不手术达到美容效果的愿望。这项技术的目的是在皮肤表面下传递能量以促进胶原生成[13, 14]。输送到皮肤的射频能量从一个电极传播到另一个电极，提高治疗区域电极下真皮的温度（图 8.18）。随后的炎症过程刺激真皮内胶原蛋白形成，从而改善皮肤质地。

除非射频能量直接作用于表皮，否则它不需要考虑患者的 Fitzpatrick 肤色类型，可以适用于所有肤色类型，且治疗前后不需要使用美白霜处理皮肤。设备方面，有多种传输系统可供选择，包括单极或双极型器件。根据制造商的建议确定治疗终点，基于治疗后皮肤颜色的变化和患者对每次治疗的反应。典型的治疗后面部恢复过程，根据设备设置和使用的能量，可能出现 1~3 日的轻度至中度肿胀和短于 24 小时的短暂皮肤发红现象。一般来说，这种治疗后的短暂不良反应都会发生。较低的能量设置只需要局部麻醉，较高的能量设置则需要采用区域神经阻滞麻醉以获得良好的临床效果，并增加患者的舒适度。通常一个疗程包括 3~5 次的治疗。一般来说，提供的治疗次数越多，临床效果越好。治疗期间必须佩戴塑料护目镜。由于能量会发生反射，在诸如额头和颧骨 / 颧弓之类的骨性区域进行治疗时设备设置可能需要减小。在治疗口周区域时，应在口唇黏膜和牙齿之间放置保护层。非消融性射频适用于年龄较小，且不需要通过手术治疗和消融治疗来处理皮肤发红或色素过度沉着的患者。

临床结果

以下临床治疗结果由双极射频传输手持设备（Polaris，Syneron）治疗获得。它还提供 900 nm 波长的激光，用于辅助射频能量聚焦。通过多次发射，激光能量也可以对色素沉着方面有所改善。一名妇女接受了除皱术后仍然担心她的口周皱纹（图 8.19），这种情况下使用消融技术或化学剥离治疗可以获得较好的疗效。但是，患者担心不良色素沉着发生和治疗区与周围分界线的产生，因此选择在口周区域接受了 8 次双极射频治疗。最后一次治疗的 6 个月后，她的皱纹有所改善，没有明显的分界线。

一名女性患者眶周和额部皮肤有皱纹和细纹（图 8.20A）。在 3 次全面部治疗后的 6 个月中，她的前额皱纹变化不大，但是她的眶周线条有明显改善（图 8.20B）。在 8 次全面部射频治疗后 6 个月，该患者的 VISIA 图像分析显示皮肤松弛有所改善，口周皱纹和面颊皮肤质地也有所改善（图 8.21）。尽管尚未得到

图 8.18 单极和双极射频设备将射频能量输送至真皮。每个设备都需配备表皮冷却装置。单极设备需要接地垫。双极设备发出的光能实际上来自与皮肤直接接触的中心晶体，使用时医师可根据需要调整射频电流的深度。对单极设备来说，加热模式是从皮肤表面向真皮渗透。单极射频设备需要在身体其他区域的皮肤表面放置另外一个电极，类似于电灼装置。双极设备则不需要

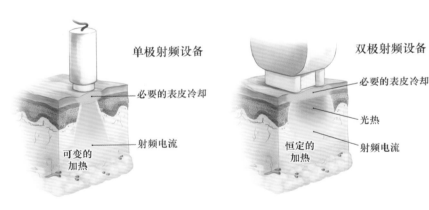

图 8.19 治疗前（A），该患者希望改善口周皱纹。8 次双极射频治疗之后（B）

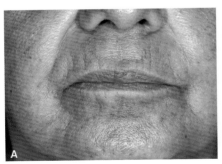
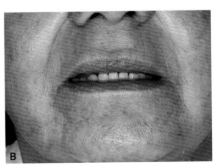

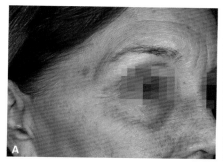
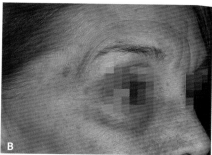

图 8.20　该患者希望改善眼睛周围和额头部位的皱纹（A）。3 次全面部射频治疗后 6 个月（B），眶周皱纹有所改善。但是，额头部位皱纹并没有显示出太大的改善

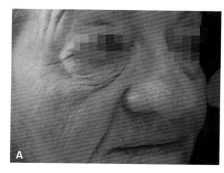
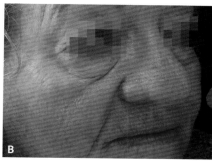

图 8.21　一位 60 多岁女性，她不满意自己的皮肤质地和皮肤冗余且拒绝采取手术治疗（A）。在 8 次全面部射频治疗 6 个月后的效果（B）

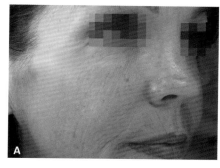
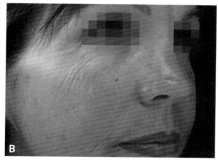

图 8.22　患者皮肤轮廓在双极射频治疗的 3 个月后（A）改善。B 图为治疗前

充分的科学证实，但似乎年龄较小的患者通过使用射频治疗技术可获得更加稳定的皮肤紧致效果。这可能与皮肤对热量的生理反应能力有关。一名 40 余岁的女性患者的 VISIA 图像分析，在 3 个月共 4 次的射频处理后，其皮肤外观明显改善（图 8.22）。

　　射频能量传输装置的未来的发展方向是进一步改进并增加其在处理皮肤皱纹方面的能力。有一种新式的射频设备是将能量分布在非常小的探针表面，这种探针的小针头穿透皮肤，但探针的涂层部分则会保护表皮免受能量传递的损伤。一旦到达皮下，能量将在真皮和真皮下分布。这种能量会加热组织并促进胶原蛋白新生。

8.4.5　促进皮肤色素沉着

　　皮肤色素减退可由于多种原因导致（图 8.23）。

明显的瘢痕和色素沉着斑点都是人们所讨厌的，人们也在尝试开发治疗措施来解决这些问题。与许多 LAEBT 一样，结果的可预测性和一致性是医师和患者都十分关注的。这种类型的治疗不需要分析。研究尚未确定此类治疗的"理想"患者。

　　本书作者成功地使用了 ReLume®（Lumenis）激光设备来治疗皮肤色素减退，并经 FDA 批准。它可以应用于身体任何部位，并且用 ReLume 治疗不会给患者带来痛苦。该设备可产生窄束多色非相干紫外线 B（UVB），刺激瘢痕和邻近组织中的黑色素细胞产生黑色素。

　　治疗区域周围的正常皮肤可能会由于治疗产生短期的不良反应，在最初的恢复过程短暂的红肿（晒伤）后形成色素沉着，但色素沉着最终会消失。在进行治疗期间，患者需要保护治疗区域免受日光

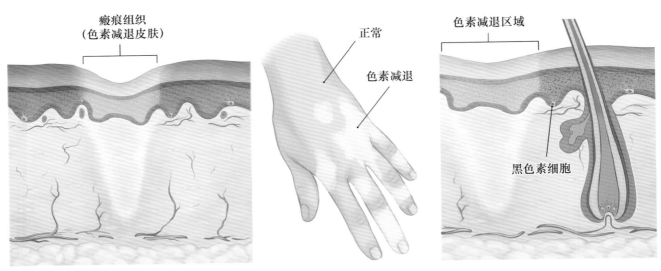

图 8.23　表皮基底层内缺乏黑色素可形成色素沉着不足。常见于瘢痕部位或白癜风

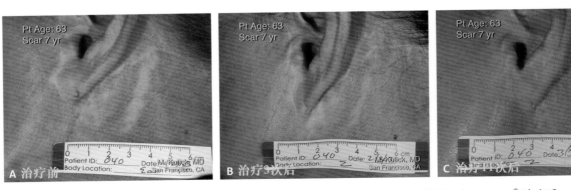

图 8.24　该患者以前进行过整容，但不喜欢她残余的色素减退性瘢痕（A）。B 图为 3 次 ReLume® 治疗后。C 图为 11 次治疗之后

图 8.25　6 年前整容后的瘢痕（A）和 11 次 ReLume® 治疗后（B）

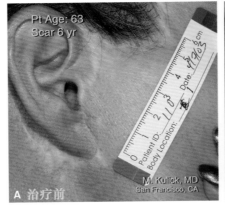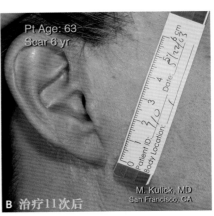

照射，需要每周进行 1~2 次治疗。每次治疗的量取决于色素减退区域的面积。由于患者的期望、皮肤反应和初始颜色的不同，所需的治愈皮肤色素减退的确切治疗量往往在一开始是很难预测的。在最初的一系列治疗之后，可以获得与正常皮肤匹配的改善。当沉着的皮肤色素开始消退时则需要进行另一疗程的治疗。改善的持续时间取决于色素沉着区域内黑色素的持久沉积程度。

临床结果

在使用 ReLume® 治疗前，一名女性患者 7 年前曾进行过整形手术，而目前对皮肤色素减退的状态不满意，因此采用 ReLume® 进行治疗（图 8.24）。

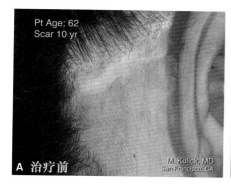
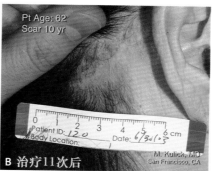

图 8.26　该患者整容 10 年后耳后部呈现出色素减退带（A）。11 次 ReLume® 治疗后（B）

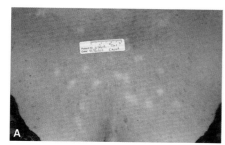
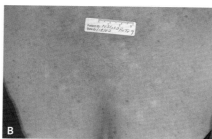

图 8.27　患者不喜欢胸部色素减退斑点（A）。7 次 ReLume® 治疗之后（B）

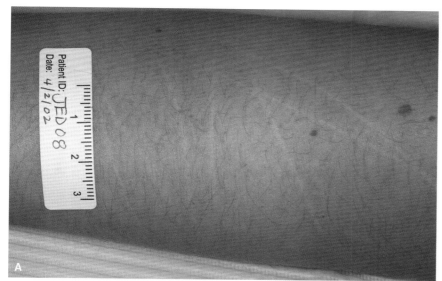

图 8.28　患者不喜欢手臂上的斜线痕（A）。9 次 ReLume® 治疗后（B）

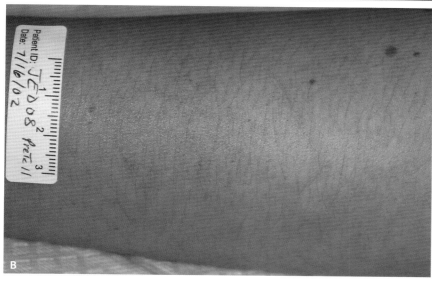

经过 3 次治疗后，她的瘢痕颜色有所改善。经过 7 次治疗后，她的瘢痕颜色得到更好的修复。经过 11 次治疗后，她的面部瘢痕颜色有了明显改善。

另一个面部瘢痕颜色改善的例子，这些瘢痕是患者在 ReLume® 治疗前 6 年整容的结果（图 8.25）。治疗前，可见着色素减退的瘢痕。经过 11 次治疗后，很难看到瘢痕存在。

当治疗耳后区域的瘢痕时，往往较容易获得很好的结果。这可能是由于该治疗对耳后的毛囊皮脂腺产生了作用。一名患者在 10 年前整容后，发际范围内有一个较宽的色素减退区域（图 8.26）。经过 11 次治疗后，她的瘢痕颜色有了显著改善。

以下例子说明了这种技术在非面部区域的有效性。一名女性患者不喜欢胸部色素沉着不良的斑点（图 8.27）。经过 7 次治疗后，这些斑点的颜色有所改善。另一名患者不喜欢她前臂上的"斜线"（图 8.28）。经过 9 次治疗后，这些色素减退区域几乎不可见。

使色素减退的皮肤着色是一个重要的辅助手段。无论色素减退的原因为何，使色素沉着区域相对不明显，有助于提高患者的美学感受。

8.5 治疗后处理

治疗后的处理方式根据 LAEBT 对皮肤的治疗效果而定。因此，在各种可用的模式中，很难说哪一种是最好的。使用烧蚀设备后可能造成皮肤损伤，需要更多地关注治疗后皮肤伤口愈合情况。其处理类似于对二度烧伤患者的处理方法。在上皮层愈合后，在红色或粉红色皮肤颜色消退前可以用以黄色或绿色为基础的局部药妆产品掩盖后处理发红现象。皮肤保湿剂有助于处理治疗后的皮肤干燥。光子嫩肤治疗影响表皮但不损伤真皮，在治疗后表皮脱落的过程中需要患者与医师进行交流，以便有重点地护肤，帮助去除色素过度沉着。相反，采用不伤害表皮的治疗方案时，侧重于初始治疗后皮肤发红和水肿的处理。无论使用什么方式，保持皮肤卫生，做好疼痛管理，以及用于较深肤色患者的局部防晒霜和美白霜的使用都应予以考虑。制造商和医师以及研究人员都不断致力于改善输送系统并研究新能源来改善皮肤外观。临床医师和他们的患者终将从中受益。

8.6 并发症和缺点

当正确执行治疗时，并发症不多。知情同意书应概述 LAEBT 治疗可能导致的潜在问题。一般来说，LAEBT 设备越容易剥蚀皮肤，并发症发生的可能性就越大。导致不理想结果的原因主要分为以下几类。

8.6.1 患者期望值过高和操作者经验不足

在随访中发现，患者最常见的不满来自患者觉得治疗后没有达到了预期的效果，可以通过进一步开发 LAEBT 治疗潜力来减少无效的病例。目前，光子嫩肤提供了最有可预见性的治疗效果。目前尚无其经过同行评审的可以持续 6 个月以上并同时减少色素过度沉着的血管过度增生并改善皮肤外观的方法。在前额和颧弓区域使用射频设备治疗通常需要减少输送的能量。应该避免第二次脉冲重叠，初始脉冲带来的皮肤温度上升会使深层的皮肤容易受到烧伤。无论能量来源如何，都可能需要进行多次治疗以达到患者的预期目标。应在首次治疗之前确认患者的预期目标。执行治疗的临床医师必须了解如何优化 LAEBT 的参数，同时将患者安全作为首要考虑。参加继续医学教育课程可为临床医师提供有用信息，以优化治疗结果。

8.6.2 设备维护

许多设备的手持件寿命有限。相比旧设备，新的手持设备提供的能量可能会对皮肤表面产生与之前不同的影响。相反，随着时间的推移从设备输出的能量可能会不稳定，导致能量释放不理想。常规维护设备可以缓解这类问题。

8.6.3 创意许可

随着操作者熟练掌握特定设备，LAEBT 可在制造商的操作建议之外形成自己的治疗习惯。切记这种创造需要以患者安全作为首要前提，并且要对面部皮肤和血供情况以及面部不同区域的皮肤差异对治疗结果的影响有全面的认识。对经过手术治疗的皮肤同时施加其他任何形式的光能量都需要大量的经验来避免并发症的发生。

8.6.4 患者依从性

所有 LAEBT 都需要患者遵循一定的预处理和治疗后处理方案，方案需要根据所使用的设备进行定制。在患者签署知情同意书后，应给患者提供一个详细的预处理方案。进行预处理访问时审查的模板是非常重要的。在初次治疗后应与患者加强联系，获得患者的健康反馈信息，在患者的医疗记录中保留这种相互沟通十分重要。

8.7 评论

作者提出了一个非常简洁和有效的方案，使用多种形式的光能量来解决各种临床问题，这是可查阅到的该内容的首次印刷出版。将光子嫩肤与消融性和非消融性激光换肤技术相结合是一个强大的概念，我们也应用这一概念来解决表面和深部皮肤的问题。通过这样的应用，可以应用烧蚀激光逆转由于年龄增长引起的皮肤变化，同时解决存在的毛细血管扩张和继发性毛细血管扩张引起的皮肤发红问题。

作者提出另一个重要的值得思考的问题，如何将光子嫩肤用于不同皮类型的皮肤色素沉着问题，如果治疗前不进行精心设计，则容易出现复杂的并发症。有了这里提出的建议，我们非常同意作者提出的对传统上具有较高风险的皮肤类型和（或）表现［例如，具有较深肤色和（或）非高加索人皮肤］治理前进行局部测试。

查看患者完整病史的重要性不应被过度夸大，但我们同意作者所提出的担忧，在治疗既往有结缔组织病史和相关自身免疫病史的患者时，在激光和能量治疗后他们的愈合情况可能有些复杂。

（评论人：Julius W. Few Jr.）

参·考·文·献

[1] Hernández-Barrera R, Torres-Alvarez B, Castanedo-Cazares JP, Oros-Ovalle C, Moncada B. Solar elastosis and presence of mast cells as key features in the pathogenesis of melasma. Clin Exp Dermatol. 2008; 33(3):305-308

[2] Longo C, Casari A, Beretti F, Cesinaro AM, Pellacani G. Skin aging: in vivo microscopic assessment of epidermal and dermal changes by means of confocal microscopy. J Am Acad Dermatol. 2013; 68(3):e73-e82

[3] Chan NP, Ho SG, Yeung CK, Shek SY, Chan HH. The use of non-ablative fractional resurfacing in Asian acne scar patients. Lasers Surg Med. 2010; 42 (10):710-715

[4] Chan NP, Ho SG, Yeung CK, Shek SY, Chan HH. Fractional ablative carbon dioxide laser resurfacing for skin rejuvenation and acne scars in Asians. Lasers Surg Med. 2010; 42(9):615-623

[5] Verdier-Sévrain S, Bonté F, Gilchrest B. Biology of estrogens in skin: implications for skin aging. [Review]. Exp Dermatol. 2006; 15(2):83-94

[6] Fitzpatrick TB. The validity and practicality of sun-reactive skin types I through VI. Arch Dermatol. 1988; 124(6):869-871

[7] Biesman BS. Fractional ablative skin resurfacing: complications. Lasers Surg Med. 2009; 41(3):177-178

[8] Few J. "Facial Aesthetic Surgery in Skin of Color." The Art of Aesthetic Surgery Principles & Techniques. 2nd ed. 2011:88-113

[9] Tierney EP, Hanke CW. Ablative fractionated CO2, laser resurfacing for the neck: prospective study and review of the literature. [Review]. J Drugs Dermatol. 2009; 8(8):723-731

[10] Sadick NS, Malerich SA, Nassar AH, Dorizas AS. Radiofrequency: an update on latest innovations. J Drugs Dermatol. 2014; 13(11):1331-1335

[11] Sadick NS, Nassar AH, Dorizas AS, Alexiades-Armenakas M. Bipolar and multipolar radiofrequency. [Review]. Dermatol Surg. 2014; 40 Suppl 12: S174-S179

[12] Larouche D, Kim DH, Ratté G, Beaumont C, Germain L. Effect of intense pulsed light treatment on human skin in vitro: analysis of immediate effects on dermal papillae and hair follicle stem cells. Br J Dermatol. 2013; 169(4):859-868

[13] Kulick M. Evaluation of a combined laser-radio frequency device (Polaris WR) for the nonablative treatment of facial wrinkles. J Cosmet Laser Ther. 2005; 7 (2):87-92

[14] Kulick MI, Gajjar NA. Analysis of histologic and clinical changes associated with Polaris WR treatment of facial wrinkles. Aesthet Surg J. 2007; 27(1):32-46

9

非手术与手术联合用于面部年轻化治疗

Lawrence S. Bass, Jason N. Pozner, and Barry E. DiBernardo

摘要

对于尚未准备好接受整容手术的患者来说，非手术治疗可以作为手术前的预备疗法，也可作为术中或术后的辅助治疗。联合应用手术和非手术治疗的目的是获得比单纯手术更加全面的矫正。

关键词

保妥适（A 型肉毒毒素，Allergan, Inc.）注射剂，化学剥离剂，透明质酸填充注射剂，激光脱毛术，激光换肤术，磨皮术，非手术，面部年轻化，非手术紧肤术，光子嫩肤术，脉冲光脱毛术，手术。

要点

- 在现代面部年轻化中通常联合应用手术与非手术疗法。
- 非手术治疗可以在术前或术中同时使用，也可用于术后的维护或额外矫正。
- 一些非手术治疗解决了手术治疗不能解决的难题，如消除老年斑的强脉冲光（IPL）可以用于面部除皱、治疗和改善皮肤松弛。
- 在解决某些问题方面，手术治疗和非手术治疗可互相替代，如微聚焦超声和颜面提拉术，注射填充剂和脂肪让局部饱满丰盈。
- 非手术治疗技术和学科正在快速发展，并在面部年轻化护理方面处于领先地位。

9.1 简介

多年来，手术已经成为面部年轻化的主要治疗手段，但近年来，许多非手术治疗以及辅助治疗手段逐渐兴起。美国整形外科医师协会（ASAPS）的数据显示，自 1997 年以来，选择面部年轻化的非手术治疗的患者人数迅速增加[1]（表 9.1）。对于尚未准备好接受手术治疗的患者来说，非手术治疗可以作为手术前的预备疗法，也可作为术中或术后的辅助治疗。已有许多出版物崇尚非手术治疗方法。本书旨在介绍手术和非手术联合治疗的应用，因此本章将重点介绍术中及术后的辅助治疗手段。应用非手术辅助治疗的目的是获得比单纯手术更加全面的矫正。比如虽然手术治疗能够改善大部分的面部松弛、老化情况，但是无法改善面部某些特定区域的松弛，这也深深地困扰着广大整形外科医师与患者。

9.2 面部年轻化手术中的辅助治疗

面部年轻化手术包括眉上提术、眼睑整形、面中部提升及面部除皱术。非手术或微创手术可以与这些手术联合使用，或者作为外科手术中某些手术的替代方法。术后辅助疗法将在下一节进行讨论。

9.2.1 眉上提术

在 20 世纪 90 年代中期，许多整形外科医师改进了眉上提术的手术方式，经历了从冠状或发际切口到内镜技术的改变。最近出现了一种眉毛更自然、更平和的美学转变，许多外科医师已经将眉上提术的使用限制在严重眉毛下垂患者。对于那些眉毛下垂不明显的患者，现在所面临的问题是当进行其他手术（如面部除皱术）时可以使用哪些辅助手段来同时达到矫正的目的。哪些行之有效的方法可以被运用。

9.2.2 激光换肤术

激光换肤术除了可以使表皮新生，使肌肤平滑、紧致外，还可以用于眉上提术。这很可能归功于胶原蛋白重塑、新生及弹性蛋白沉积。尽管尚未对这一现象进行正式研究，但眉毛提升效果确定存在，各中原因有待进一步研究（图9.1）。

微聚焦超声

2010年微聚焦超声获得美国FDA认证，可用于眉毛提升。这项技术通常适用于微调提眉或想使双眉对称的患者，以此来代替手术。然而，当患者处于麻醉状态下进行另一种面部手术时，微聚焦超声也可以在手术中进行操作，可以使患者避免其在单一治疗过程中所经历的不适。

微聚焦超声能够重点调整眉毛的不同区域，而大多数的外科手术无法达到这一效果，这使眉毛上提的效果更加精确。学术界公认的难题——下垂眉和不对称眉的矫正，也可以应用这项技术来进行修复。

填充剂和脂肪移植

用填充剂或脂肪填充上眼周区域或眉头可以达到抬高眉头或填充眉毛的视觉效果。这通常可与其他面部手术同时进行。这种填充术也可以纠正上睑手术期间因眶内脂肪过度切除或老化引起的上眼睑沟的凹陷。

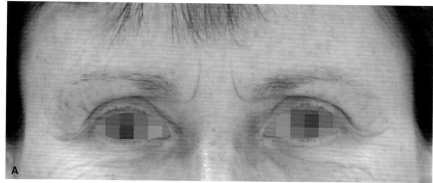
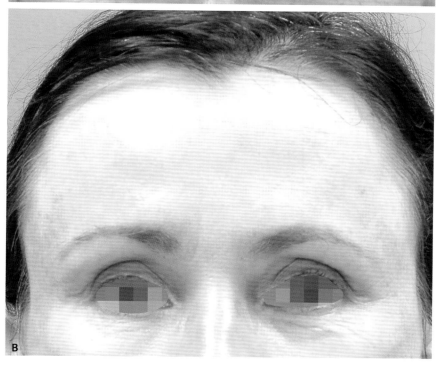

图 9.1 全面部激光换肤术前（A）和术后 1 年（B），注意眉毛提升效果

肉毒毒素

肉毒毒素可用于调整上面部肌肉轮廓。因此，理论上肉毒毒素不但可以在面部年轻化手术中应用以获得即时的调整，也可以在术后愈合期间阻断肌肉活动以达到手术切除的效果。这一理论很有吸引力，但没有切实的数据来支持或驳斥这种方法的有效性。我们更倾向于术后使用肉毒毒素，这时患者肌肉运动基本恢复正常，从而可以更精确地定位和给药。

表 9.1　ASAPS 2015 年度统计 Top10

排名	非手术治疗手段	治疗数量	百分比变化 2015 vs 2014
1	保妥适（A 型肉毒毒素）注射剂	4 267 038	18.9
2	透明质酸填充剂注射剂	2 148 326	26.6
3	脱毛（激光或脉冲光）	1 136 834	37.2
4	化学剥离	603 305	24.6
5	磨皮	557 690	33.7
6	光子嫩肤（IPL）	483 792	30.3
7	非手术紧肤	471 759	58.2
8	全视野激光皮肤磨削术	326 120	−20.2
9	硬化剂注射	322 170	2.0
10	非手术减肥	160 763	18.7

其他紧致或提升措施

数据证明，射频（RF）微针能有效地使轻度松弛皮肤平滑紧致（第 7 章）。虽然目前还没有正式的 FDA 批准，但此措施可以在其他面部手术中用于眉毛上提。

9.2.3　眼睑整形

眼睑手术在整形手术中是一种非常普遍的手术，仅 2015 年美国的主治医师就完成了 170 000 例眼睑整形手术[1]。眼睑手术的趋势是追求自然、无创。为此，目前的上睑手术方式会尽量少地去除眼眶脂肪，防止形成凹陷。因此，只能适量地去除多余的部分，尤其在老年患者显得更为必要。

下睑结膜入路技术被越来越多地应用，它不可进行皮肤切除或精准的皮肤拉紧。这增加了解决下眼睑皮肤纹理冗余以及松弛问题的需求。而许多非手术辅助治疗可以与传统的外科技术一起使用来解决这一问题[2]。

激光换肤

激光换肤是我们面部非手术辅助治疗的主要手段。有各种各样的激光可用于眼睑提拉紧致，但更倾向于在非分离模式下使用可变脉宽铒激光。这种激光可作为切除技术的替代方法，或与切除技术联合应用于上下眼睑。在实践中，比较常见的方式是在上眼睑使用传统的切割眼睑成形术，在切口线到眉毛下部区域联合使用激光换肤术。这种方法可以使松弛的皮肤得到额外提升和矫正（图 9.2）。

激光换肤术是一种广泛用于下眼睑提拉紧致的方法[3]。对那些明显皮肤过剩的患者，它通常与经结膜脂肪去除和皮肤切除手术联合使用。皮肤肌皮瓣手术和皮下的重睑成形术不能同时进行，以避免皮肤坏死，增加眼睑退缩的风险。除了手术干预，还有多种非手术方式可以使眼周皮肤恢复年轻化。微聚焦超声在眼周区域有一定作用，但它不能在眼眶范围内使用，以免损伤眼球[4]。

脂肪移植与填充剂

在其他面部手术中眼周区域脂肪移植是非常常见的。目前，脂肪移植的标准程序为眉侧填充或少量脂肪等分填充泪沟。因透明质酸等非脂肪填充物填充的准确性，其在眼周区域使用可能效果更好。关于脂肪采集，加工和移植的最佳技术仍然存在争议。微型加工或采集技术（有时称为纳米脂肪移植）——用于生产非常小的移植物颗粒，很有可能被应用于眼周脂肪移植。在这个危险区域，这种技术是否提高了移植物摄入的百分比或降低了可见结节的风险，目前尚不清楚[5]（图 9.3）。

肉毒毒素

肉毒毒素（保妥适，A 型肉毒毒素，阿勒根公司）常规应用于眼周区域，但大多数整形外科医师会在术前或术后使用这些注射剂。在面部手术过程中使用肉毒毒素没有优势。尽管仍然缺乏证据，但是一个理论上的优势认为，在康复过程中，注射肉毒毒素后会使面部某个区域的皱纹处于虚弱状态，从而得到最佳效果。

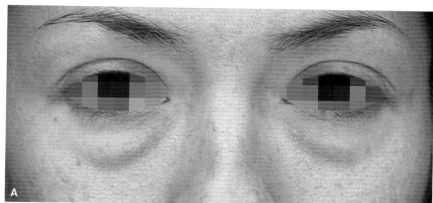

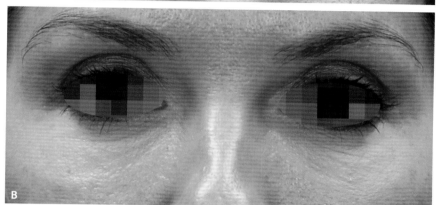

图 9.2 眼睑成形术和激光换肤术术前（A）和术后 13 年（B）

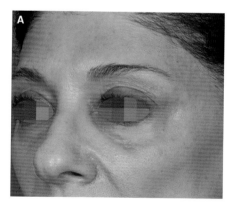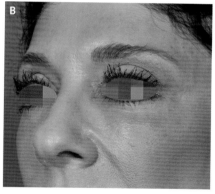

图 9.3 脂肪注射术前（A）和术后（B）

9.2.4 面中部

面中部治疗时可选择使用植入物来使面部提升或丰盈。内镜或开放式中面部提升技术在过去非常普遍，但因脂肪移植的兴起而逐渐被取代。这主要有以下几个原因。

（1）内镜和面中部提升技术通常用于轻度松弛或面中部区域变形（变平）的年轻患者。

（2）对于轻度松弛患者来说，脂肪移植或填充物注射可恢复手术部位所想要的形态，软组织间隙的再扩张能够大大减轻或消除该区域皮肤包膜的轻度松弛。

（3）与脂肪移植手术相关的恢复时间和风险明显低于面中部提升术和内镜提升术。尽管面中部提升术和内镜提升术都可对面部提升带来明显改善，但它们两者也由于矫正不足以及不完全而不为人们喜爱。

（4）患者对脂肪移植和微整容的相关认知度，可能也会推动治疗方式选择的最终结果。

近年来，颊部植入物已经大部分被脂肪移植或现成的填充物注射所取代。尽管颊部植入物可以产生比脂肪移植或提升手术更大且更明确的形状。但是对渴望获得持久疗效的患者，颊部植入物的治疗作用依然存在。

线雕术

几年前，作为面部年轻化手术的替代方法，使用带倒钩的缝线提起面颊是一种常见的手术方式。但也有一些外科医师在整容手术过程中将它们用作提升面部的辅助手段。然而现在，使用永久性倒钩缝合线进行中面部提升几乎已被放弃。最近，一种新的可吸收的锥形缝合线被引入用于面部提升。该方法适用于尚未准备好进行更广泛的面部提升手术的患者，或那些不被认为是手术适宜人群的患者（视频 2.6、视频 2.7 和视频 2.8）。可吸收的缝合线在体内持续约 2 年，会刺激组织生长，也会导致该区域的一些填充。这些缝合线可以用作整容手术的辅助手段，以获得更多的中面部提升效果，或使 SMAS、颈阔肌组织获得沿着悬吊架更均匀分布的张力。

脂肪移植与填充剂

现在许多整形外科医师将脂肪移植视为面部年轻化手术的常规选择。中面部是最适合于面部容量恢复的区域，并且在整容手术中，我们通常对中度或重度容量损失的患者进行脂肪移植。如前所述，许多整形外科医师已经放弃使用面颊植入物或中面部提升术，转而支持脂肪移植。

可以填充的具体特征包括颧骨隆凸的投影、下颌角的弧度和酒窝。另外，填充颏前沟、法令纹、木偶线及太阳穴也常用。在整形过程中也可以使用脱脂填充剂，如眼周区域，其愈合更准确，更容易。

激光换肤

在整容手术中，激光换肤术也经常使用，这是一种改善皮肤老化质量的方法，皮肤老化单靠上提松弛皮肤无法完成，激光可以使患者得到更完整的矫正。皮肤表面的某些特征，如皱纹、日光性雀斑，以及各种色素和结构的问题都可以解决，同时引发皮肤中胶原纤维合成增加。由此产生的外观和生物学行为更接近于年轻的皮肤，是面部年轻化中有意义的重要组成部分。

当在整容过程中单独施行激光换肤时，面部中央区域（如前额、眉间、眶周和口周的周围区域）

也可使用与手术相似的方式换肤。在整容过程中进行全面部激光换肤时，可以一次性完成整块面部皮肤。然而，在皮瓣下打孔，需要对技术进行重大改进，以允许全面部激光重塑与整容手术同时进行[6,7]。使用可变脉冲铒激光：YAG 激光（Sciton, Inc.）进行全视野表面重建，这种激光对面颊内侧非损伤组织具有有限的能量密度，并且在皮瓣下使用非常浅表的微孔点阵技术（点阵铒激光），可以将皮瓣坏死和延迟愈合的风险降至最低。换肤术可能会被推迟到整容手术愈合后，以便进行更加激进的换肤。这种方法将在术后护理、并发症和缺点部分进行讨论。

9.2.5 口周区域

这是一个在面部手术中经常使用补充技术使其恢复年轻化的区域。这一区域的难题通常是体积丢失，伴有或者不伴有皮肤松弛或起皱。

脂肪移植和填充剂

在口周区域进行脂肪移植是面部年轻化手术中常规组成部分。如果有指征，口唇和木偶线通常会进行脂肪移植。顶尖水准的整容技术能轻微地改善这些特征，但不会因实施完善的矫正而导致不必要的面部失真。因此，必须使用另外的技术来获得最佳矫正。与其他区域一样，在口周区域也可以使用脱脂填充物，但如果选择在术前或术后使用则更加容易。

激光换肤和化学换肤

在整容手术中，使用激光换肤重塑眼周区域是常规的方法。与其他区域一样，可变脉冲铒激光（Sciton, Inc.）也可用于眼周区域。在整形手术术前、术中或术后施行激光换肤术，铒激光的技巧和能量密度没有任何改变。当然，如果整容手术与激光换肤术同时施行，单独的矫正更有利于恢复。特别提醒的是，我们必须采取安全预防措施，以避免在这个区域燃烧多余的氧气。如果气道有氧，则应在激光照射前数分钟停止供氧。对于气管内插管或喉罩呼吸管，必须采用另外的装置进行防护，除非该管特别指定为激光安全管。

类似地，在整容手术过程中，可以在口周区域使用深层化学剥脱（或浅层）。关于激光换肤与化学换肤优缺点的争论已经持续 20 年，这已经超出了本章的讨论范围。理想情况下，外科医师根据他

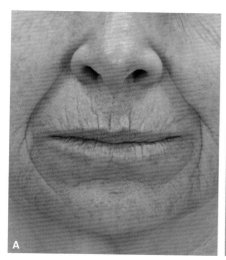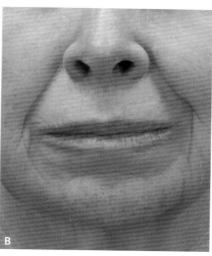

图 9.4 激光换肤术前（A）和术后 6 年（B）

们的训练和经验选择最适合他们的技术。与激光换肤相比，化学换肤的结果更依赖于施术者的技能和经验（图 9.4）。

9.2.6 颈部

颈部存在许多衰老改变，这些衰老改变通过皮肤外科重塑手术不能很好地解决，但可以通过各种基于能量的非手术技术进行治疗。在特定情况下，这些技术可以在手术过程中使用，但颈部皮肤比面部皮肤更松弛，愈合速度更慢。颈部皮肤中能为上皮愈合提供细胞储备的典型附件结构也少 1 000 倍。

在颈部施行激进的能量治疗会增加瘢痕形成的风险，因此这要求外科医师在颈部受损区域实施类似操作时应当谨慎行事，或者将能量治疗推迟到手术治愈后。颈部细纹以及位于甲状软骨下方的颈部横纹是颈部特有的现象。这两种皱纹也越来越多地在整形手术术前、术中及术后接受治疗。需要进行面部手术的患者，如眼睑成形术、提眉术、面部激光换肤术或面部脂肪移植，均可能具有轻微的颈部皮肤松弛，但该松弛程度还不够广泛而需要手术提升时，就可以通过非手术提升技术来解决。在整形患者中，可以在整形手术术中或术后治疗下颈部皮肤轻微松弛（可能无法通过手术充分解决）。在整形手术后的第 1 年或第 2 年中，在颏颈角常常可以见到令人沮丧的轻度皮肤松弛复发，此时可以用非手术提升技术来代替再次手术进行治疗。

非手术松弛还原和提升

所谓的皮肤"紧缩"（FDA 还没有找到一个有意义的定义）确实与非手术手段减少可见的皮肤松弛或冗余有关。在撰写本文时，微聚焦超声波（Ulthera System，Ulthera，Inc.）是唯一一种被 FDA 批准的用于提升颈部和下颏的无创性技术。其他各种各样的技术在愈合过程中也会导致组织凝固和胶原沉积这一相似的效果。这种技术经"由外向内"向皮下输送能量或经纤维、针头及探针"由内向外"向皮下输送能量来进行治疗。

由外向内

目前市场上销售的许多设备，包括射频、激光（Nd∶YAG）和脉冲光设备，均可通过多次治疗来达到全层治疗的效果，几乎没有不适感，使它们易于在面部手术之前或之后施行。微聚焦超声和射频微针是两种类型的装置，可以在患者进行其他面部手术时使用，这两种装置在真皮中产生谨慎的（分级）热区域，使得它们对正常皮肤足够安全，只对典型的受损皮肤进行修复。

微聚焦超声

正如本章前面提到的，微聚焦超声波首先测量皮肤厚度，然后在真皮内或真皮下设置隐蔽的热区。一些患者在接受其他面部手术操作过程中明显的不适时可选择使用这种装置进行治疗。微聚焦超声波联合其他面部手术是安全有效的，但是它不能在破损的皮肤应用。如果颈部不是外科手术的一部分，那么可以应用微聚焦超声在颈部进行适度的皮肤收紧，这可以与分次表面修复结合起来，使颈部皮肤得到更全面的恢复。

图 9.5 面部提升、脂肪移植及激光换肤术术前（A）和术后 1 年（B）

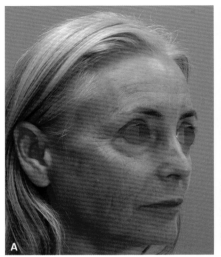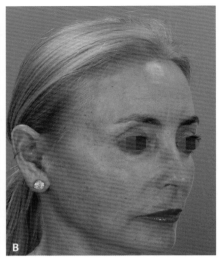

射频微针

射频微针装置进一步分为：①绝缘针，其仅允许能量到达尖端的离散热凝固区域；②非绝缘针，允许整个暴露针的能量。笔者更喜欢用绝缘针来精确定位热区的深度。大多数患者接受一系列 3 种射频微针治疗，我们认为将其中一种纳入手术计划没有问题。事实上，当执行其他非面部外科手术时，通常在面部或其他身体部位使用这些装置[8, 9]。

由内向外

其他技术在皮肤下施加能量以期在愈合期间产生组织凝结和胶原沉积、重塑。将激光能量应用于面部或颈部受损皮肤下方的历史方法产生的并发症风险令人难以接受。目前的方法是使能量沉积在未受损的皮肤下面，然后接着在该区域进行吸脂。虽然存在争议，但有越来越多的证据表明激光吸脂（如 Smartlipo, Cynosure, Inc.）与单独吸脂相比可以增加皮肤松弛还原度[10]。早期皮肤松弛患者进行中面部或眼睑成形术、早期颈部的皮肤松弛改变均可以通过激光吸脂来解决。

除去吸脂，颈部皮肤还可以通过皮下递送射频能量来进行治疗（Thermi products, ThermiGen, LLC）。绝缘针头在皮肤下来回传送，同时对接近针的组织温度和皮肤表面温度的进行光学监测。这种反馈监测可以确保目标温度足以达到治疗目的，保持足够的时间间隔，并且可以防止过度暴露或温度过高，从而避免包括灼伤在内的并发症。

激光换肤

如果确实存在颈部组织受损，应当谨慎使用激光换肤。在未受损的组织上，可以使用非常表浅的全视野或混合点阵激光来实现组织与色素的混合，但该操作不能有效减少颈部皱纹。过度激进的治疗可能导致组织坏死，延迟愈合，红斑或增生性瘢痕（图 9.5）。

肉毒毒素

对于睡眠或静脉镇静患者不建议将肉毒毒素使用于颈阔肌带，因为颈部肌肉组织的收缩对于注射位置的准确性很重要（视频 2.3）。

9.3 面部年轻化手术后的辅助治疗

患者常常难以理解为什么整容手术不能"修复"所有的东西，从而排除对肉毒毒素、填充剂和激光治疗的需求。详细告知面部衰老的多因素性质，以及每一种治疗所带来的针对性的具体改善将有助于患者的决策，使患者获得更彻底的恢复和更高的满意度。这些通常是实现年轻化和维持年轻化的必要步骤。

在本节中，我们将讨论整个面部的操作，而不是将面部按区域分开。因为在手术完成后进行这些操作时，技术上的差异是有限的。该策略不仅仅是技术，而是这个时间点的独特之处。我们将详细介绍我们在早期、后期的决策和治疗方案规划的方法。

9.3.1　激光换肤和化学换肤

面部拉皮手术会使皮肤重新定位，但会遗留术前的皮肤斑点及术前就出现的皮肤弹性松弛。激光治疗是创造皮肤最佳外观和诱导皮肤表现出更年轻、新陈代谢更活跃的关键。一次重大的修复，以及接下来的几年里进行一系列的维护治疗，从金钱和休息时间的角度来看，都是相当有效的。一些轻微的光损伤患者可以通过分次或混合治疗得到很好的疗效，但是对大多数具有明显的衰老变化而需要进行整容手术的患者来说，最好是一开始就进行全面部换肤。初次重修的深度将根据皱纹的严重程度和患者的休息时间而调整。

当换肤作为一个独立的操作进行时，在 6 周后再次施行面部提升术是一个安全的时间间隔。若有愈合困难，可推迟第二次激光治疗。将面部拉皮术和激光换肤两种不同的手术过程分离开，在这两种手术的过程中不需要进行任何修改，这将使面部得到更加完整的重建。同时，整容瘢痕也可以在同一时间被修复，以进一步融合。有时候，出于实际情况考虑，例如在手术室内没有相应的激光用于整容手术，从而导致这两种手术分开操作。

从 1 年或几年之后开始的后续维护治疗将使整容效果保持持久。这些方法可以简单到每年进行多种治疗，使用强烈的脉冲光（IPL）源，每年或 2 年一次的部分非消融治疗，或每隔几年进行部分消融治疗，或混合性修复，这都取决于皱纹、弹性组织变性和晒斑的发展速度。

9.3.2　微聚焦超声和射频微针

如前所述，微聚焦超声或射频微针可能用于面部收紧或面部手术后的提升。这些治疗方法对患者来说通常是有效的，尤其是对那些想要获得比手术更彻底的矫正松弛的患者。相反地，许多没有达到预期效果的患者，用这些方法代替手术，最终再进行面部拉皮手术，以达到更好的效果。这通常不是一种早期治疗，而是术后 2~3 年的维持治疗，或者是通常在手术后 6~12 个月进行的对残余松弛皮肤的修复（见第 7 章）。

9.3.3　肉毒毒素

在面部手术后使用肉毒毒素是很常见的。它可以对特定区域进行软化和提升，包括许多通过微创外科手术解决的区域。有许多出版物已经概述了肉毒毒素的使用情况，对此，进一步的讨论超出了本章的范围[11]。

9.3.4　填充剂注射

填充剂注射已经成为治疗面部早期衰老变化的主要手段[12]。在下眼睑、法令纹、木偶纹、前颚沟及颧骨区域的形态发生变化时，无需手术干预就能得到很好的矫正。随着松弛变得越来越明显，填充剂可以用来减少松弛，但这只能在早期阶段起作用。在某种程度上，松弛程度会与年龄相关的容积丢失相分离。如果只选择单独治疗，局部的填充物会造成一个不自然的、肿胀的或臃肿的外观。如果患者需要更完整的矫正，手术提升是适当的选择。即使在早期阶段进行，颈部松弛仍然是填充物起不到矫正作用的区域。

当一个或两个小区域需要矫正时，现成的填充物通常是最好的选择。当多个区域或全面部需要矫正时，脂肪移植更划算，但需要去手术室操作且需要一定的恢复时间。当你计划去手术室进行整形手术或其他任何外科手术时，如果有足够的脂肪储备，脂肪移植是显而易见的选择。

脂肪填充非常适用于提供大量形状和体积的恢复，据推测它会刺激宿主组织中的生物反应，但这些组织在其他年轻化的方式中不会发生类似反应，填充剂也不会。然而，脂肪也有它的局限性，脂肪为形状恢复提供了基础，增加了容积，但是脂肪不能提供良好的塑形效果，且脂肪本身的物理性质（柔软性）和不可预测的移植存活率进一步限制了它的应用。整形填充物更适合于塑形，并能将塑形效果微调到一个更加完美和对称的平衡点。这使得整形填充物在整形或面部脂肪移植后成为理想的完美修饰品，塑形并保持效果。随着患者年龄的增加，周期性的再治疗可以补偿脂肪的变化、持续的容积损失及轻微的复发性皮肤松弛。表面填充物可以解决脂肪完全不胜任的问题，如可能需要的真皮或表皮精细处理。

9.4　术后护理、并发症及缺点

一般来说，术后护理是由外科手术决定的，并不会因为增加非手术治疗的方式而改变。偶尔，增加非手术的选择可能需要进行特殊的治疗，如应用药膏或其他外用产品。然而，这可能需要更换不同性质的手术敷料。用激光治疗皮肤表面的方法可能需要被改进，以降低皮肤受损或手术操作导致愈合困难的风险。在面部整形时，应当严格遵循激光换肤的适应范围，减少皮肤表面覆盖度及深度，避免损伤正常皮肤。越来越多的非手术治疗几乎很少或没有术后护理要求，使它们容易与外科手术配合，而不需要改变典型的术后护理要求。

与联合治疗相关的并发症尚未得到广泛的研究，因此我们无法确定是否有任何特定并发症的风险发生。一般来说，联合治疗是一种日常在美容实践中常规使用的方式，并且并发症无明显增加。有一种普遍的看法认为，在面部进行更多的手术会增加擦伤、肿胀和恢复时间，但这在正式的研究中尚没有被证实。

总的来说，为了获得更彻底的矫正，联合应用多种治疗方式被认为是常规和必要的，而这也已经成为目前的治疗标准。患者应当被如实告知联合治疗模式对康复时间的影响。对外科医师来说，执行联合治疗模式会使其难以集中精力进行任何单独形式的最积极治疗，这可能会使联合治疗在某一方面的效果稍弱于单独治疗模式。这需要在临床决策中进行权衡，也可以在同一时间点进行多个修复项目，节省时间、金钱，缩短恢复时间，提高效率。

9.5　结论

单一治疗模式为面部衰老改变提供了集中的矫正。由于衰老发生存在多因素，且有无数的表现形式，所以本文主要阐述应用联合治疗以达到最完整的年轻化矫正模式。对外科医师来说，治疗的最佳组合、治疗方法以及何时执行这些方案，是一项日益复杂但至关重要的技能。它综合了对各种选项的功能的理解，以及对患者的情况和患者的审美观的详细分析。

9.6　评论

我们生活在一个通信无比发达的世界里。通过 RealSelf 和其他这样的社交媒体，我们看到了一场相对的革命，患者可以通过它们表达自己的想法和愿望，即使是在一个特定的整形手术之后。与以往任何时候相比，有更多的辅助手段来促进恢复和解决不良后果。这一章节的作者创造了一种动态而有效的方式，来对外科患者进行整形手术前后的治疗。这些应用和策略在我们的临床应用中已经被大量采用，而且其作用几乎是无处不在的。

这一章详细说明了微聚焦超声在手术室中的多种用途，我们知道它可以在那些不接受面部整形手术但想进行眶周手术的患者身上应用。我们应用微聚焦超声提升眼睑成形术效果，实现了两者真正的协同作用。我们还将 Ulthera 超声刀与颈部除皱术结合在一起，实现一种充满活力的、强健的颈部提升与收紧。这种治疗不需要在手术室进行正规的整形手术，整个治疗过程只需要不到 90 分钟，有 2 日的恢复期。

正如作者指出的那样，肉毒毒素使外科医师有机会在整个面部进行早期手术矫正不对称，尤其是眉毛。它们提供了一种动态的方法，可以在手术后的早期和晚期使用（视频 1.1）。

填充剂的广泛使用，特别是以透明质酸为基础的填充物，在中期和长期的术后随访中的应用，取得了良好的美容效果。透明质酸面部填充物，如乔雅登 5 号和瑞蓝 3 号，可以轻松有效地与外科手术联合应用（视频 2.1 和视频 2.3）。

我个人非常推崇 Dr. Pozner 在眼睑重建术中或术后使用激光治疗眼睑皮肤，以使眶周皮肤达到最佳恢复，且没有皮肤过度切除的风险，同时还可使皮肤变得光滑。

在进行整形手术时，可以选择将邻近组织利用能量进行加热，如利用激光加热不想要的颈部脂肪使其分解，这可以使组织有效紧缩。作者还很好地说明了微创射频技术在传统整形手术受限范围方面的应用，并取得了优异的效果。

（评论人：Julius W. Few Jr.）

参·考·文·献

[1] http://www.surgery.org/sites/default/files/ASAPS-Stats2015.pdf

[2] Langelier N, Beleznay K, Woodward J. Rejuvenation of the upper face and periocular region: Combining neuromodulator, facial filler, laser, light and energy-based therapies for optimal results. Dermatol Surg. 2016; 42 Suppl 2:S77-S82

[3] Pozner JN, DiBernardo BE. Laser resurfacing: full field and fractional. Clin Plast Surg. 2016; 43(3):515-525

[4] Pak CS, Lee YK, Jeong JH, Kim JH, Seo JD, Heo CY. Safety and efficacy of ulthera in the rejuvenation of aging lower eyelids: a pivotal clinical trial. Aesthetic Plast Surg. 2014; 38(5):861-868

[5] Buckingham ED. Fat transfer techniques: general concepts. Facial Plast Surg. 2015; 31(1):22-28

[6] Scheuer JF, Ⅲ, Costa CR, Dauwe PB, Ramanadham SR, Rohrich RJ. Laser resurfacing at the time of rhytidectomy. Plast Reconstr Surg. 2015; 136(1):27-38

[7] Bass LS, Pozner JN. Discussion-Laser Facial Resurfacing. In: Cohen M, Thaller S, eds. The Unfavorable Result in Plastic Surgery. 4th ed. St. Louis, MO: CRC Press; in press

[8] Oni G, Hoxworth R, Teotia S, Brown S, Kenkel JM. Evaluation of a microfocused ultrasound system for improving skin laxity and tightening in the lower face. Aesthet Surg J. 2014; 34(7):1099-1110

[9] Woodward JA, Fabi SG, Alster T, Colón-Acevedo B. Safety and efficacy of combining microfocused ultrasound with fractional CO_2 laser resurfacing for lifting and tightening the face and neck. Dermatol Surg. 2014; 40 Suppl 12: S190-S193

[10] DiBernardo BE. Randomized, blinded split abdomen study evaluating skin shrinkage and skin tightening in laser-assisted liposuction versus liposuction control. Aesthet Surg J. 2010; 30(4):593-602

[11] Monheit G. Neurotoxins: current concepts in cosmetic use on the face and neck-upper face (glabella, forehead and crow's feet). Plast Reconstr Surg. 2015; 136(5) Suppl:72S-75S

[12] Bass LS. Injectable filler techniques for facial rejuvenation, volumization and augmentation. Facial Plast Surg Clin North Am. 2015; 23(4):479-488

10

手术结合非手术的美体修复治疗

Lawrence S. Bass, Barry E. DiBernardo, and Jason N. Pozner

│摘要│

　　身材各部位的美体修复是整形外科独有的挑战。例如，手臂部、腹部、大腿部的紧致成形术、臀部的提升术等，通过美体修复手术减肥一直比较流行。然而，术后恢复期的严重并发症及可能发生的手术风险使得非手术治疗、微创手术逐渐成为主导趋势，矫形修复也将外科治疗与非外科治疗进行了密切结合。

│关键词│

　　宽带光，脂肪团，冷冻溶脂，强脉冲光（IPL），微聚焦超声，非剥脱点阵激光换肤，射频吸脂，皮肤切除手术，皮肤松弛，皮肤细纹。

要点

- 非手术皮肤紧致提升与类似的面部治疗相比，具有独特的生物商业挑战。
- 目前，非手术治疗的目的主要是紧致皮肤和提升皮肤光滑度，而手术治疗主要是减少皮下脂肪和缓解皮肤松弛。
- 非手术方法主要适用于减少少量脂肪或改善手术治疗后效果。
- 皮肤光滑度的改善需要多次治疗，才能渐进性改善。
- 药理和生化途径的治疗将单独或共同与以能量为基础的治疗结合。

10.1 简介

　　身体各部位的美体修复对于整形外科医师而言是一个独特的挑战。身体的局部形态、大小在手术结合非手术治疗后，会发生一系列变化，因而皮肤松弛和不光滑等一系列问题也需要得到解决。一直以来，外科手术是唯一疗效显著的途径。通过紧致大腿、提臀、腹壁成形术和臂成形术，能将松垮的皮肤软组织改善到一个令人满意的程度。然而越来越多的人，尤其是体重骤降的减肥人士，在减重后的一段时间内，由于多种并发症和后遗症的相继出现，再加上毫无美感可言的失落感，如术后瘢痕等，以至于给了人们足够的动力去寻求新的解决办法。皮肤松弛不同于脂肪团、皮纹、皱纹等引起的皮肤光滑度问题。分别代表着因衰老、皮肤损伤、光损伤引起的特殊变化，也相应地反映了独特的形态/解剖学、病理生理学特征。这些差异决定了不同的问题需要不同的治疗方法来解决。皮肤裁剪手术及经典的吸脂术均不能很好地解决这些问题；非手术治疗和微创治疗终将可预见性地成为治疗的主流，与此同时还可与手术矫正方案结合。

　　过去几年里，在制订并完善一贯持久的治疗方式上取得了重大进展。尽管如此，对本章节而言，尽可能地去满足大多数患者的意愿、达到他们所期望的水平与疗效仍然是一个巨大的挑战。现代的生活方式使得人们的穿着较以往更为暴露，这一转变使肌肤光滑平整成为现代医疗美学的核心。

10.2　为什么使肌肤变得光滑平整是一个尚未解决的生物学难题呢

诸多原因可以导致肌肤的"松弛"。皮肤本身一直处在不断衰老和松弛的变化中，而面部区域尤为明显。皮肤中结构蛋白的数量、密度、完整性及组织结构都随着糖胺聚糖的增多而减少。这在一定程度上是由于新陈代谢的减慢、皮肤老化有关的血管扩张减少而引起。正由于身体躯干部位基线流量/代谢率和血管扩张率均较低，身体部位的皮肤松弛较面部更为明显。这些变化因紫外线照射、吸烟等可控因素而加剧。

躯体部位皮肤受到的重力影响比颜面部大得多。皮肤由一个复杂的纤维结缔组织结构所维系，使其可以对抗重力，同时不会下垂或凹陷。这种支撑会受到纤维方向、血流动力学变化的影响，并且由于脂肪的增重和（或）损失所产生的重量变化、表面扭曲效应而改变。皮瓣重量和松弛变化的程度较绝大多数颜面部的衰老程度严重得多。

当改善皮肤质地、弹性方面的医学治疗手段（当面颈部受累时，我们可以用于面部）用于躯体部位时，其疗效可能就不那么明显了。因为在较大幅度的改变后，想达到理想美学效果，需要做更大程度的矫正。为大多数治疗添加更多辅助功能并不能增强所获得的疗效，反而增加了治疗风险，延长了康复周期，而使大面积创伤在安全合理的康复周期内迅速康复也具有挑战性。这意味着在不断提升颜面部治疗方法的同时，如何将其运用到改善躯体部位的治疗也是值得琢磨的。

10.2.1　经济问题

皮肤平滑的治疗最初是为面部设计的，需要使用一次性无菌用品，这就使得供应商增加了额外的成本，也存在额外的经济负担。治疗费用是根据面部和颈部的提升面积、程度来决定的，用同样的技术来处理较大的躯体面积，成本是很高的。一些厂家已经克服并生产了适于躯体使用的一次性无菌用品，与此同时，还应尽量避免高额收费，这种经济手段限制了某些技术在人体上的应用。其他技术同样适用于各解剖部位的美容修复，或专门为躯体部位治疗而开发。用于面部嫩肤的仪器头尺寸通常非

常小，以至于在躯体部位上的治疗时间很长，从而进一步增加了用于躯体治疗的交叉使用装置的成本和程序（视频 2.11）。

10.2.2　能量的基本途径

基于能量的治疗方法有多种，如从加热到创造各种细胞因子的生物表达，或通过其他一些机制来提高细胞的合成或代谢活性、使细胞休克产生凋亡、在皮肤或皮下组织的一个或多个指定深度直接凝固等[1]。在后一种方法引起的愈合反应中，新的胶原沉积下来后，可能改变皮肤的厚度、生物力学特性或与其相关组织的关系，进而改善其外观。这种组织重塑有其固有的局限性。大多数治疗方法在适宜的温度、时间、空间提供了一组经验性的能量参数。如果每个患者与该技术验证的研究组中的平均水平不同，那么在实践中实现的结果可能会有很大差异。这种差异可能会由于操作者之间的技术差异而进一步扩大，进一步影响到患者不适耐受问题的出现。

目前可用一些更高级的可提供反馈选项的设备来帮助大家确保达到适宜的效果。即使确保目标组织效应完美实现，也不能保证其特定的治疗效果。与侵入性手术不同，这些技术不会在患者组织中产生主要的解剖改变，但它们通过创建受控伤害来推动组织，然后依靠愈合反应来提供临床改善。问题是即使看起来是理想的治疗候选患者，组织反应在个体之间也有很大差异，总是会有一定比例的患者会产生亚临床反应（无反应）。目前尚不能准确地预测出哪些患者将会出现这种情况，因而需要谨慎地进行患者咨询、操作者应当提供目前的审美趋势并告知其相关局限性。

选择出血点凝固的能量治疗似乎比更积极的治疗方式产生的副反应少一些。然而，对于这两种方法的平均结果和范围，尚未进行过比较研究。在大多数患者中改善的程度可能只是略有不同。基线水平的能量暴露是十分必要的，以达到临床反应。在此之外，增加曝光量似乎只能在结果上提供有限的改善。组织加热或任何导致组织坏死的治疗显然与恢复时间和不良事件相关，包括组织栓塞、轮廓变形、结节和硬化，这些可能需要数月才能解决，或留下永久性后遗症。在治疗中应该存在一个最佳治

疗点，结果改善是最优的，几乎没有任何不良事件。超能量治疗几乎不会更多地改善临床症状，但却大大增加了不良事件的发生率。

10.2.3　药理学的基本方法

多种药物已用于刺激局部皮肤合成活性。由于难以使生物活性分子局部进入皮肤，深层皮肤和皮下结构的改变通过这种方式尚不能得到很好的解决。常规的治疗方法是尝试通过超声、微晶换肤术、分次换肤术、离子电渗疗法等将药物或血清导入皮肤。

填充物刺激胶原蛋白替代的成果促使一些研究者试图在受影响的皮肤下广泛放置少量稀释的填充物。使用能刺激受控炎症反应的活性真皮基质填充剂，这可能导致足够的胶原蛋白沉积以恢复年轻皮肤的一些支持力和质地[2]。这类似于产生组织凝固和炎症愈合反应以产生新胶原和美学改善的基于能量的装置。其他研究人员已经试图通过线性注射沿着预期载体定向的填充剂来控制皮肤平滑或重新塑形的方向（重新规划）[3]。而快速减重患者的审美问题多样性和偏激性需要纠正，超出了本章的范围。

10.3　根据患者的情况选择手术或非手术治疗

在手术规划期间，必须对手术部位的各解剖层次（如皮肤、脂肪、肌肉和筋膜）及手术的预期效果进行分析[4]。手术可能根本无法解决某一具体层次的问题，或者手术可能会改善组织层美学问题的某一个方面，而不是所有方面。例如，皮肤松弛可能减少，但皮肤的表面纹理和生物功能及其固有弹性保持不变；皮肤被拉得更紧，皮肤本身的老化组成没有因此发生变化。基于激光刺激胶原蛋白和弹性蛋白的产生，导致在组织学、组成和代谢方面更接近年轻肤质。在脂肪层中，手术后不规则是很常见的，可以使用吸脂术来进行"修补"，但是可以进行非侵入性的身体轮廓设备能以更高效的方式获得同样的改进。手术身体塑形程序会改变形状和大小，但对皮肤表面的整体外观几乎没有影响。单纯的吸脂可以减少脂肪，但皮肤松弛度变化很小或没有变化，且很容易失去光滑度。基于能量的装置可以同时实现减脂和收紧皮肤，是更有意义的组合。这些设备可以在手术时与抽脂结合使用（图 10.1 和图 10.2）。另外，在手术或非手术修整后还可以使用能量进行干预治疗（图 10.3）。这些原则构成了

图 10.1　74 岁患者松弛的皮肤（A、B）和射频吸脂术后 6 个月（C、D）

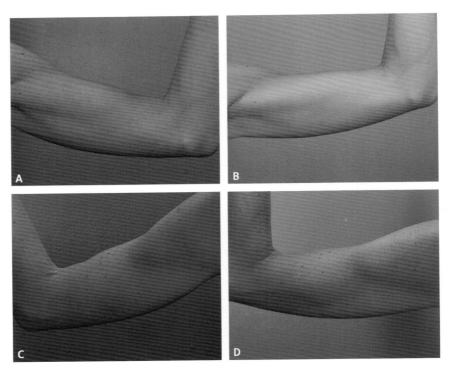

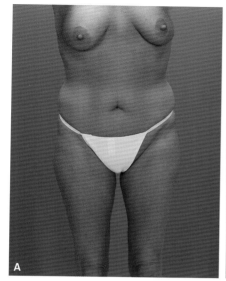
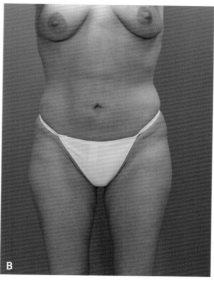

图 10.2　64 岁患者松弛的皮肤（A）和射频辅助吸脂术后 1 年（RFAL）（B）

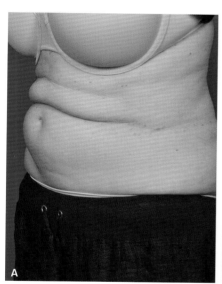
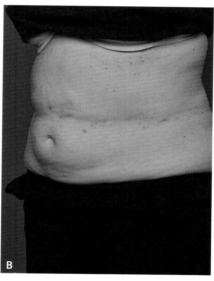

图 10.3　74 岁的女性腹部赘肉（A）和治疗后 3 个月（B）

规划手术和非手术方法组合的基础，以实现更完整的美学改进。

10.3.1　皮肤松弛

处理躯体皮肤松弛情况所考虑的因素主要是量值的评估。以非手术提升的形式可以解决轻微的松弛。鉴于这些设备目前尚未针对躯体皮肤明确创建或优化，可以通过使用激光、多波长光、射频（RF）或激光将皮肤表面直接暴露于能量的各种"由外向内"技术来实现微小改进，以及微聚焦超声波[5-9]。使用"由内向外"技术尽可能充分地解决更具松弛倾向的皮肤，在皮下储积大量的能量，从

而使皮肤、筋膜之间的皮肤和纤维间隔暴露于能量下。这过程中，通常有一些反馈机制以限制过度曝光或确保获得足够的组织温度[10-14]。结合吸脂术或其他外科手术，可以增强轮廓，解决预先存在的患者皮肤过于松弛或弹力下降等问题，或者仅仅因为手术治疗（如由于大量脂肪去除而产生增加的皮肤松弛度的吸脂术）而使这些问题的产生最小化。

RF 已被应用于躯体和乳房的皮肤松弛中，使用 1 mm 皮肤穿刺针头对松弛皮肤进行输送治疗（图 10.4）。程度严重的皮肤松弛需要手术提升（皮肤切除），如腹壁成形术、大腿或臀部抬举、手腕

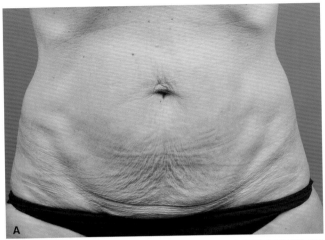

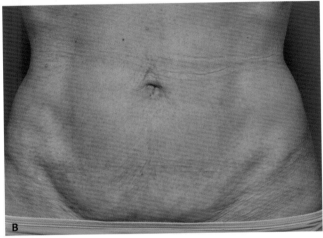

图 10.4 该患者在放射治疗（ThermiTight, ThermiGen, LLC）的前几年进行了腹部抽脂（A）。接受皮肤穿刺放射治疗后 3 个月（B）

成形术、乳房缩小术等。

单独使用注射疗法或与基于能量的疗法相结合来减少皮肤松弛的作用是诱人的，但大部分尚未探索。创建结合不同公司的商业产品的研究并没有得到赞助，而且每种治疗方案对临床贡献较为复杂（视频 1.1）。

10.3.2 不规则的皮肤表面轮廓

皮肤的表面纹理包括皱纹、条纹和橘皮组织。通常在全身部位不可能进行全视野修复，所以必须采用分数能量输送策略，在一系列治疗中得到期望的改善。组合治疗很常见（图 10.5）。表面化学剥离剂、微晶皮肤摩擦剂或类似技术也可以起作用，但不常用。选择适用于面部特征的相同模式，但是参数减少，治疗频次多，并且不完全清除。使用表面换能器的非消融表面重建中，微聚焦超声和 RF 是最常用的。射频能量可以使用大电极、分段方式或使用皮内引入的绝缘或非绝缘针头（图 10.6）输送。这些"从外到内"的方法对于表面不良改变比"从内向外"更常见。

几十年来，欧洲药物治疗已被用于改善皮肤平滑及降解脂肪。这种美容疗法通常涉及 10 种或更多种成分的化合物。最近的研究已经确定了许多制剂中 2 个主要活跃的成分——胆盐脱氧胆酸和磷脂酰胆碱，两者均可引起脂肪细胞溶解，或脂肪细胞膜破裂死亡而分解。随后出现严重的炎症反应，在结缔组织隔膜中产生真皮增厚和纤维化，所有这些

图 10.5 患者用 Cellulaze（Cynosure, Inc.，1 440 nm 侧面灼烧皮下纤维术）治疗使皮肤光滑 / 减少脂肪团（A）；6 个月后接受 Sculpsure（Cynosure, Inc.，1 060 nm 二极管激光热疗）治疗调整轮廓（B）

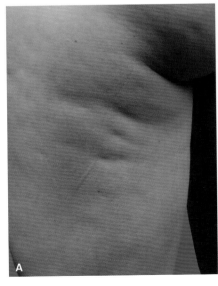

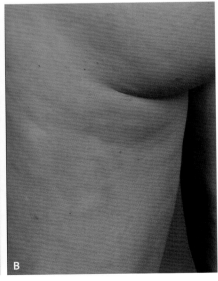

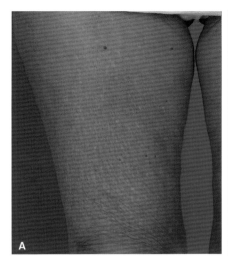
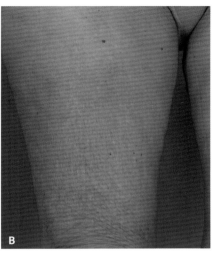

图 10.6　两次微针射频治疗之前（A）和腿部皮肤平滑除皱后 3 个月（B）

均有助于更光滑和紧致的皮肤塑造[16, 17]。其他药物如沙美特罗，一种 β 受体激动剂，也在受试中[15]。

尽管没有数据支持特定的顺序或选择技术，但药理学结合能量治疗的方法正越来越多地用于皮肤保养的过程中[1]。同样的，尽管这些综合治疗在当今临床医学中广泛使用，但是对于许多疗法作为独立疗法缺乏疗效的结果数据，特别是对于任何定量组分的疗效数据是缺乏的。

10.3.3　色素沉着

紫外线损伤或炎症过程导致肤色的改变是可以改善的，也可以解决毛细血管扩张症、血管瘤和一些更为常见的皮肤血管改变等疾病。激光（通常为 532 nm 和 1 064 nm 波长）和高强度脉冲光［强脉冲光（IPL），如 BBL，Sciton，Inc］是最常用的产品（图 10.7）。

10.4　结论

皮肤的老化是多因素引起的，其数量级巨大。与相似的面部区域相比，表面积的大小、变化的幅度以及皮肤愈合能力的下降使治疗变得更加困难。通常通过联合治疗来获得最为满意的矫正。许多可取的治疗方式不断发展，以逐步提高解决躯体皮肤松弛、衰老和光损伤问题的能力。

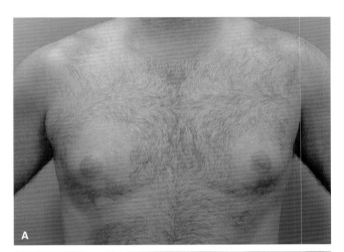
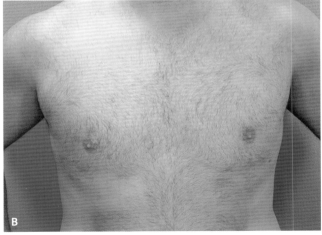

图 10.7　治疗前（A）和 3 次 BBL 治疗到胸部后 1 个月用于色素清除（B）

10.5　评论

我尊重并遵循了本章作者 10 多年的工作。作者对身体轮廓、皮肤管理中最困难的一部分内容进行了研究，最终以手术与非手术方法治疗有效地解决了我在临床实践中遇到的一些常见问题。目前，治疗萎缩性皮肤相当困难，传统手术方案存在瘢痕问题，治疗方法的组合策略对于达到满意治疗效果至关重要。手术仍然是黄金标准，但联合治疗可能对于精心挑选的患者非常有效。

本章提出了实用性和花费的重要问题。几种基于面部的解决方案效果非常好，但由于一次性用品和提供治疗所需的相对供应量，使得成本很高。为此，我们还采用了同时解决皮肤内外部问题的方法，通常使用激光、聚焦超声和 RF 来实现皮肤紧致、改善皮肤色泽。基于透明质酸的混合物，我们已经使用超稀释的填充剂，混合物含有（10~20）：1 的防腐剂，含有盐水和利多卡因。就胶原蛋白刺激和增强基于能量的技术的效果而言，皮肤的皮内肿胀似乎确实产生了持久的效果。特别是，填充物被放置在激光治疗之前，以产生局部效果，使得治疗无痛，同时增强激光效果。在这种同步联合治疗方法中，不使用肾上腺素是至关重要的，也有利于预测期望的效果。

最后，正如本书中其他作者所表明的那样，能够提供有效的非手术方法，挽救吸脂手术导致的皮肤松弛和（或）其他医源性副作用，这显著增大了其治疗功效。

（评论人：Julius W. Few Jr.）

参·考·文·献

[1] Jerdan K, Fabi S. A noninvasive approach to off-face skin laxity and tightening: a review of the literature. Semin Cutan Med Surg. 2015; 34(3):118-128

[2] Yutskovskaya Y, Kogan E, Leshunov E. A randomized, split-face, histomorphologic study comparing a volumetric calcium hydroxylapatite and a hyaluronic acid-based dermal filler. J Drugs Dermatol. 2014; 13(9):1047-1052

[3] Cogorno Wasylkowski V. Body vectoring technique with Radiesse® for tightening of the abdomen, thighs, and brachial zone. Clin Cosmet Investig Dermatol. 2015; 8:267-273

[4] Kreuger N, Sadick N. Three-dimensional rejuvenation of the photoaged body. Cosmet Dermatol. 2011; 24(8):381-387

[5] Weiss RA. Noninvasive radio frequency for skin tightening and body contouring. Semin Cutan Med Surg. 2013; 32(1):9-17

[6] Elman M, Vider I, Harth Y, Gottfried V, Shemer A. Non-invasive therapy of wrinkles and lax skin using a novel multisource phase-controlled radio frequency system. J Cosmet Laser Ther. 2010; 12(2):81-86

[7] Alster TS, Tanzi EL. Noninvasive lifting of arm, thigh, and knee skin with transcutaneous intense focused ultrasound. Dermatol Surg. 2012; 38(5):754-759

[8] Gold MH, Sensing W, Biron J. Use of micro-focused ultrasound with visualization to lift and tighten lax knee skin (1.). J Cosmet Laser Ther. 2014;16(5):225-229

[9] Rokhsar C, Schnebelen W, West A, Hornfeldt C. Safety and efficacy of microfocused ultrasound in tightening of lax elbow skin. Dermatol Surg. 2015; 41(7):821-826

[10] DiBernardo BE. Randomized, blinded split abdomen study evaluating skin shrinkage and skin tightening in laser-assisted liposuction versus liposuction control. Aesthet Surg J. 2010; 30(4):593-602

[11] Sasaki GH. Quantification of human abdominal tissue tightening and contraction after components treatments with 1 064-nm/1 320-nm laser-assisted lipolysis: clinical implications. Aesthetic Surg. 2010 Mar

[12] Dudelzak J, Hussain M, Goldberg DJ. Laser lipolysis of the arm, with and without suction aspiration: clinical and histologic changes. J Cosmet Laser Ther. 2009; 11(2):70-73

[13] Theodorou S, Chia C. Radiofrequency-assisted liposuction for arm contouring: technique under local anesthesia. Plast Reconstr Surg Glob Open. 2013; 1(5):e37

[14] Duncan I. Nonexcisional tissue tightening: creating skin surface area reduction during abdominal liposuction by adding radiofrequency heating. Aesthet Surg J. 2013 Nov

[15] Chen DL, Cohen JL, Green JB. Injectable agents affecting subcutaneous fats. Semin Cutan Med Surg. 2015; 34(3):134-137

[16] Duncan D, Rotunda AM. Injectable therapies for localized fat loss: state of the art. Clin Plast Surg. 2011; 38(3):489-501, vii

[17] Park EJ, Kim HS, Kim M, Oh HJ. Histological changes after treatment for localized fat deposits with phosphatidylcholine and sodium deoxycholate. J Cosmet Dermatol. 2013; 12(3):240-243

11

非手术方法挽救及增强手术效果

David A. Sieber, John E. Hoopman, and Jeffrey M. Kenkel

│ 摘要 │

　　胶原纤维热破坏的原理是许多非外科美容治疗方法的基础，如强脉冲光（IPL）、射频（RF）、高强度聚焦超声（HIFU）和剥脱式皮肤护理。所有这些治疗都会导致皮肤收紧。对波长、功率、光斑大小、脉冲宽度和冷却等方面的了解有助于优化效果并减少不良后果。

│ 关键词 │

　　消融，停机时间，CO_2 激光，Er：YAG 激光器，面部年轻化，高强度聚焦超声（HIFU），强脉冲光（IPL），低温区（MTZ），非消融射频（RF），皮肤松弛，软组织紧缩。

要点

- 恰当的患者选择和切合实际的预期是非手术治疗达到最佳效果的关键。
- 热能促进皮肤紧致。
- 所有患者应该以能产生反应的最低能量治疗。
- 所有非手术设备均有导致并发症的风险。

11.1　简介

　　非手术美容医学是一个快速发展的领域，2015年非手术美容数量增加了22%[1]。非手术方法的流行及产业直接面向消费者营销，对微创手术的需求持续增长。这些非手术方法效果自然，通过多次治疗最终可以达到手术治疗的效果。诸如非消融和消融激光、强脉冲光（IPL）、射频（RF）、高强度聚焦超声（HIFU）和剥脱式皮肤护理等技术也可能与手术联合使用来优化患者的整体美学效果。

　　这些技术均依赖于皮肤胶原纤维热破坏原理。众所周知，胶原蛋白是一种通过氢键结合的聚合物，正是这些连接促成了胶原蛋白的强度。而热能导致胶原蛋白变性的同时保持热稳定的分子内交联[2]。胶原纤维的物理性缩短以及分子内氢键的维持，既促进了皮肤收紧，又有可能增加了皮肤的弹性[3, 4]。随着热能输送量的增加（即组织温度升高），胶原蛋白变性程度加大，进一步导致组织收紧。热损伤也能诱导局部成纤维细胞产生新的胶原，启动伤口愈合反应。随着对提高疗效和可重复治疗需求的增加，追求平衡适当的热损伤而不导致组织坏死仍是目前最大的挑战。

　　胶原蛋白内的变化既有时间依赖，又有温度依赖性方式发生，这正意味着短时间暴露于高温或长时间暴露于较低温度下都会使胶原蛋白缩短。Bozec 和 Odlyha[5] 证明胶原纤维的变性发生在约 65 ℃，最开始的胶原蛋白损伤发生在 58 ℃ 左右。也有其他研究认为胶原蛋白的破坏和变性发生在 60~65 ℃，而在较高温度下发生较大程度的变性[2, 3, 6, 7]。所观察到的热紧缩正是由最初的胶原蛋白损伤以及由此产生的新胶原蛋白触发修复反应而引发。但是，烧伤方面的文献表明，在温度高于 45 ℃时即开始出现广泛的细胞膜分解[8]。

　　与其他设备一样，使用者必须了解这些设备的参数优化效果，同时还要减少治疗相关并发症。理解和操纵 5 个关键参数可使初学者切实掌握激光设备，而不仅仅依靠制造商预设的参数（框 11.1）[9]。

框11.1　操作激光设备的参数

- 波长：由目标发色团及其在组织内的位置确定。
- 功率：传递给目标组织的能量。
- 光斑尺寸：与功率相关，共同决定功率密度。
- 脉冲宽度：选定能量递送到目标组织的传送或暴露时间。
- 冷却：实现最大深度的损伤而不伤害更多浅表组织。

只有完全了解这 5 个参数及其相互作用，操作者才能充分利用激光治疗目标组织，而不会在过程中产生不必要的损伤[10]（表 11.1）。之后的每次后续治疗，患者的组织都会发生独特的变化，正因为每次的后续表现都不同，因此每次随后的治疗方法都会有所不同。这要求大家对每次的治疗参数进行轻微修改。

表 11.1　理想脉冲宽度与血管直径的关系

大小	200 μm	300 μm	400 μm	500 μm	600 μm	700 μm	800 μm	900 μm	1.0 mm
P/W	15 ms	20 ms	25 ms	30 ms	35 ms	40 ms	45 ms	50 ms	55 ms

注：<100 μm = 10 ms。

11.2　激光和强脉冲

光疗法

非手术激光设备可以分为两类，非消融型和消融型，两者在皮肤表面变化目标相似。当评估患者进行激光或光照疗法时，需要选择正确的设备来解决所治疗的特定皮肤疾病，并且必须具有可接受的恢复时间（表 11.2）。实际操作中，我们最常用的非消融、消融和基于光疗的设备如下：

- 分级 10 600 nm 二氧化碳激光。
- 2 940 nm 铒：钇铝石榴石（Er：YAG）激光。
- 全波长 Er：YAG 激光。
- 1 064 nm 钕掺杂：钇铝石榴石（Nd：YAG）激光。
- 532 nm 磷酸钾钛（KTP）激光。
- IPL 设备。

表 11.2　根据治疗的问题和相关恢复时间选择设备

问题	恢复时间	
	（小时）	（周）
色素	IPL、KTP (532)	Erbium
泛红	IPL、YAG (1 064)、KTP (532)	
皱纹	Botox、Fillers	TCA、Erbium、FCO₂
痤疮	Fillers	TCA、Erbium、FCO₂
松弛	Ultrasound、RF	Surgery

当使用激光和光疗时，组织内有 3 种主要的目标发色团：血红素、黑色素和水血红素。在 400 nm、532 nm 和 577~600 nm 处具有 3 个峰，其中 577 nm 对该发色团最具选择性。黑色素在更宽的光谱范围（400~1 100 nm）发现 400~475 nm 和 630~810 nm 的范围最具选择性。消融激光依靠于存储在靶组织中的水分子（图 11.1）。

在目前的换肤术中，完全消融 2 940 nm Er：YAG 激光虽然恢复时间长，但对皮肤修复的效果最为显著。Er：YAG 激光器在很大程度上取代了上一代 CO₂ 激光器，因为 Er：YAG 有精准的消融深度，没有传统 CO₂ 设备常见的附带组织不良加热。完全消融 Er：YAG 表面重建的恢复效果比任何非消融激光都显著。然而，Er：YAG 能够提供可预测的结果和可见性，是由于 Er：YAG 对水的高吸收，比 CO₂ 激光器高 13 倍。用超阈值通量加热这种水会导致细胞立即受热，从而导致组织瞬间蒸发。水的高吸收要求更精确的超阈值消融，对周围组织的附带损伤更少。与非消融模式相比，Er：YAG 的主要缺点是较长的恢复期，通常需要 7~10 日才能完成再上皮化。治疗后患者通常会持续至少 2~3 个月的红肿，甚至可能会持续 6 个月以上。这也可以通过使用 IPL 血管治疗来减少术后的发红。

开发分级激光器旨在达到类似于完全消融 CO₂ 和 Er：YAG 激光器的最终效果，使患者恢复更快，恢复时间更短。分级装置使用极高通量将聚焦的能

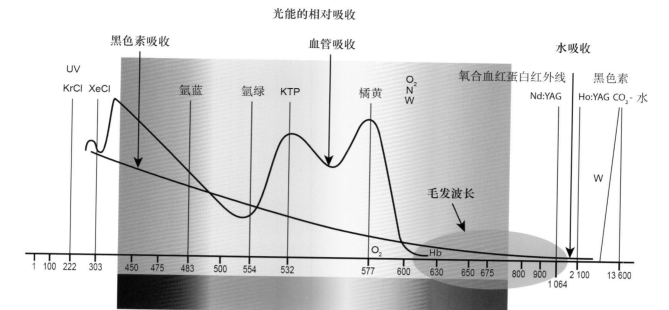

光能的相对吸收

图 11.1　为了最大限度地减少并发症，治疗毛发减少时选择的波长应不在黑色素吸收峰（400 nm）处，而在较长波长处

量递送至组织中，达到显微加热区（MTZ）。这些 MTZ 周围的区域只能达到亚点阵温度，但它们仍然会发生显著的蛋白质变性、组织凝固和凋亡[11]。热损伤通常延伸至 200~300 μm，它可以更深入真皮，导致之前提及的热诱导胶原蛋白缩短和新胶原生成的级联。通过对组织提供不连续的节段性损伤，健康组织的储存池可以保持愈合速度并作为角质形成细胞迁移的来源[12]。理论上讲，这些 MTZ 应产生足够的伤害，以产生类似于完全消融 CO_2 激光和 Er：YAG 激光的组织应答，但临床上并未达到这种效果[13, 14]。

通过 KTP 晶体将 1 064 nm 激光的频率加倍，这使得更高能量的 532 nm KTP 激光成为可能。532 nm 与 1 064 nm 相比一个特别优势是，对于相同的发色团（动脉或氧合血红蛋白），532 nm 的治疗能量低一个数量级，也意味着当治疗位于浅表真皮层中的表面毛细血管扩张症时，只需要较少的能量就可看到反应。无论何时治疗患者，目标都是使用能够达到理想临床终点的最低有效剂量，这样可以防止将过量的能量输送到靶组织中，并减少随后不良事件和并发症的风险[14-16]。532 nm 激光器的

缺点是它只有很浅的吸收长度，对于 >500 μm 的血管通常效果很差[17]。此外，在较暗皮肤类型中使用 532 nm 激光器时必须格外小心，因为黑色素在这个波长与血红蛋白相互竞争。

另一方面，1 064 nm 能够充分治疗较深的组织和较大的血管，深度达 5~6 mm，血管直径可达 2~3 mm。然而，这是以吸收系数降低引起的通量增加为代价，导致患者更加不适。

虽然手术治疗仍然是面部年轻化的金标准，但手术本身只能解决皮肤松弛和软组织紧缩问题。全球面部年轻化都必须解决皮肤表面的问题。多年的阳光照射可能导致静态和动态皱纹、皮肤质地差及多种不良色素沉着。尽管最初对手术治疗同时进行或作为辅助手术进行皮肤激光修复存在一些争论，但对于适度使用皮肤激光的特定患者，它已被证明是安全的[18-20]。其安全性很高，但许多操作者仍倾向于在手术后等待 3~6 个月再进行全面部激光换肤。

11.2.1　强脉冲光（IPL）

IPL 是最常用的手段，患者满意度很高。IPL

通常被称为激光，但它其实是一种闪光灯装置，而不是激光。该技术通过产生多色光来起作用，最常见的是在电磁波谱内 400~1 400 nm 的输出光谱。IPL 与激光的区别在于激光常发射单一波长，而 IPL 同时提供全光谱。IPL 的工作原理是将光线通过特定的滤光片以阻挡不需要的波长，从而针对所需的发色团制定发射的波长。因为这不是激光，本质上是一种更安全的装置。相对来说，缺陷也是存在的，因为它可发出多达 1 000 种不同的波长，常难以对每种发色团均精确处理。简而言之，由于其发射的光谱，这是一种可以扫描每个发色团的装置，并且为了重新获得某种控制而使用了波长限制滤光片。这些滤光片通常是高通滤光片，可以阻挡波长低于滤光片上指示的数量，同时允许更长的波长通过组织。更短的波长被吸收到更浅表的目标中，并且使得能量靶向更深的真皮而不损伤上部皮肤结构。IPL 可用于治疗矫正光老化和血管病变色素、红斑或痤疮。

11.3　激光及基于光的设备的患者选择

532 nm KTP 激光器最适合于治疗小静脉、色素、文身、葡萄酒色斑和非消融性皮肤重塑[21]。与 KTP 激光器类似，1 064 nm Nd：YAG 常用于非消融性面部表面重修、脱毛、治疗痤疮、腿部静脉、色素性病变和血管异常[22-30]。而当需要针对特定色素、皮肤肌理或皱纹等进行侵袭性皮肤表面修复的患者最好使用 Er：YAG[31-35]。由于 IPL 产生的波长范围很广，因此 IPL 是通用的设备。它可用于治疗毛细血管扩张症、色素脱失和毛发减少[24, 36-39]（表 11.3）。

表 11.3　具有治疗相关波长、目标发色团和常规用途的激光器及光相关的设备

激光	波长（nm）	发色团	常规用途
KTP	532	黑色素、血红蛋白	良性色素性病变、毛细血管扩张
Nd：YAG	1 064	黑色素	良性色素性病变、头发、蜘蛛静脉、小腿静脉
Er：YAG	2 940	水	皱纹、萎缩性瘢痕、皮肤和表皮病变

（续表）

激光	波长（nm）	发色团	常规用途
CO_2	10 600	水	皱纹、萎缩性瘢痕、真皮和表皮病变
IPL 设备	400~1 400	黑色素、血红蛋白、水	色素性病变、蜘蛛静脉、腿

面部年轻化的一个很好的方法是通过注射脂肪或透明质酸填充剂并辅以面部换肤治疗（视频 1.1）[40]。面部脂肪移植可以恢复丢失的面部容积，而激光换肤可以解决浅表和深层的皱纹、改善面部轮廓和皮肤纹理。当患者进行了上睑手术、面部脂肪移植，并同时进行激光换肤后，效果极佳。而与下眼睑袋同时进行时，激光换肤也同样安全有效[41]。

11.4　技术步骤和治疗计划

许多患者在经历更具侵入性的手术时可能需要使用抗焦虑剂和口服麻醉药物进行预处理。通常使用 0.25~0.50 mg 阿普唑仑（Xanax，辉瑞公司）和口服含氢可酮的药物，如 Norco（Allergan，Inc.）或 Lortab（Akorn，Inc.; UCB，Inc.）。预处理继续应用包含苯佐卡因、利多卡因和丁卡因（BLT）局部麻醉剂外涂于治疗区域。局部麻醉似乎无害，但由于利多卡因毒性的潜在风险，在大面积治疗时必须小心[42, 43]。区域神经阻滞有时需要根据与手术相关的疼痛和患者的疼痛阈值而定。神经阻滞通常与碳酸氢盐混合 0.25%~1% 利多卡因（盐酸利多卡因）使用。治疗眼球周边时，经常放置眼内防护用于角膜保护。对于侵入性更深的如 CO_2 和铒激光这样的治疗，患者在高镇静麻醉下最合适。

11.4.1　用于血管病变的 1 064 nm（Nd：YAG）激光

（1）表 11.1 使用最少的能量来有效地封闭靶血管。

（2）使用接触动态（PPP）冷却在 10~20 ℃以保证安全。

（3）从 80 J/cm^2 开始并且以 10 J/cm^2 的增量滴定能量直到达到预期的响应（停滞）。

（4）无论血管直径如何，使用 6 mm 斑点都将确保血管落入有效治疗区内。对于 200 μm 及以下，在治疗具有骨骼或毛发等区域时，从 160 J/cm² 开始使用 3 mm 斑点和双倍治疗能量范围。

（5）将机头保持 90° 垂直于组织平面。

（6）让患者置于仰卧位以平衡压力。

（7）使用蓝宝石冷却接触部位。使用光学耦合凝胶有助于将光线引入皮肤并在传递后吸收热量。

（8）不管颜色和（或）位置如何，80~120 J/cm² 的 6 mm 斑点和 160~240 J/cm² 的 3 mm 斑点将足以有效地闭合大多数血管。

（9）一次只更改一个参数。

（10）一旦能量（J/cm²）建立后，脉冲宽度是剩余血管的关键参数。

（11）目标：
- 升高血液在 70 ℃ 以上。
- 损伤内膜。
- 收缩包绕血管的 I 型和 III 型胶原蛋白。
- 实现血管淤滞（无净化及再充）。

* 6 mm 斑点的治疗范围：80~120 J/cm²。

* 3 mm 斑点的治疗范围：160~240 J/cm²。

11.4.2 分级二氧化碳激光

大多数分级设备具有可控制的几个变量，包括斑点大小、密度和能量。然而，没有明显的指标来确定治疗是否充分。应该指出的是，在较暗的皮肤类型中应该谨慎使用较高密度的治疗。

（1）选择局部麻醉剂。

（2）根据需要考虑使用利多卡因的区域和阻滞范围。

（3）如果使用印记模式，则应计划至少通过 2 次以消除任何间隙或处理其中的重叠。例如，如果需要 20% 的密度，建议使用 2 次 10% 的密度。

（4）旋转模式需要在软件上设定密度和次数。

（5）为了避免间隙和处理叠加，应该应用多道阴影线（图 11.2）。

（6）在处理之后，使用少量润肤霜并每日使用 2~3 次，直到剥离完成。

11.4.3 Er∶YAG 技术步骤（皮肤自然修复疗法）

（1）术前 1 小时涂抹局部麻醉剂。可重新局部额外用药，但额外使用利多卡因有毒性风险。

（2）使用 4 in × 4 in 湿纸巾，彻底去除局部麻醉剂并轻拍把水吸干。

（3）将消融设定为所需的深度，通常为 15~50 μm（不凝固）。

（4）15 μm 的初始剥离能实现了几个目标。
- 允许评估个体红斑反应。如果患者反应强烈，可以调整治疗强度来达到理想的恢复时间。
- 去除角质层，减少局部摄取时间，同时增加局部渗透的深度。
- 局部再次用药有助于消除 <100 μm 消融时口服药物的需求。
- 进行 2~3 次将获得更均匀的覆盖和消融。

（5）第一阶段将重叠设置为 50%。

图 11.2 微激光剥离的经典处理模式（John E. Hoopman 提供，Light presentation 的基本原理）

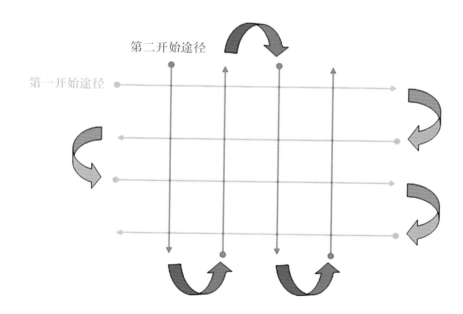

第二开始途径

第一开始途径

（6）第一阶段后，局部重新用药 10~15 分钟以达到完全效果。

（7）使用 4 in×4 in 的湿纸巾，彻底去除局部麻醉药并轻拍把水吸干。

（8）将扫描仪旋转 90° 以形成交叉线图案（图 11.2）。

（9）第二阶段将重叠设置为 50%。

（10）选择理想的消融深度，不超过早期网状出血的终点。

（11）擦掉残留物并涂上局部外用药膏。

（12）送患者回家并告知术后注意事项。

预计恢复时间

作为一个简单的规则，表皮消融除以原始厚度乘以 28 日即为大致的愈合时间（例如：20 μm/110 μm×28 日 = 5 日）发红通常是计算时间的 1/3~1/2。在 1/4~1/3 的愈合时间后可以开始化妆（表 11.4）。

表 11.4 预计恢复时间

表皮消融／原始厚度	愈合时间（日）	泛红时间（日）	允许化妆时间（日）
10 μm/110 μm×28	2.5	1	1
20 μm/110 μm×28	5	2.5	1
30 μm/110 μm×28	7.5	3.5	2
40 μm/110 μm×28	10	5	2
50 μm/110 μm×28	12.5	6	3
60 μm/110 μm×28	15	7	4

11.4.4 IPL 治疗痤疮

（1）治疗基本原则

- 涂抹 2~3 mm 无色凝胶层。

- 选择适当的设置。将一个脉冲的后沿与下一个脉冲的前沿进行匹配。脉冲之间不应有重叠。

- 脉冲应该"排列"在一起。

（2）参数（表 11.5）。

（3）终点：没有确切的终点。治疗目标是用光照皮肤。患者可能会有轻微的刺痛感。如果治疗区开始变热，请暂停治疗，直至区域冷却。

（4）治疗后护理。

- 观察：治疗后数小时可能出现轻微红斑。

- 干预：很少需要冷的敷料或冰袋，但可以在治疗后使用提供舒适感。

- 如果出现起疱，应采取积极的伤口愈合措施。

- 间隔：治疗应每周进行 1~2 次，建议至少 6 个疗程。

- 在最后一次广频光（BBL）治疗后，痤疮的破坏将持续数周，并且治疗的效果将保持不变，直到细菌数量降低至初始值。一些患者可能需要在最初一系列治疗的 3~6 个月内进行维持治疗。

- 如果与分级治疗等其他治疗一起进行，请先行痤疮治疗。

- 向制造商咨询与痤疮治疗联合使用注射剂的指导原则。

- 下一次脉冲应用。

表 11.5 宽频光治疗痤疮的起始参数

皮肤类型	能量（J/cm²）	脉冲宽度（ms）	滤光器（nm）	冷却温度（℃）	通路
Ⅰ~Ⅳ	5	150	420 蓝光	15	2
Ⅰ~Ⅴ	15	200	560 黄光	15	3*
Ⅰ~Ⅴ	15	200	590 红光	15	6*

注：首先 2 次使用 420 nm 滤光片，然后使用 560 nm 滤光片 3 次通过和（或）590 nm 滤波器 6 次，在 Ⅴ 型皮肤上除外。

只有 690 nm 滤光片能在 Ⅴ 型皮肤上使用。在敏感患者和严重的痤疮患者中，使用小的可脱卸适配器专注于个人痤疮点可能有助于减少不适感，并允许所有通路完成。Ⅵ型皮肤不建议使用。

结果

案例 1

患者是一位 54 岁的女性，希望改善她的痤疮瘢痕，矫正多余的上睑皮肤，并整体改善肤质。向她解释了各种治疗的风险和效果后，她选择了前面提到过的组织管理。随后接受双眼上睑成形术，将微电离脂肪移植于痤疮瘢痕处，以及全面部的分级铒激光（点阵模块、激光磨皮）（图 11.3）。

案例 2

这位 56 岁的女性向临床医师抱怨下颌轮廓不清晰，上眼睑皮肤过多，面部肤质不好且有细纹。关于手术和非手术选择进行了讨论。由于她的颈部皮肤过多和脂肪营养不良，她不适合非手术治疗。患者同意进行上睑成形术、颈部提升和全脸铒激光换肤。术后，她接受了 IPL 的系列治疗。在手术后

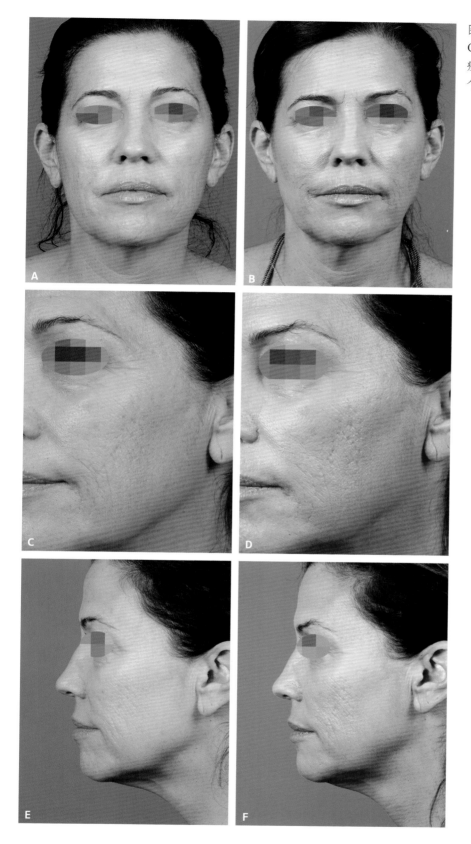

图 11.3 一位 54 岁的女性在术前（A、C、E）和进行上睑成形术、脂肪移植痤疮瘢痕和全面部分级 CO_2 激光术 6 个月后（B、D、F）

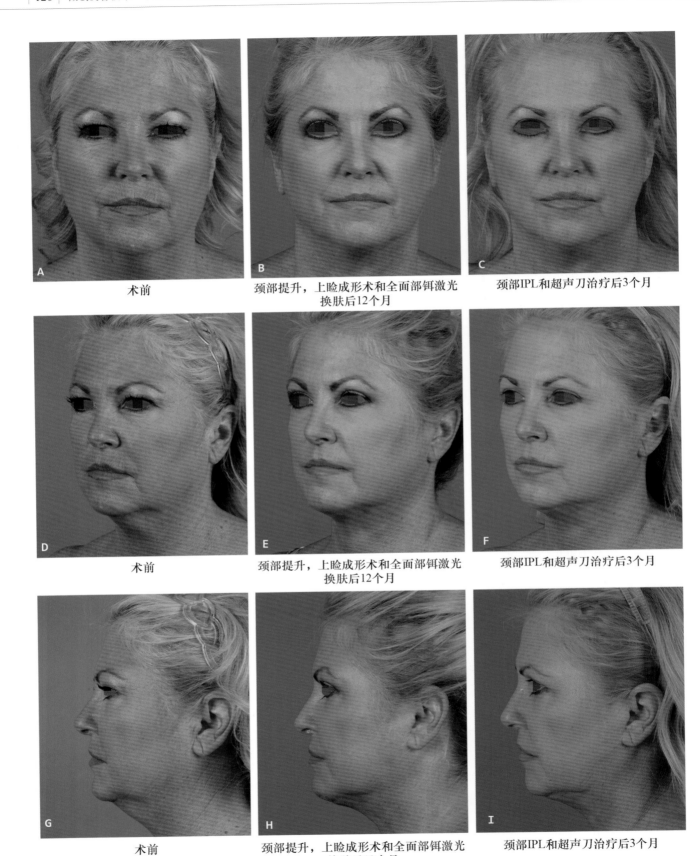

A 术前

B 颈部提升，上睑成形术和全面部铒激光换肤后12个月

C 颈部IPL和超声刀治疗后3个月

D 术前

E 颈部提升，上睑成形术和全面部铒激光换肤后12个月

F 颈部IPL和超声刀治疗后3个月

G 术前

H 颈部提升，上睑成形术和全面部铒激光换肤后12个月

I 颈部IPL和超声刀治疗后3个月

图 11.4 一名 56 岁女性治疗前（A、D、G）；上睑成形术、颈部提升和全面部铒激光换肤后 12 个月后（B、E、H）；IPL 和超声刀治疗后 3 个月（C、F、I）

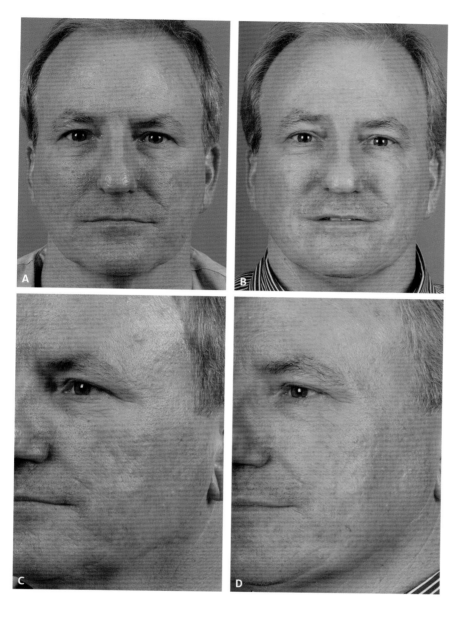

图 11.5　一名 43 岁男性抱怨青春期痤疮导致的令人不悦的瘢痕（A、C）；微粒化脂肪注射至痤疮瘢痕和 100 μm 铒激光剥离治疗 4 个月后（B、D）

6 个月，用铒激光给下睑进行治疗使皮肤收紧。术后，她仍然认为右颈部松弛，因此随后用超声刀（Ulthera）治疗颈部脂肪营养不良（图 11.4）。

案例 3

一名 43 岁的男性不满青春期痤疮导致的瘢痕。他被告知他的治疗方案。他最终接受了在相同的环境中进行微粒化脂肪注射至痤疮瘢痕和 100 μm 铒激光剥离。在图 11.5 中是治疗 4 个月后的他。

11.4.5　术后护理

基于光及非消融疗法的恢复是很简单的。患者在治疗后可能会泛红几小时。对于有色素沉着的患者，可能会加重色素沉着，并在某些情况下最终会出现轻微脱皮。适当时应使用保湿剂和防晒霜。多次治疗通常间隔 2~6 周。

分级 CO_2 换肤

患者会经历 12~24 小时的疼痛和不适，直至表皮再生。每日使用 3 次保湿霜，以防止皮肤过度干燥。一旦发生脱皮，患者可能会在治疗后出现 4~8 周的红肿，这会决定治疗深度如何。然后患者转至常规的皮肤护理疗程。

全消融铒：YAG 换肤

这些患者经历相当大的疼痛，直到治疗后 2~4 日上皮形成。封闭敷料包扎能显著改善患者体验并减少所经历的疼痛。敷料在 48 小时后更换，可同时评估皮肤状态。封闭与感染风险增加有关，因此密切监测是必不可少的。一旦去除敷料，在脱皮过程中继续使用保湿剂，持续 7~10 日。然后患者转至常规的皮肤护理疗程。

11.4.6 并发症和缺点

532 nm 和 1 064 nm 装置的并发症和缺点包括色素减退、色素过度沉着、起疱。这些都发生在真皮 - 表皮连接处附近。瘢痕虽然很少见，但是最严重的并发症，可发生于任何装置导致的全层伤口。炎症后色素过度沉着（PIH）是所有设备中最常见的并发症。PIH 有时可以使用维 A 酸或含有视黄醇的产品与对苯二酚一起来处理。用轻度的三氯乙酸剥离或 IPL 进行多次治疗也可能有助于改善 PIH 的外观。PIH 通常需要几个月才能解决，但通常情况

会变得更好（图 11.6）。CO_2 或 Er：YAG 的主要并发症是由于破坏真皮 - 表皮连接处的黑色素细胞而引起的永久性色素减退（图 11.7）。使用消融激光可能引起的另一个短期问题是持久的红斑，可能在治疗后持续长达 6 个月。

尽管看似温和，但 IPL 可能会产生严重的并发症，这些并发症通常与色素相关，并且在 Fitzpatrick Ⅳ ~ Ⅵ 型皮肤患者中更常出现。最常见的不良事件包括色素沉着、色素减退和起疱，这可能与皮肤类型、目标密度和装置设定密切相关。在治疗男性时，有些人可能会因为毛囊受到损伤而出现胡须部分脱落。其后治疗时会在表面形成更多的发色团，并可能导致并发症，因此应谨慎使用。

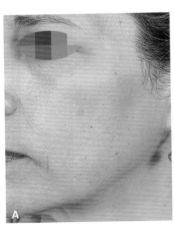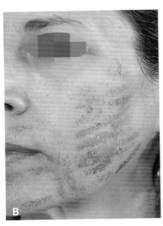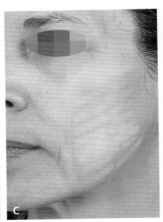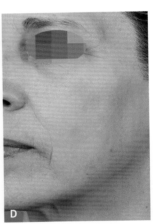

图 11.6 Fitzgerald Ⅳ 型皮肤的 48 岁女性接受了第三次 IPL 治疗（A）。在治疗时，没有意识到防晒问题，她随后发展成了局部 PIH（B）。治疗 PIH（C），然后在积极皮肤治疗 6 个月后得到解决（D）

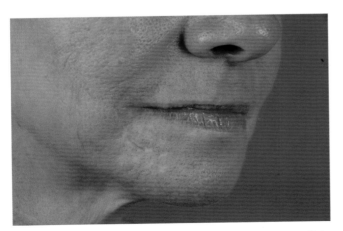

图 11.7 这名 54 岁的女性在 9 个月前接受了分级 CO_2 激光治疗，显示出重点区域的色素减退

11.5 射频

射频装置利用交流电流，使用电能传导的负电极和正电极来使电路内的组织极化。该交变电流引起目标组织中的振动，最终产生热量。如前所述，正是这种热量导致胶原蛋白分解，并最终引起胶原蛋白收缩而产生新生胶原蛋白。由于射频电流不会散布在组织中或被黑色素吸收，所以在所有 Fitzpatrick 皮肤类型的患者中使用是安全的[44]。4 种类型的射频装置可分为：单极、双极、多极和分级。每种设备都需要特定的电极配置，并产生不同的脉冲持续时间和频率[45]。医用非消融性射频装置

通常具有 0.3~10 MHz 的交流电[46]。改变所提供能量的振幅会改变目标组织深度，低振幅具有更长的波长，从而具有更大的穿透深度。

11.5.1 患者选择

射频设备最适用于轻度至中度皮肤松弛和脂肪营养不良的患者。与任何非手术方式一样，患者需要了解皮肤松弛和脂肪代谢障碍的改善，特别是在颈部的操作可能会导致其他美容方面的畸形，如颈阔肌的暴露或肥胖的不均匀矫正，这可能需要额外的治疗来修正。严重皮肤松弛和脂肪代谢障碍的患者最好用手术治疗。使用射频的禁忌证如下[47]：

- 妊娠。
- 任何植入式电子设备。
- 髋关节置换。
- 髋关节或股骨手术。
- 任何可能被射频能量破坏的植入金属设备。
- 任何活动期的皮肤病或胶原血管疾病。
- 任何活动期或新发的恶性肿瘤。
- 任何可能因高温而恶化的疾病史。
- 正在使用异维 A 酸。
- 凝血功能障碍史。

11.5.2 技术步骤和治疗计划

作为一般准则，倾向于首先进行简单且痛苦较少的流程，比较不舒服的流程最后再进行。如果考虑特定区域的综合治疗，分期治疗通常是在深度能量疗法的基础上进行的，因为它们对注射剂和脂肪的影响是未知的。

ThermiTight (ThermiGen, LLC)

（1）0.5%~1% 利多卡因与肾上腺素加热并使用。注射前 15 分钟将 10 mL 注射器放入温水浴中。室温麻醉剂可冷却皮下组织，使治疗时间更长且更困难。

（2）等待 15 分钟后，接入点使用 16G 针。治疗区被分成两部分。将该区域均匀处理至 55~60 ℃ 的内部温度并在表面处达到 45~47 ℃ 的温度。

（3）治疗后，患者用弹性绷带制动支持 1 周。患者会经历 7 日的肿胀期。

11.5.3 并发症和缺点

与射频治疗有关的可能并发症如下：

- 红疹。
- 持续性疼痛。
- 水肿。
- 瘀斑。
- 烧伤。

与所有其他非手术设备一样，大约 1/3 的患者有明显的阳性反应，另外 1/3 改变很小，还有 1/3 的患者对治疗无反应。部分患者可能出现局部的脂肪坏死，这些通常是自限性的且会自行逐渐恢复。下颌边缘神经常出现暂时性的神经障碍。目前射频的进口设备有一些缺点。这些装置常常在更大程度上减少软组织而不是表面的松弛皮肤。这种差异会导致不理想的轮廓变形或下面的颈阔肌的暴露，以及持久的皮肤松弛。

11.6 超声波

超声波（US）技术是一种声能产生形式，可以穿透组织到特定的深度，同时相邻组织不会受到影响[48]。当超声波穿过组织时，它会聚结到不同的区域，称为热凝结点（TCP）。这些热凝结点由于超声波引起的分子快速振动产生摩擦从而形成热量[49, 50]。这种热损伤导致相似胶原蛋白损伤、胶原蛋白收缩及最后的新胶原合成，启动愈合反应。研究表明，临床应用能起到紧致和提升面部及颈部皮肤的作用[51-53]。

11.6.1 患者选择

微聚焦超声治疗用于提升眉毛、颈部和颏下区域，已取得美国 FDA 批准，它对肩部的皱纹同样有效。根据 60% 盲审显示，2/3 的患者对他们的治疗效果感到满意。这种方法的缺点之一在于，在体质指数 ≥ 30 kg/m² 的患者中效果较差[54]。

颈部年轻化的常见困难是术后颈部轮廓的维持时间短。尽管通常能持续多年，但皮肤和软组织的固有特性使得效果不持久，导致反复发生皮肤松弛。微聚焦超声可能使颈部松弛皮肤进一步收紧，不需额外的手术操作。对于那些持续性不满意或复发性皮肤松弛的患者，这种方式提供了一种非侵入性的选择方案，从而被许多患者所接受。

11.6.2 技术步骤和治疗计划

微聚焦超声

选择注射局部麻醉剂作为镇痛方法。在口服麻醉药和抗焦虑药方面的经验并不丰富。通常认为几分钟的"注射"所引起的不适比1小时的"手术"所引起的不适更容易让患者接受。麻醉剂中不使用肾上腺素很重要，因为它会减少对皮肤的灌注并可能导致局部灼热和皮肤损伤。

完成麻醉后，使用超声波来扫描被治疗皮肤的厚度。通常执行2次，一次使用3.0 mm传感器，另一次使用1.5 mm传感器。只用1.5 mm的传感器治疗舌骨下方的前颈部。

治疗后，一些患者可能会出现持续1~2日的皮肤肿胀。习惯上限制活动时间4小时。

11.6.3 结果

案例4

这位做过隆颏术的49岁女性向作者（Kenkel博士）的诊所提出抱怨，表示上睑皮肤过多且有明显泪沟，并且对她下颌及颈部多余的皮肤和软组织感到不满。在向患者解释了解决她的担忧的各种方法之后，她最终决定实施可在办公室内进行的治疗计划，并将恢复时间降至最低。随后，她接受了双侧双眼皮手术、透明质酸丰泪沟，以及超声刀（Ulthera公司）与微聚焦超声治疗她的颈部皮肤松弛和脂肪代谢障碍。她的结果显示在图11.8中。

案例5

这位前来诊所的55岁女性对她多余的颈部皮肤和脂肪代谢障碍感到不满。同时还觉得随着年龄的增长，泪沟进一步加重。患者听说过超声刀可用于改善颈部轮廓，她来诊所的目的便是接受此种治疗。她是超声刀的理想人选，她接受了颈部治疗，同时还填充了透明质酸来改善泪沟。结果见图11.9。她最终对颈部轮廓的细微改善感到不满，并继续由Kenkel博士进行颈部提升。

11.6.4 术后护理

治疗后患者立即恢复正常的皮肤护理方案。

11.6.5 并发症和缺点

与超声治疗相关的并发症如下：
- 手术和术后疼痛。
- 瘀斑。
- 水肿。
- 感觉迟钝。
- 水疱。
- 治疗部位的红斑。

11.6.6 护肤

适当的皮肤护理方案对于优化手术和非手术效果至关重要。所有护肤方案应包括防晒霜、洁面乳、维A酸/去角质霜、抗氧化剂，必要时使用脱色剂。大部分的上皮内表皮重塑通常可以通过良好的方案耐心地护肤来完成。

11.7 结合手术和非手术方式

虽然手术仍被视为治疗面部老化的"黄金标准"，但患者寻求其他非手术方式的原因有很多，通常与金钱、恢复时间或对手术方式的反感有关。单靠手术达到目标有其自身的局限性，对于面中部年轻化和治疗已损伤的皮肤尤其如此。虽然单独的手术和非手术方式对于治疗许多疾病都是有效的，但它们的联合协同作用为患者提供了更完整的治疗方案来解决他们的问题。

首先，供应商必须详细了解所有可用的非手术器械。他们需要了解这些设备的优势和局限性，因为使用不当可能会对患者造成不可逆转的损害。使用任何新设备的安全方法是开始时保守地使用，直到获得更多的关于设备的知识。

许多只希望外观发生细微变化且无需恢复时间的患者是联合治疗的理想人选。与任何治疗一样，有必要就患者的意愿以及治疗的局限性进行详细的探讨。那些希望显著改善皮肤松弛或脂肪代谢障碍的患者仍然首选手术方式。然而，这些手术效果仍然可能通过前面提到的非手术方式来优化。文献中有多个结合了除皱术与激光或化学面部换肤的完整面部年轻化案例[18-20]。

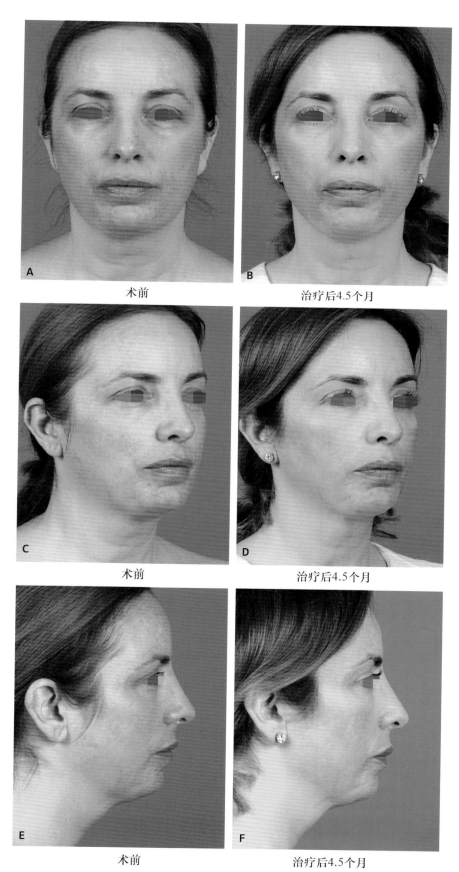

图 11.8 这位 49 岁的女性在治疗之前（A、C、E）和双眼皮手术、玻尿酸填充至颧骨及颈部超声刀治疗后 4.5 个月（B、D、F）

术前

治疗后4.5个月

术前

治疗后4.5个月

术前

治疗后4.5个月

图 11.9 这位 55 岁的女性在行颈部超声刀和玻尿酸填充泪沟前（A、C、E）和 3 个月之后（B、D、F）

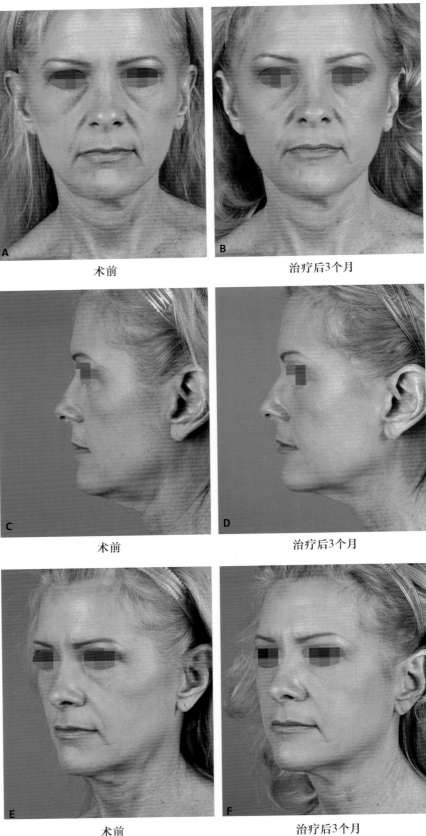

术前

治疗后3个月

术前

治疗后3个月

术前

治疗后3个月

11.8　结论

结合手术和非手术疗法，医师可以优化患者效果（视频 11.1）。为了最大限度地发挥每个设备的优势，供应商必须对设备的原理有详细的了解。综合治疗是安全的，很多患者在基于室内的设置中耐受良好。虽然手术仍然是黄金标准，但每位外科医师在实际操作中应包含一部分非手术疗法。

11.9　评论

本章的作者因出版最全面、最实用、最简洁的方法而备受称赞。本章强调控制损伤和炎症，以便根据合理的科学和原理实现新的胶原蛋白形成。

我们赞同 2940 频谱适合各种肤色的应用。随着皮肤护理方法的增多，比起传统的二氧化碳方法，即使在分次输送模式下使用，我们也可以实现更积极的治疗，从而具有出色的调控能力。

所呈现的病例非常动态且有效地说明，对于我们遇到的整形手术患者，我们希望得到更好的效果，由于已知风险和恢复时间而想避免手术。而文中呈现的结果非常好，所有患者都成功避免了不必要的手术。治疗策略类似于我们在临床上使用的方法。

本章中的指南不仅对治疗有用，而且对预估和管理恢复时间也很有用。案例 1 着重介绍了我的一个首选微粒脂肪注射、激光换肤术与眶周年轻化手术同时进行的组合，这种手术在局麻下用温和的口服镇静剂很容易完成[55]。

（评论人：Julius W. Few Jr.）

参・考・文・献

[1] Statistics-American Society of Aesthetic Plastic Surgery. Available at: http://www.surgery.org/media/statistics2016

[2] Arnoczky SP, Aksan A. Thermal modification of connective tissues: basic science considerations and clinical implications. J Am Acad Orthop Surg. 2000; 8(5):305-313

[3] Ross EV, Yashar SS, Naseef GS, et al. A pilot study of in vivo immediate tissue contraction with CO2 skin laser resurfacing in a live farm pig. Dermatol Surg. 1999; 25(11):851-856

[4] le Lous M, Flandin F, Herbage D, Allain JC. Influence of collagen denaturation on the chemorheological properties of skin, assessed by differential scanning calorimetry and hydrothermal isometric tension measurement. Biochim Biophys Acta. 1982; 717(2):295-300

[5] Bozec L, Odlyha M. Thermal denaturation studies of collagen by microthermal analysis and atomic force microscopy. Biophys J. 2011; 101(1):228-236

[6] Lin SJ, Hsiao CY, Sun Y, et al. Monitoring the thermally induced structural transitions of collagen by use of second-harmonic generation microscopy. Opt Lett. 2005; 30(6):622-624

[7] Hsu TS, Kaminer MS. The use of nonablative radiofrequency technology to tighten the lower face and neck. Semin Cutan Med Surg. 2003; 22(2):115-123

[8] Despa F, Orgill DP, Neuwalder J, Lee RC. The relative thermal stability of tissue macromolecules and cellular structure in burn injury. Burns. 2005; 31(5):568-577

[9] Farkas JP, Hoopman JE, Kenkel JM. Five parameters you must understand to master control of your laser/light-based devices. Aesthet Surg J. 2013; 33(7):1059-1064

[10] Ozturk S, Hoopman J, Brown SA, et al. A useful algorithm for determining fluence and pulse width for vascular targets using 1 064 nm Nd : YAG laser in an animal model. Lasers Surg Med. 2004; 34(5):420-425

[11] Geronemus RG. Fractional photothermolysis: current and future applications. Lasers Surg Med. 2006; 38(3):169-176

[12] Manstein D, Herron GS, Sink RK, Tanner H, Anderson RR. Fractional photothermolysis: a new concept for cutaneous remodeling using microscopic patterns of thermal injury. Lasers Surg Med. 2004; 34(5):426-438

[13] Farkas JP, Richardson JA, Burrus CF, Hoopman JE, Brown SA, Kenkel JM. In vivo histopathologic comparison of the acute injury following treatment with five fractional ablative laser devices. Aesthet Surg J. 2010; 30(3):457-464

[14] Oni G, Robbins D, Bailey S, Brown SA, Kenkel JM. An in vivo histopathological comparison of single and double pulsed modes of a fractionated CO(2) laser. Lasers Surg Med. 2012; 44(1):4-10

[15] Major A, Brazzini B, Campolmi P, et al. Nd : YAG 1 064 nm laser in the treatment of facial and leg telangiectasias. J Eur Acad Dermatol Venereol. 2001; 15(6):559-565

[16] Clark C, Cameron H, Moseley H, Ferguson J, Ibbotson SH. Treatment of superficial cutaneous vascular lesions: experience with the KTP 532 nm laser. Lasers Med Sci. 2004; 19(1):1-5

[17] Dudelzak J, Hussain M, Goldberg DJ. Vascular-specific laser wavelength for the treatment of facial telangiectasias. J Drugs Dermatol. 2009; 8(3):227-229

[18] Scheuer JF, Ⅲ, Costa CR, Dauwe PB, Ramanadham SR, Rohrich RJ. Laser resurfacing at the time of rhytidectomy. Plast Reconstr Surg. 2015; 136(1):27-38

[19] Weinstein C, Pozner J, Scheflan M, Achauer BM. Combined erbium:YAG laser resurfacing and face lifting. Plast Reconstr Surg. 2001; 107(2):593-594

[20] Hollmig ST, Struck SK, Hantash BM. Establishing the safety and efficacy of simultaneous face lift and intraoperative full face and neck fractional carbon dioxide resurfacing. Plast Reconstr Surg. 2012; 129(4):737e-739e

[21] Ha RY, Byrd HS. Septal extension grafts revisited: 6-year experience in controlling nasal tip projection and shape. Plast Reconstr Surg. 2003; 112(7):1929-1935

[22] Cisneros JL, Río R, Palou J. The Q-switched neodymium (Nd):YAG laser with quadruple frequency. Clinical histological evaluation of facial resurfacing using different wavelengths. Dermatol Surg. 1998; 24(3):345-350

[23] Bencini PL, Luci A, Galimberti M, Ferranti G. Long-term epilation with long-pulsed neodimium:YAG laser. Dermatol Surg. 1999; 25(3):175-178

[24] Goldberg DJ. Laser- and light-based hair removal: an update. Expert Rev Med Devices. 2007; 4(2):253-260

[25] Tanzi EL, Alster TS. Long-pulsed 1 064 nm Nd：YAG laser-assisted hair removal in all skin types. Dermatol Surg. 2004; 30(1):13-17

[26] Alster TS, Bryan H, Williams CM. Long-pulsed Nd：YAG laser-assisted hair removal in pigmented skin: a clinical and histological evaluation. Arch Dermatol. 2001; 137(7):885-889

[27] Bernstein EF, Kornbluth S, Brown DB, Black J. Treatment of spider veins using a 10 millisecond pulse-duration frequency-doubled neodymium YAG laser. Dermatol Surg. 1999; 25(4):316-320

[28] Sadick NS. Laser treatment of leg veins. Skin Therapy Lett. 2004; 9(9):6-9

[29] Rogachefsky AS, Silapunt S, Goldberg DJ. Nd：YAG laser (1 064 nm) irradiation for lower extremity telangiectases and small reticular veins: efficacy as measured by vessel color and size. Dermatol Surg. 2002; 28(3):220-223

[30] Eremia S, Li CY. Treatment of leg and face veins with a cryogen spray variable pulse width 1 064 nm Nd：YAG laser—a prospective study of 47 patients. J Cosmet Laser Ther. 2001; 3(3):147-153

[31] Holcomb JD. Versatility of erbium YAG laser: from fractional skin rejuvenation to full-field skin resurfacing. Facial Plast Surg Clin North Am. 2011; 19(2):261-273

[32] Alster TS, Lupton JR. Erbium:YAG cutaneous laser resurfacing. Dermatol Clin. 2001; 19(3):453-466

[33] Sapijaszko MJ, Zachary CB. Er：YAG laser skin resurfacing. Dermatol Clin. 2002; 20(1):87-96

[34] Jimenez G, Spencer JM. Erbium:YAG laser resurfacing of the hands, arms, and neck. Dermatol Surg. 1999; 25(11):831-834, discussion 834-835

[35] Hughes PS. Skin contraction following erbium:YAG laser resurfacing. Dermatol Surg. 1998; 24(1):109-111

[36] Angermeier MC. Treatment of facial vascular lesions with intense pulsed light. J Cutan Laser Ther. 1999; 1(2):95-100

[37] Goldman MP, Weiss RA, Weiss MA. Intense pulsed light as a nonablative approach to photoaging. Dermatol Surg. 2005; 31(9 Pt 2):1179-1187, discussion 1187

[38] Bitter PH. Noninvasive rejuvenation of photodamaged skin using serial, fullface intense pulsed light treatments. Dermatol Surg. 2000; 26(9):835-842, discussion 843

[39] Johnson F, Dovale M. Intense pulsed light treatment of hirsutism: case reports of skin phototypes V and VI. J Cutan Laser Ther. 1999; 1(4):233-237

[40] Ransom ER, Antunes MB, Bloom JD, Greco T. Concurrent structural fat grafting and carbon dioxide laser resurfacing for perioral and lower face rejuvenation. J Cosmet Laser Ther. 2011; 13(1):6-12

[41] Kim EM, Bucky LP. Power of the pinch: pinch lower lid blepharoplasty. Ann Plast Surg. 2008; 60(5):532-537

[42] Oni G, Brown S, Kenkel J. Comparison of five commonly-available, lidocaine-containing topical anesthetics and their effect on serum levels of lidocaine and its metabolite monoethylglycinexylidide (MEGX). Aesthet Surg J. 2012;32(4):495-503

[43] Oni G, Brown S, Burrus C, et al. Effect of 4% topical lidocaine applied to the face on the serum levels of lidocaine and its metabolite, monoethylglycinexylidide. Aesthet Surg J. 2010; 30(6):853-858

[44] Sadick N. Tissue tightening technologies: fact or fiction. Aesthet Surg J. 2008;28(2):180-188

[45] Weinkle AP, Sofen B, Emer J. Synergistic approaches to neck rejuvenation and lifting. J Drugs Dermatol. 2015; 14(11):1215-1228

[46] Sadick NS, Makino Y. Selective electro-thermolysis in aesthetic medicine: a review. Lasers Surg Med. 2004; 34(2):91-97

[47] Belenky I, Margulis A, Elman M, Bar-Yosef U, Paun SD. Exploring channeling optimized radiofrequency energy: a review of radiofrequency history and applications in esthetic fields. Adv Ther. 2012; 29(3):249-266

[48] Kennedy JE, Ter Haar GR, Cranston D. High intensity focused ultrasound: surgery of the future? Br J Radiol. 2003; 76(909):590-599

[49] White WM, Makin IR, Barthe PG, Slayton MH, Gliklich RE. Selective creation of thermal injury zones in the superficial musculoaponeurotic system using intense ultrasound therapy: a new target for noninvasive facial rejuvenation. Arch Facial Plast Surg. 2007; 9(1):22-29

[50] Gliklich RE, White WM, Slayton MH, Barthe PG, Makin IR. Clinical pilot study of intense ultrasound therapy to deep dermal facial skin and subcutaneous tissues. Arch Facial Plast Surg. 2007; 9(2):88-95

[51] Fabi SG, Goldman MP. Retrospective evaluation of micro-focused ultrasound for lifting and tightening the face and neck. Dermatol Surg. 2014; 40(5):569-575

[52] Alam M, White LE, Martin N, Witherspoon J, Yoo S, West DP. Ultrasound tightening of facial and neck skin: a rater-blinded prospective cohort study. J Am Acad Dermatol. 2010; 62(2):262-269

[53] Kenkel J. Evaluation of the Ulthera System for achieving lift and tightening cheek tissue, improving jawline definition and submental skin laxity. Paper presented at: American Society for Laser Medicine and Surgery, 2013; Boston, MA

[54] Oni G, Hoxworth R, Teotia S, Brown S, Kenkel JM. Evaluation of a microfocused ultrasound system for improving skin laxity and tightening in the lower face. Aesthet Surg J. 2014; 34(7):1099-1110

[55] Butz DR, Gill KK, Randle J, Kampf N, Few JW, . Facial aesthetic surgery: the safe use of oral sedation in an office-based facility. Aesthetics Society Journal. 2016; 36(2):127-131

12

面部整形外科中多种技术联合应用的影响因素

Jonathan M. Sykes and Amir Allak

｜摘要｜

本章讨论的是在面部整形外科中多种技术的联合应用。我们将分析几个影响医师和患者在选择治疗方式上的因素，如消费水平、行业广告营销、医师技术水平等，并讨论互联网在普及相关治疗手段中的影响作用。

｜关键词｜

溶脂术，广告，喜好，冷冻，决策，脱氧胆酸，直接面向消费者的广告（DTCA），面部分析，头发修复，激光技术，脂肪分解，吸脂术，在线营销，患者期望，推送营销，社交媒体，技术，超声波能量疗法。

要点

- 整形手术的一个基本评判要素是能够结合新兴技术以及由此产生的投资吸引力。
- 有效的营销策略对于整形外科医师的成功至关重要。
- 直接面向消费者的广告和社交媒体可以影响患者的消费方式，能改变他们接触新公司和新设备的方式。

12.1 简介

每次接受面部整形手术，当患者需要改变面部外观和（或）功能时，医师都要进行一个决策过程，其中包括几个因素：需求和功能、患者的期望值、面部基础分析、患者的心理素质，以及外科医

师的偏好和技能。

当然，患者的特殊要求在医师决定该用哪种美容治疗的选择中显得比较重要。患者所希望的改变要求始终是所有决定选择哪种美容治疗方式中最重要因素。在考虑到患者的美容要求以后，外科医师可以拟定治疗方案。这些交流极大地赋予了患者的自主权利及对治疗方案的知情同意权。在初步沟通过程中获取患者对美容治疗的期望值以及这些期望值能否实现是十分重要的，这一过程是决定患者满意程度的重要因素，也是沟通过程的价值体现。

对所有患者来说，最好的治疗方案可能是单一的治疗方法或是多种治疗方法的结合。医师的个人技术水平、个人喜好对其建议和决定哪种治疗方式也有一定的影响。每个医师都有义务认真评定各种治疗方案，整理相关的方案优劣，然后再向患者提出建议。只有在大致了解所有治疗方案后，患者才能做出相对适合的选择。

本章将详细讨论沟通技术在面部整形手术中的作用。具体而言，将分别分析医师和患者对于选择治疗方案的影响。还将讨论行业营销和互联网在教育和影响患者中的作用。所有因素都需要考虑，如经济水平、自我期望度、行业广告和技能水平等。

12.2 患者期望

互联网已经成为面部整形手术全球化发展的推广工具。它促进了手术量的提高，增加了患者接受相关整形知识的机会，并为整形外科医师宣传他们的技能和推销他们自身提供了一个很好的平台。医

师们发现，患者喜欢在接受治疗前研究他们的治疗水平。然而，患者往往无法区分事实和虚构，互联网提供的信息具有一定的不可靠性或不准确性。

患者通常想要选择尝试新的手术治疗方式，觉得那些通过市场营销、包装吹嘘的手术方式相比于传统的手术方式更吸引人。患者通常会问医师："你有什么新的治疗产品吗？"或者"你有什么新的治疗技术吗？"患者经常被推销新的或"特殊"的治疗技术的医师或把这类"新技术"营销成"最佳选择"的市场营销手段说服。一方面，患者期待"最新和最好的"治疗方法，医师想推销他们特定的产品和（或）服务，往往导致患者对预期的效果产生误解。

12.3　医师的广告营销

广告和营销是整形外科手术推广的重要组成部分。从事整形医学的任何人都意识到，他们的成功与他们的广告和营销技能有关。美容手术和相关的推广服务是"创造期望"，而不是满足需求。广告使患者了解所提供的治疗服务，也是医师进行公众普及，了解医师水平和经验的一种途径。互联网是一个巨大的传播信息和展示新技术及治疗服务的工具。

广告营销治疗服务主要有两种策略："推"和"拉"的营销方式。任何一种营销方式都适合面部整形医师进行治疗服务的推广，但若是没有正确地应用，也会带来一定的负面影响或成本浪费。推送营销是指在未考虑产品、服务的前提下，向潜在客户投放产品或服务的广告。

推送营销实例包括电视或印刷广告、邮寄传单、广告牌、某些类型的社交媒体和在线营销。这是大多数人认为的传统广告。推送营销对广大人群的普及度较高。然而，实际购买的收益往往比例较低。推送设计的服务、产品对那些通常不会经常进行美容治疗或对其产品的了解度较低的患者群体具有较大的优势。机器人或显微移植头发就是一个例子。男性患者不常接触面部整形，因此不一定会接触到面部整形医师。如果不进行一些外部宣传，就不一定有机会知道头发移植这一治疗。

在拉动营销策略中，已经与销售者建立消费关系的消费者在进行咨询时会得到有关产品的信息。对于面部整形外科医师来说，这是一个较为熟悉的流程，因为对面部整形治疗方案的沟通往往有助于推销新的治疗产品或治疗手段。例如，当给患者介绍一种新的面部填充物或嫩肤方式时，同时提供疗效结果评估。因为患者不仅会去咨询外科医师，还会与美容师、诊所的工作人员沟通，因此所有的工作人员都必须了解新产品，并在相关情况下进行介绍。拉力营销的普及度较低，但收益率较高。具有较大的推广和营销能力，并具有增强信任和建立医患关系的能力。

拉动式和推送型营销都可以帮助患者了解面部整形手术中提供的产品和服务。理想的结合方式应根据产品的选择、手术的可行性、客户的年龄、来自哪个地区等综合考虑。这与其他任何一个服务机构的服务流程类似。在现实营销过程中，商家会使用更多的推送营销，因为那里的患者可能不知道这些治疗服务，如在诊所候诊室通过发送传单等方式进行推送营销。专业的美容医师可能会有相对更多的拉动营销，因为已有一定的复诊患者基础，但他们也需结合一定的推送营销来吸引更多的患者。无论采取何种方法，都必须不断重新评估营销策略，以确保成本不浪费及投资回报。有关营销策略的总结与比较请参见表 12.1。

表 12.1　营销策略的总结与比较

项目	推送营销	拉动营销
曝光度	高	低
产量	低	高
对象	那些没有考虑与不了解该治疗、产品的人	已经有美容治疗经历的患者
最佳方式	混合实践和审美	纯粹的审美

12.4　医疗厂商的作用

医疗厂商在整形手术治疗中扮演着重要的角色。他们制造新设备和协助发明新技术，能强有力地扩大患者的服务项目。新技术也影响医师的技术水平的提升及患者的整体治疗效果的提高。创造这些新技术需要资金，如果公司不愿意筹集资金，就无法顺利创造这些技术。

当然，这些技术创造的投资，于厂商而言，其主要目标是盈利。公司创造利润的过程是通过产生一个新想法，然后进行创造和技术资助，最后通过市场营销。营销包括将该设备推销给医师和直接面向消费者的广告（DTCA）。

在某些方面，按行业分类的直接面向消费者的广告（DTCA）可以有益于美容外科市场和美容外科医师的发展。然而，药物和设备公司通常会夸大其药效和设备疗效，淡化与他们的药物或装置有关的安全风险问题。医药行业往往会在经 FDA 批准但并没有充分科学依据情况下销售产品。这些产品通过市场营销，在人为操作下可能会产生欺骗公众的效应。医师不能完全依靠制造商的营销策略来进行药品和产品的推广。医师对推广负有责任，对于制造商的推广策略，他们也应提出自身的专业意见以供患者选择。这是建立在仔细分析美容治疗效果前提下总结患者治疗满意度来完成的。

12.5 紧肤和减脂

许多年来，减少脂肪堆积的唯一治疗手段是外科手术。躯干的脂肪囤积往往需要抽脂来解决。而在颈部、颈部提升或颏部吸脂是唯一的解决方法。最近，研究人员已经设计出能够使脂肪分解和收紧软组织的装置和注射药物，为患者和医师提供了新的治疗选择（视频 2.11）。

12.5.1 脱氧胆酸

一种可注射的脱氧胆酸，Kybella（keoxycholic acid, Allergan, Inc.）已被 FDA 批准用于作用到颈阔肌脂肪以减少颏下脂肪[1-4]。在皮下注射后，Kybella 会导致脂肪细胞溶解，并刺激局部组织反应，包括巨噬细胞浸润（清除细胞碎片和释放的脂质）、成纤维细胞的招募及胶原蛋白的产生[3]。预期的效果是改善面部的轮廓，使轮廓更立体。治疗过程大约需要 20 分钟，通常需要 2~4 个疗程才能达到颈部轮廓的最大改善。这种技术的治疗时间短，而且除了应用在颈部轮廓改善以外，还可应用在其他区域的身体轮廓改善[5]。

12.5.2 冷冻溶脂

设备利用浅表脂肪细胞的热损伤来进行冷冻溶脂。在治疗后的几日到几周内，损伤的脂肪组织被巨噬细胞和中性粒细胞清除，使浅表脂肪组织减少[6]。手术的长度平均约为 60 分钟，在手术后的几周至几个月，效果是最佳的。大多数医师会根据患者的要求及喜好提供 1~2 种治疗方法。

冷冻溶脂的设备是经 FDA 批准，用于腹部、大腿侧面、背部、腋窝和颏下区域，有时也应用于其他区域[7, 8]。冷冻治疗的优点主要是非侵入性的，不需要麻醉及手术切口。冷冻溶脂术几乎没有术后恢复期，并且在手术过程中和术后都只有轻微的不适。副作用也十分轻微，包括短暂性的红斑和瘀斑、感觉异常/麻木及轻微的疼痛，严重的并发症非常罕见[7]。对于那些不喜欢通过手术进行美容治疗的患者，冷冻溶脂术为身体轮廓的改善提供了一个不错的选择。而且这个治疗可以由护士、技师或美容师来协助完成，所以不需要外科医师花费大量的治疗时间。但治疗的缺点则是可能未达到预期结果，需重复或额外的美容治疗。

12.5.3 超声刀

超声刀是一种被设计为使皮肤紧致的装置，利用超声能量在皮下组织中诱导胶原蛋白的产生和沉积。治疗师利用一种成像和治疗相结合的超声探头，在真皮层和浅表脂肪的不同深度提供超声脉冲[9]。治疗平均约 60 分钟，视治疗的面积而定。超声刀经 FDA 批准用于颈部、上胸部和眉毛，除此之外，还应用在面中部和身体的其他部位[10]。

超声刀优势包括非手术治疗和无瘢的方法促使面部皮肤再生，并且基本没有恢复期（图 12.1）。而且，在美国的大部分州，超声刀治疗师并不需要医学博士或护理学士，从而为更多医疗工作人员提供了职业需求。超声刀治疗也被证明是安全的，极少有并发症。

超声刀治疗的主要缺点是效果不可预测性，因此有些患者可能会出现皮肤松弛的现象。与此同时，手术本身可能会有些不舒适感，甚至是轻微痛苦感，有时患者需要口服止痛药或抗焦虑药进行缓解[9]。超声刀设备的购买成本非常高，而且相关耗

图 12.1 接受超声刀治疗前（A）和接
受超声刀治疗后（B）

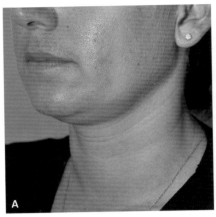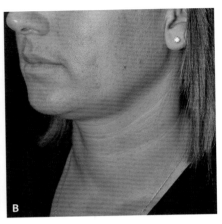

材和药物的价格也很高，这通常给患者带来更大的
治疗费用，加上额外的附加治疗费用，算下来估计
2 000~3 000 美元。

12.5.4 微创手术新设备

毛发移植

最常用的毛发修复方式是毛囊单位移植
（FUT）[11]。毛囊单位的获取技术最常见的方式是这
种切取术。在皮下脂肪层的毛囊下方，切除头皮枕
中横条［约 1 cm（宽）×（10~30）cm（长）］。然
后将该条切成微滤泡单位，用"刺和插"的方法重
新植入受区移植单元。这种技术的缺点是制造了枕
骨的头皮瘢痕，这种瘢痕在短而黑头发的患者中往
往是非常明显的[11, 12]（图 12.2）。

许多新的设备已设计成在收获毛囊后可立即
重新植入受区的移植单元，而不需要将其切割成
滤泡单位（如 FUT 中的毛发移植）。这种技术即毛
囊单位提取（FUE）。进行 FUE 设备中最常用的是
NeoGraft，他可从头皮枕部中随机采集单个毛囊单

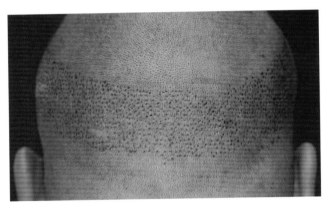

图 12.3 术中立即摘除毛囊单位（FUE）

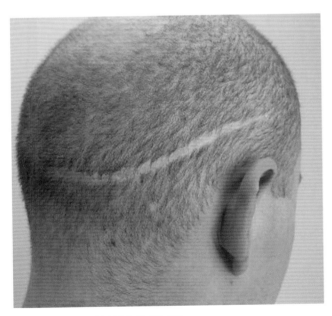

图 12.2 伤痕累累的条状供区带

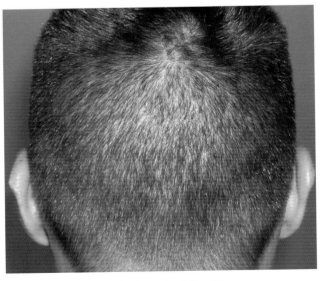

图 12.4 毛囊单位摘除（FUE）术后 1 周

位（图 12.3）。更昂贵的机器人模型既能完成供体的毛囊获取，也能完成受体的植入 [13]。使用这种装置，不仅可以精确地高效获取毛囊移植物，而且可以在受区进行精确的切割和种植。FUE 的主要优点是避免枕骨供区皮肤的瘢痕，这是对头发移植患者的治疗福音。头发供区快速再生允许患者在手术后不久可恢复日常生活 [13]（图 12.4）。

12.5.5　激光在面部整形手术中的应用

激光技术已成为解决面部皮肤护理和恢复面部皮肤活力的通用工具。激光的意思是"受激辐射的光放大"。激光发出的能量具有特定的性质。这包括：①单色性，允许能量集中到特定的频率 / 波长，从而瞄准特定的发色团。②准直性，激光具有精准直线发射性，能在平行光束中传播并抵抗衍射，从而可瞄准特定的区域处理。③相干性，意味着光束是分阶段传输的，因此能量的传递是一致的。由于这些特性，每个单独的激光器都是针对单个发色团的。有些发色团像水或血红蛋白一样普遍存在，而有些则不那么普遍，如文身液或黑色素。

激光是一项成熟的非手术辅助治疗手段，常辅助在面部整形手术中，使整形效果更加完美。对于激光脱毛、洗除文身和皮肤病变、脱毛等用途，外科手术并非最佳选择。寻求这些治疗的患者常常不会选择外科手术。因此，这促进激光治疗的发展，扩大了服务人群数量，并提供一个市场营销的机会。

然而，在激光治疗的应用中，有一些常见的、可选择进行外科手术方案，如面部皮肤修复和眼睑皮肤治疗（代替眼睑成形术）。虽然这些可作为外科治疗的替代方法，但外科医师必须注意这只是一种补充治疗手段而非完全代替外科手术。

12.6　相关治疗设备的选购计划

如何将多种治疗手段整合应用到美容外科手术或临床治疗中，是一个较为复杂的、需要考虑多方面因素的过程。考虑的内容包括技术成功所消耗的资源、相关设备和相关消耗品的成本计算，以及医师对治疗效果及安全性的评估建议。因为大多数设备都很昂贵，所以每个设备的购买使用计划都是一个非常重要的过程。

美容设备的商业模式与大多数注射产品的商业模式有很大的不同，如肉毒毒素或面部填充物。一小瓶肉毒毒素或面部填充物注射器是相对较小的，这允许医师能很快创造利润和回收这笔费用成本。此外，如果医师不想继续提供该治疗服务（如注射式面部填充物）在服务结束后，也没有大量的成本浪费（视频 1.1）。

但对于如激光、超声刀或 FUE 毛囊移植这样的大型美容设备的财务模式与注射产品的财务模式有很大的区别。例如，传统的皮肤表面激光可能花费 10 万~15 万美元。将护理或技术费用和消耗品费用加入到激光治疗费用后，可能需要大约 20 万美元。虽然医师更多考虑的是治疗的有效性而非成本计算，但在决定将该设备进行治疗之前，考虑相关设备的成本是非常重要的。

除此之外，任何治疗设备的有效性和安全性也是采购的重要考虑因素。为了评定相关的治疗设备是否有效，需要分析患者的治疗结果和相关治疗副作用。FDA 设备批准门槛低于药品审批门槛。正因为如此，我们获得的有效性和安全性数据相对药品较低。在该设备公司销售产品时，若可用信息过时，买方应考虑再次购买。

12.7　结论

将技术融入整形外科实践是提供全方位服务的重要组成部分。大多数患者倾向于使用新的治疗方式和技术，因为这些治疗方式和技术服务在互联网上大力营销。整形医师需仔细考虑每一种治疗设备的性价比和相关技术可行性，以为患者提供更好的治疗手段和确保治疗的安全性，由此达到良好的治疗效果。正是这种结合，可使任何一个患者都能选择最适合自己的治疗方式。

12.8　评论

作者引用了前面整形外科协会主席的观点和一种具有很强的学术性和私人实践视角混合的实践模式。我让赛克斯医师写一个章节，提供了一个动态非外科策略主题的观点，以及如何从他的角度把这些观点结合起来。他提出了一份有关合作策略的最新评估报告。这适用于全球范围内任何对整形美容感兴趣的人。

本章采用工作中纯粹的经济和营销术语，向我们展示了一个如何通过一种治疗方式拉动第二、第三种治疗方式联合发展。例如，采用超声刀紧致肌肤的患者也可能需要进行毛发移植。然后，它变成了一个微妙的"销售"产品产业链。我们知道，已建立的成熟销售模式的相关企业有规模增长，因为消费者只需要去一个地方就能得到相关的全套服务，因此促进该企业获益。这些有各种治疗方式的推广企业类似于当下的美发沙龙，不仅能提供发型造型，还能提供理发、染发等多种服务。

如今，成为一名"纯粹的外科医师"变得越来越困难，本章正从专业角度阐述了这个现实。

本章还展示了技术在这一领域的快速发展，在新上市的应用仪器上冷冻溶脂法可以节约一半的时间。此外，成本效益的讨论，与患者和治疗实践一样，是非常现实的。我认为这些描述和考虑是公平的，就像看到杯子是"半满"还是"半空"，这取决于读者的偏见。

最终，不能否认患者对非手术面部和身体治疗有强烈的愿望。对于面部整形外科医师来说，非手术方式的形体改善可能是一个新的美容手段，整形

外科医师需要对患者的治疗期望进行认真考虑和沟通，以避免患者术后对效果不满意。将消耗较低成本的美容治疗方式（如外部射频）与传统外科治疗手段结合在一起，可以给患者提供更多的治疗选择，给患者带来更好的治疗结果，可有效地缓解严峻的医患关系[14]。

必须注意的是，在追求新设备新技术应用时，不要过于盲目，特别在有许多手术指征的情况下，使用非手术治疗替代手术治疗，有时会导致结果的不满意。如果外科医师在形体改善手术上并不擅长，盲目选择新的治疗手段可能造成一个严重的两难境地，不仅会带给患者痛苦的治疗及不佳的效果，也会给医师带来相关损失。

最后，我们很明显的发现，通过与患者沟通进行技术推广比外在的广告营销的结果更令人满意。如果你提供的治疗未达到患者的期望，那患者就会离开你的医院，去其他医院寻找新的治疗。当这种情况发生时，它不仅仅带给患者损失，也会造成相关医院收入和转诊来源的损失。因此，我们在选择非手术治疗时不仅要考虑到让患者满意，而且要正确巧妙地结合其他治疗手段，从而获得更多寻求美容治疗的患者青睐。

（评论人：Julius W. Few Jr.）

参·考·文·献

[1] Humphrey S, Sykes J, Kantor J, et al. ATX-101 for reduction of submental fat: A phase III randomized controlled trial. J Am Acad Dermatol. 2016; 75(4):788-797.e7

[2] Jones DH, Carruthers J, Joseph JH, et al. REFINE-1, a multicenter, randomized, double-blind, placebo-controlled, phase 3 trial with ATX-101, an injectable drug for submental fat reduction. Dermatol Surg. 2016; 42(1):38-49

[3] Ascher B, Hoffmann K, Walker P, Lippert S, Wollina U, Havlickova B. Efficacy, patient-reported outcomes and safety profile of ATX-101 (deoxycholic acid), an injectable drug for the reduction of unwanted submental fat: results from a phase III, randomized, placebo-controlled study. J Eur Acad Dermatol Venereol. 2014; 28(12):1707-1715

[4] Rotunda AM, Weiss SR, Rivkin LS. Randomized double-blind clinical trial of subcutaneously injected deoxycholate versus a phosphatidylcholinedeoxycholate combination for the reduction of submental fat. Dermatol Surg. 2009; 35(5):792-803

[5] Sykes JM, Allak A, Klink B. Future applications of deoxycholic acid (Kybella) in body contouring. J Drugs Dermatol. 2017; 16(1):43-46

[6] Manstein D, Laubach H, Watanabe K, Farinelli W, Zurakowski D, Anderson RR. Selective cryolysis: a novel method of non-invasive fat removal. Lasers Surg Med. 2008; 40(9):595-604

[7] Dierickx CC, Mazer JM, Sand M, Koenig S, Arigon V. Safety, tolerance, and patient satisfaction with noninvasive cryolipolysis. Dermatol Surg. 2013; 39 (8):1209-1216

[8] Ingargiola MJ, Motakef S, Chung MT, Vasconez HC, Sasaki GH. Cryolipolysis for fat reduction and body contouring: safety and efficacy of current treatment paradigms. Plast Reconstr Surg. 2015; 135(6):1581-1590

[9] Sklar LR, El Tal AK, Kerwin LY. Use of transcutaneous ultrasound for lipolysis and skin tightening: a review. Aesthetic Plast Surg. 2014; 38(2):429-441

[10] Gadsden E, Aguilar MT, Smoller BR, Jewell ML. Evaluation of a novel highintensity focused ultrasound device for ablating subcutaneous adipose tissue for noninvasive body contouring: safety studies in human volunteers. Aesthet Surg J. 2011; 31(4):401-410

[11] Rassman WR, Bernstein RM, McClellan R, Jones R, Worton E, Uyttendaele H. Follicular unit extraction: minimally invasive surgery for hair transplantation. Dermatol Surg. 2002; 28(8):720-728

[12] Onda M, Igawa HH, Inoue K, Tanino R. Novel technique of follicular unit extraction hair transplantation with a powered punching device. Dermatol Surg. 2008; 34(12):1683-1688

[13] Ors S, Ozkose M, Ors S. Follicular unit extraction hair transplantation with micromotor: eight years experience. Aesthetic Plast Surg. 2015; 39(4):589-596

[14] Few J. Continuum of beauty: blending of surgical and nonsurgical cosmetic medicine. Treatment Strateg Dermatol. 2012; 2(1):29-31

13

冷冻溶脂术

W. Grant Stevens, Michelle Manning Eagan, Cory Felber, Deniz Sarhaddi, and Marc Vincent Orlando

┃ 摘要 ┃

冷冻溶脂术，作为一种控制冷却脂肪的治疗方式，可减少脂肪沉积，诱导脂肪细胞凋亡而不损伤周围组织、肌肉、神经或血管。最受欢迎的冷冻溶脂术的专利技术之一是 CoolSculpting®。

┃ 关键词 ┃

凋亡，综合整形，CoolSculpting®，紧致皮肤，冷冻溶脂术，减积术，DualSculpting®，吸脂术，热损伤。

要点

- 脂肪细胞比周围组织更容易受到冷损伤。冷冻溶脂术通过控制能量来冷却脂肪细胞，并选择性地触发它们的自然死亡（凋亡），而使周围的细胞和组织不受损害。
- 患者能够很好地耐受手术，而不需要在治疗期间使用止痛药。
- 冷冻溶脂术只需很少手术时间即可获得较大收益。一旦治疗开始，直到治疗结束，几乎不需额外的手术时间。
- 女性和男性的身体需求不同：女性的目标是沙漏形身材，而男性的目标是 V 形的背部。
- 治疗结果取决于操作人员。敷贴器的正确选择和放置是获得最佳治疗效果的关键。
- 患者评估的第一个重要步骤是评估皮肤松弛度和脂肪组织的厚度。
- 定位脂肪峰值、脂肪堆积的方向及脂肪锥度

对于选择适当的敷贴器和正确放置的位置至关重要。
- CoolMax®（ZELTIQ Aesthetics，Inc.）是减积术最常用的敷贴器。对综合整形来说，重叠治疗区域很重要。
- 应对患者进行称重和照相，以清楚地显示治疗前的情况，并记录治疗后结果。
- 治疗后皮下脂肪总体减少 20%~25%，但这不是治疗肥胖的方法。
- 治疗后立即按摩可以减少 68% 以上的脂肪，从而显著提高效果。资深作者（Stevens 医师）建议每次治疗后进行 3 分钟的按摩。第 1 分钟包括有力的按摩，第 2 分钟和第 3 分钟由打圈按摩组成。还可以在治疗区域使用手部按摩 2.5 分钟或 Zimmer 敲击（2 500 脉冲，16 Hz，120 mJ）3 分钟。
- 根据敷贴器和治疗位置不同，吸力设置也会有所不同。增加吸力可以改善敷贴器的黏附性。杯形的敷贴器，诸如 CoolMini®（ZELTIQ Aesthetics，Inc.）和 CoolAdvantage®（ZELTIQ Aesthetics，Inc.），与平板式真空辅助敷贴器相比只需更小的吸力。
- 大部分区域需要 2 次治疗才能看到理想的效果。大腿内侧对治疗非常敏感，可能只需要 1 次治疗。
- 患者应该在 4~8 周内返回诊所随访。
- 短暂的不良反应可能包括瘀斑、神经性眩晕、肿胀和疼痛。

- 可能会出现罕见的并发症，包括轮廓不规则和异常脂肪细胞增生。
- 禁忌证包括冷球蛋白血症或阵发性冷冻血红蛋白尿。尚未有人研究其对疝的影响，但建议在可能出现疝或先前有手术瘢痕的区域附近谨慎使用。不建议将敷贴器放置在疝上，也不建议放置在肿大的甲状腺上。

13.1 简介

根据美国美容整形外科学会（ASAPS）2016 年美容外科全国数据库的统计数据，手术和非手术美容整形的数量均在不断增加，2015 年，接近 1 280 万例。其中手术超过 190 万，非手术超过 1 080 万。非手术美容整形占总数量的 42%。其中，吸脂手术在男性和女性整形手术中占首位，共完成 396 048 次手术。2015 年，非手术减脂增加了 18.7%[1]。

大多数接受手术和非手术减脂的患者年龄在 35~50 岁。非手术减脂技术为患者提供了一个减少脂肪沉积的机会，且恢复时间短，可以直接参加工作，没有疼痛或与手术和麻醉相关的风险[1, 2]。

CoolSculpting®（ZELTIQ Aesthetics，Inc.）是最受欢迎的非手术减脂系统，在 Marina 整形外科进行的非手术塑形中约占 99%。作者已经使用了 10 种其他非手术设备，但它们在效率、耐受性、工作人员时间的有效使用性及患者满意度方面远比不上该系统。

CoolSculpting 采用受控降温方式，利用被称为冷冻溶解的机制来减少脂肪沉积。脂肪细胞对低温特别敏感，在比周围组织中的水温度高时出现结晶[3]。因此，可通过低温脂肪分解及治疗组织中的炎症反应诱导脂肪细胞凋亡，而不会损害上覆的皮肤和周围的肌肉、神经和血管。CoolSculpting 专利技术可保护皮肤免受冰冻损害，且使脂肪细胞暴露于治疗水平的低温[4]（图 13.1）。在 2~4 个月的治疗过程中，受损的脂肪细胞被代谢，导致治疗区域逐渐出现永久性的脂肪减少。这种结果已被证明是

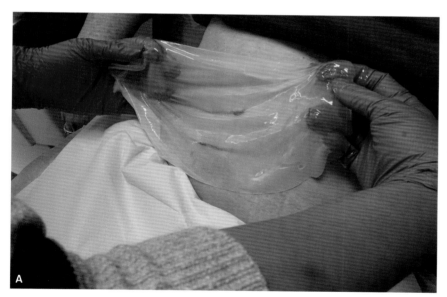

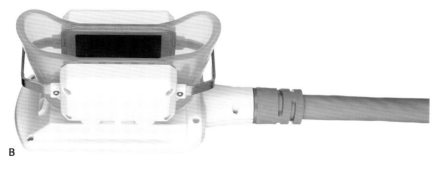

图 13.1 防止热损伤的安全措施包括热耦合凝胶垫（A），在放置敷贴器之前使用，确保在治疗过程中一致的热接触并隔离皮肤；FreezeDetect®（ZELTIQ Aesthetics, Inc.）传感器和软件是专利技术（B），可检测皮肤温度的变化，并在检测到冻结时停止治疗（由 ZELTIQ Aesthetics, Inc 提供）

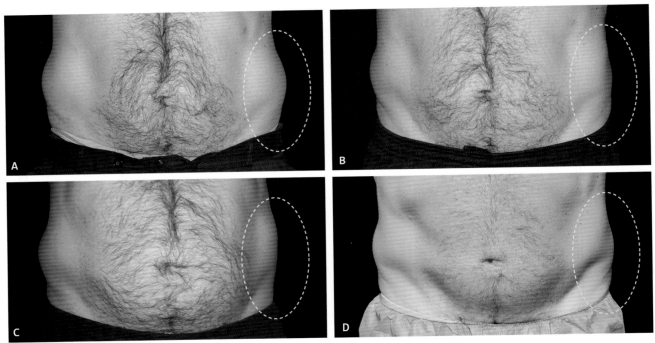

图 13.2 冷冻溶脂术的长期结果。治疗前的胁腹部（A）。治疗 8 周后的左侧胁腹部（B）。左侧胁腹部治疗 2 年后和治疗 6 年后（C、D）。体重增加 10 磅（1 磅 =0.45 kg）（D）。Eric Bernstein 医师进行此手术［经许可引自 Bernstein EF. Long-term efficacy follow-up on two cryolipolysis case studies：6 and 9 years post–treatment. J Cosmet Dermatol. 2016 Dec;15(4):561–564］

图 13.3 猪腹部标本展示了冷冻溶脂术后减脂的效果。超声图像显示预处理的皮下脂肪（A）。3 个月时的超声图像显示脂肪层厚度减少 0.7 cm 或减少 >40%（B）。来自同一治疗侧的大体病理标本显示治疗部位中心处的表面脂肪层在治疗后 90 日与未处理区域相比减少 1 cm 或 50%（经许可引自 Zelickson B, Egbert BM, Preciado J. Cryolipolysis for noninvasive fat cell destruction: initial results from a pig model. Dermatol Surg 2009; 35：1462–1470, 2009）（C）

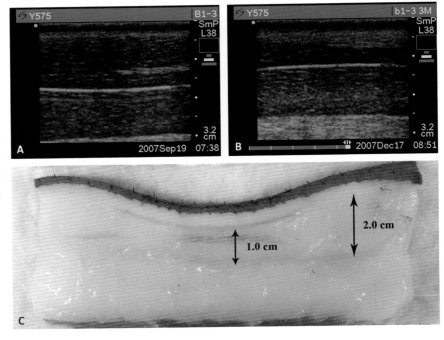

长期的 [5]（图 13.2）。

与寒冷暴露相关的脂肪减少最早在 1970 年被报道，在一个吸吮冰棍的婴儿面部观察到炎症结节，然后出现脂肪坏死和变化 [6]。1980 年，"骑马寒冷脂肪炎"这一术语被用来描述女性马术运动

员内侧大腿的炎症，这些女性骑手在没有绝缘裤的情况下每日至少在寒冷天气中骑马 2 小时。炎症缓解后可以注意到大腿脂肪减少 [7]。在猪腹部组织上进行冷冻溶解，显示治疗 90 日后出现脂肪的减少 [8]（图 13.3）。几项关于身体各个部位的研究

及其对周围神经和血脂水平的影响已经证实，冷冻溶脂术作为一种安全有效的方法可以减少皮下脂肪 [3, 9, 10, 11, 12]。

CoolSculpting 是美国 FDA 批准的唯一一款冷冻溶脂仪器。2010 年，它被批准用于腹部。自那时起，FDA 批准其用于胁腹部（2012 年）、大腿（2014 年）和颌下区域（2015 年）[13]。其他部位可由医师酌情处理，并在获得非 FDA 批准使用下进行治疗。这些区域包括胸部、大腿内侧、膝盖、手臂、腋下脂肪垫和男性胸部。

除安全性和有效性之外，冷冻溶脂术具有较高的耐受性、极好的患者满意度，并为整形外科手术提供了巨大发展潜力。从商业角度来看，CoolSculpting 提供了一种替代手术减肥的方法，通过吸引那些对塑形感兴趣但不愿意接受侵入性手术的人来增加新患者的数量。在作者的实践中，CoolSculpting 增加了比使用任何其他技术更多的男性患者的数量。在 2 年内看到的 66% 的新患者中，62% 从未做过任何美容整形手术。接受 CoolSculpting 治疗的患者中有 40% 成为成熟的患者，将在未来 3 年内接受额外的美容手术 [14]。在患者进行冷冻溶脂术时可进行多种伴随手术，如毛发移植、神经调节剂注射、填充剂注射、激光治疗等（视频 1.1）[14]。

冷冻溶脂术已成功融入 Marina Plastic Surgery 的实践中。该系统的独特之处在于可以同时使用多个设备（称为 Dual-Sculpting®（Seattle Aesthetics）），以减少总体治疗时间（图 13.4）。目前，加利福尼亚 Marina del Rey 的总办事处共有 9 个设备可用，其中 8 个设备在奥兰治县办事处的卫星办公室。Marina Del Rey 每周平均完成 80 个治疗周期，奥兰治县完成 70 个治疗周期，共计超过 240 000 次 CoolSculpting 手术。如果同时使用多台仪器，患者可以缩短总体治疗时间。另外，在患者进行冷冻溶脂术时，是有可能进行多种伴随手术的，如毛发移植、神经调节剂注射、填充剂注射、激光治疗等（图 13.5）。CoolSculpting 对患者和临床医师都是方便及高效的 [14]。

W. Grant Stevens 医师（作者）是发掘这个技术潜力的先驱。治疗计划的范围为每个治疗区 1~2 个周期，每个治疗区域至少 2 个周期后达到最佳效果。"comprehensive contouring"（综合整形）是 Stevens 医师提出的一个术语，它描述了一种减肥和体形雕塑的策略。

综合整形可以产生类似抽脂的效果，甚至已证明它有助于软化先前吸脂过程中的不规则轮廓 [14]（图 13.6）。该技术利用不同的敷贴器，取决于治疗区域的可变数目的周期，以及重叠的治疗位点。随着非抽吸平板和迷你杯形敷贴器的增加，临床医师能够定位几乎任何指定区域。随着技术的不断进步，

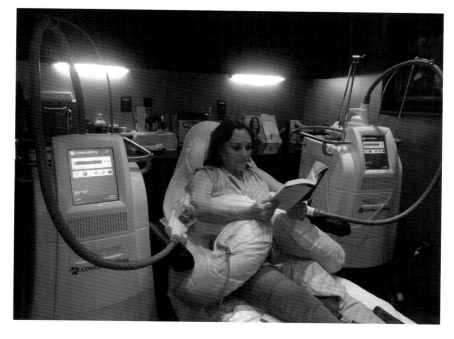

图 13.4　DualSculpting。可以进行多个治疗周期，为患者和临床医师节省时间和金钱

图 13.5 可以同时完成多个手术。该患者正在进行右侧腹部和左侧腹部的冷冻溶脂术以及毛发移植。W. Grant Stevens 医师进行手术操作

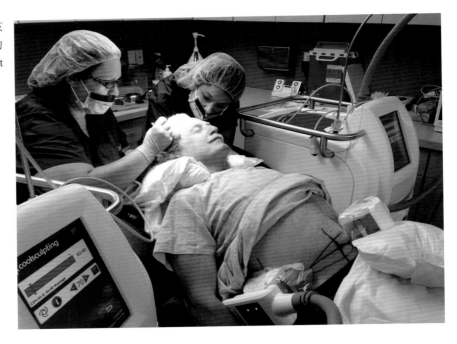

图 13.6 冷冻溶脂术可用于抚平不规则轮廓。CoolSmooth Pro 在一名 66 岁女性的大腿周围使用（A）。用 CoolSmooth Pro 对大腿周围治疗 2 年后（B）。由 W. Grant Stevens 医师操作［经许可引自 Stevens WG, Pietrzak LK, Spring MA. Broad overview of a clinical and commercial experience with CoolSculpting®. Aesthet Surg J. 2013 Aug 1; 33(6): 835–846 ］

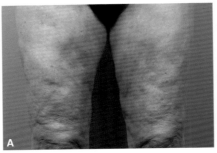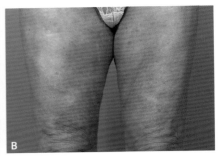

更多敷贴器的变化将有助于临床医师和患者在更多区域实现理想的非手术性减脂。

因此，冷冻溶脂术可以冻结脂肪细胞而不会对上覆的皮肤和周围的肌肉、神经和血管造成损伤。寒冷暴露可以诱导脂肪细胞凋亡和治疗组织中的炎症反应。在 2~4 个月的过程中，受损脂肪细胞被人体清除，导致治疗区域逐渐出现永久性的脂肪减少。几项关于身体各个部位脂肪和周围神经效应的研究表明，冷冻溶脂术是非手术减少皮下脂肪非常安全有效的方法 [3, 9–12]。

除安全性和有效性之外，冷冻溶脂术具有较高的耐受性、极好的患者满意度，并为整形外科手术提供了巨大的商业发展潜力。冷冻溶脂术已成功融入 Marina Plastic Surgery 的实践中，吸引着对体形雕塑感兴趣但尚不准备接受侵入性手术的新患者。在 66% 的新患者中，62% 从未做过任何美容整形手术。接受 CoolSculpting 治疗的患者中有 40% 成为成熟患者，将进行额外的美容手术。在实践过程中，CoolSculpting 增加了比使用任何其他技术更多的男性患者数量 [14]。这种做法的独特之处在于可为每位患者提供多台仪器以优化治疗时间。

冷冻溶脂术的想法源于 2 篇描述与低温有关的脂肪减少的文章 [6, 7]。第一篇是长时间吸吮冰棍后，婴儿面颊脂肪减少 [6]。炎症消退后注意到面颊结构的改变。第二项研究涉及一组女性骑手，她们被发现在接近冰点的温度下骑马至少 2 小时而不穿绝缘裤。Beacham 等 [7] 将其出现的大腿内侧炎症描述为"骑马寒冷脂肪炎"。在这些区域发现脂肪减少，受控降温疗法以减少脂肪的技术是一项巨大的工作。最困难的部分是冻结脂肪而不影响皮肤。随着非抽吸平板和迷你敷贴器的使用，临床医师能够定位几乎任何指定区域。综合整形可以产生类似抽脂的效

果（图 13.6）。

从商业角度来看，CoolSculpting 提供了替代手术减脂的方法，增加了新治疗患者的数量，特别是通常不愿意接受美容治疗的男性，新患者往往不愿意接受侵入性手术。这些患者因为在 CoolSculpting 治疗中看到了良好的效果，通常会接受其他手术。当患者进行冷冻溶解术时，也可以进行多种手术，如毛发移植、神经调节剂注射、填充剂注射、激光治疗等[14]。冷冻溶脂术因其优良的安全性、耐受性、有效性和商业增长潜力，已成为一种极好的非手术塑形方法。本章内容包括患者选择、技术、术后护理、典型结果及可能与冷冻溶脂术相关的并发症。

13.2 患者选择

正确的患者选择对获得最佳结果至关重要。冷冻溶脂术已被证明是安全和有效的，但这并不是所有肥胖患者的减肥策略。

患者都应该接受治疗相关的咨询。综合整形是整个身体轮廓的理想治疗方案（图 13.7）。患者应该了解减脂所需的最佳周期数。选择接受非最佳治疗方法的患者，无论是个人的需求还是经济上的限制，都应该被告知可能出现的非理想结果。在这种情况下，应该考虑避免治疗，因为患者和临床医师都可能对减脂结果感到失望。

在患者检查期间评估的两个关键因素是局部皮肤松弛和脂肪组织的厚度。性别与种族背景不影响结果。为了使用真空辅助探头，组织应松弛到能充分吸入敷贴器。具有密集的皮肤附着物的骨骼突出部位（如髂嵴和肋骨）可能具有较小的移动性。非抽吸平板敷贴器适用于皮肤松弛较少的区域。非抽吸敷贴器也有助于抚平严重的抽脂术后的不规则形

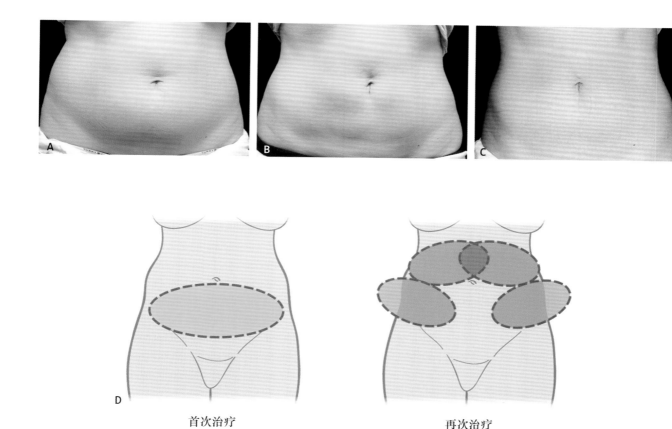

首次治疗　　　　　　　再次治疗

图 13.7　综合整形是利用各种冷冻溶脂敷贴器以男性和女性身体的美学需要来塑形。每个区域往往需要多个治疗周期，并且采用减积术和雕刻机来获得最佳结果。冷冻溶脂术前的患者（A）。减积术后 8 周（B）。使用雕刻机进行第二次治疗后 9 周，未发现体重变化，由 Edward Becker 医师操作（C）。第一次和第二次治疗中使用的敷贴器的放置（由 ZELTIQ™Aesthetics, Inc 提供）（D）

图 13.8　Cryodermadstringo 是一种冷冻溶脂术后经常出现的紧肤现象。一位 38 岁的女性，腹部治疗前的正面和斜位视图（A、B）。治疗 4 个月后。她接受 2 个周期的小腹治疗和 2 个周期的上腹部治疗（C、D）。体重与基线相比有变化，减少了 4 磅。由 W. Grant Grant Stevens 医师操作［经许可引自 Stevens WG. Does cryolipolysis lead to skin tightening? A first report of cryodermadstringo. Aesthet Surg J. 2014 Aug;34(6):NP32–34］

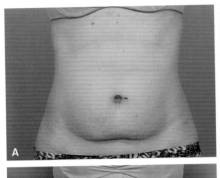
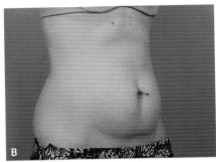
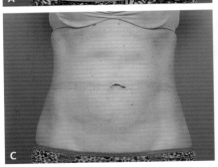
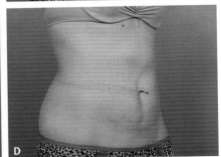

状，因为突出的脂肪峰比凹陷处冷。然而，这种手术只是试图改善不规则形状。

中度至重度皮肤松弛症患者常常表现出冷结节或皮肤紧绷现象[14-16]（图 13.8）。

除了塑形之外，脂肪组织厚的患者还需要进行减积术（debulking），并且应该让患者知道减积术需要一个以上的治疗周期。此外，还应意识到只一个区域的治疗可能会产生相邻未治疗区域脂肪过多的错觉，因此全面的治疗计划应该包括整个区域的治疗，以避免出现畸形或不规则[17]。对于那些只想或只能接受非理想治疗的患者，最好避免治疗，因为患者和临床医师都会对结果不满意。

应检查潜在的治疗区域是否存在开放伤口或感染。这些区域应该避免，因为组织损伤伴低温会导致病情恶化。有腹部手术史的患者应该评估腹壁疝的情况，这是该区域治疗的禁忌证。也应该注意任何大的皮肤切口或瘢痕，因为它们可以吸入真空辅助装置，或者通过平板敷贴器引起降温扩散，增强瘢痕的凹陷程度。冷球蛋白血症或阵发性冷冻血红蛋白尿患者应完全避免治疗。尽管 CoolSculpting 在患有这些疾病的患者中的作用尚未被研究或报道，但通常认为诱导降温会加剧这些情况。此外，使用 CoolMini®（ZELTIQ Aesthetics，Inc.）治疗颏下区域时，应避开肿大的甲状腺。

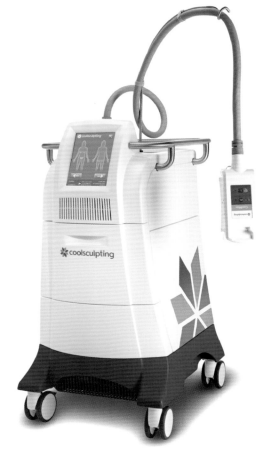

图 13.9　进行冷冻溶脂术的 CoolSculpting 仪器。有一个控制台、蜂鸣器、患者按钮（未显示）和与敷贴器连接的脐状管（由 ZELTIQ™ Aesthetics, Inc. 提供，CoolSculpting® 可从以下网址获取：http://www.coolsculpting.com/forphysicians/coolsculpting-technology）

13.3 技术

CoolSculpting 系统是 FDA 批准的用于腹部、胁腹部、大腿、颏下区域和其他可灵活处理区域的冷冻脂肪装置[4]（图 13.9）。控制台包含一个热电降温元件，用于调节 2 个降温板的温度，它们装在一个通过脐状管连接到控制台的可变尺寸和形状的杯形敷贴器内[18]（表 13.1）。控制单元还调节能量获取速率（mW/cm²），表示为降温强度因子（CIF）。在大多数临床研究中，CIF 降至 0~5 ℃。当施加在整个指定治疗区域时，真空敷贴器施加负压，脂肪组织被吸入降温板之间，保持在 –10~ –13 ℃的可变预设温度[19]。敷贴器的负压限制局部皮肤的血流量，这与脂肪组织的选择性能量获取相结合，消除

表 13.1　CoolSculpting 敷贴器

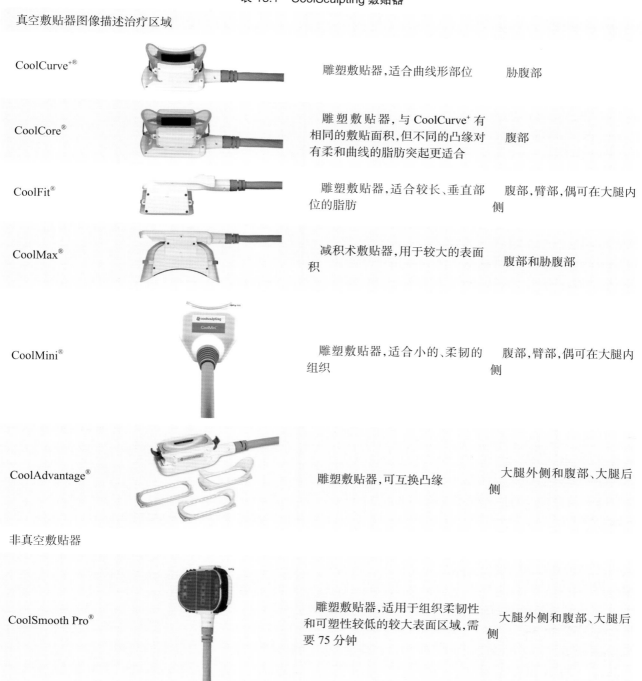

真空敷贴器图像描述治疗区域

CoolCurve+®		雕塑敷贴器,适合曲线形部位	胁腹部
CoolCore®		雕塑敷贴器,与 CoolCurve+ 有相同的敷贴面积,但不同的凸缘对有柔和曲线的脂肪突起更适合	腹部
CoolFit®		雕塑敷贴器,适合较长、垂直部位的脂肪	腹部,臂部,偶可在大腿内侧
CoolMax®		减积术敷贴器,用于较大的表面积	腹部和胁腹部
CoolMini®		雕塑敷贴器,适合小的、柔韧的组织	腹部,臂部,偶可在大腿内侧
CoolAdvantage®		雕塑敷贴器,可互换凸缘	大腿外侧和腹部、大腿后侧

非真空敷贴器

CoolSmooth Pro®		雕塑敷贴器,适用于组织柔韧性和可塑性较低的较大表面区域,需要 75 分钟	大腿外侧和腹部、大腿后侧

注：来自 CoolSculpting®。获取自 http://www.coolsculpting.com/for-physicians/coolsculpting-technology. Accessed Nov. 18, 2015.

了热交换，出现治疗性降温和冷冻脂肪分解。非真空敷贴器缺乏吸入敷贴器装置，只单独利用降温来减脂。因此，它们需要稍长的治疗时间。

目前有 7 种敷贴器，其尺寸和形状各不相同，以提高对各种解剖治疗区域的依从性，包括：①真空辅助带有凸缘的平板敷贴器；②真空辅助杯形敷贴器；③非吸入、轮廓、平板敷贴器。最常见的治疗区域如下：

- 腹部。
- 手臂。
- 胸部。
- 腰部。
- 髋关节、胁腹部。
- 腹股沟部位。
- 大腿内侧和外侧。
- 内侧膝盖。

产生真空吸力的敷贴器不需要采取额外措施来保持敷贴器固定在皮肤上。这些敷贴器包括 CoolCurve+®、CoolCore®、CoolFit® 和 Cool-Max®（所有都来自 ZELTIQ Aesthetics, Inc.）。CoolCurve+ 和 CoolCore 有相似的降温板功能，但凸缘配置不同。CoolMax 有比其他列出来的敷贴器更大的表面积，并且非常适用于减积术。为了在大腿内侧治疗，CoolCore 可以治疗水平方向的脂肪隆起，CoolFit 带有较长降温板的平面真空敷贴器可以用于更多垂直方向的脂肪隆起。CoolMini 使用较少的负压，适用于包括颏下、腋下和膝盖等小部位的多余脂肪。

不具有真空吸力或吸力较小的敷贴器通常需要带子来维持设备与皮肤的连接，并且可能需要较长的治疗时间。Cool-SmoothPro®（ZELTIQ Aesthetics，Inc.）是一款扁平敷贴器，可用于 FDA 批准的大腿外侧、腹部或尚未是适应证的"香蕉卷区域"[18]。

前面提到的敷贴器都使用平板形降温板，另外两个敷贴器使用杯形降温板以增加与组织的接触，因此可以更快速地使组织降温并在较小的吸力下降到较低的温度。两种可用的杯形敷贴器是 CoolMini 和 较新的 CoolAdvantage®（ZELTIQ Aesthetics, Inc.）。CoolMini 体积较小，适合包括颏下、腋下和膝盖在内的小部位多余脂肪。CoolAdvantage 于 2016 年 3 月 发布，其 CoolFit

的表面区域带有可互换的凸缘，以适应不同的轮廓。三合一敷贴器提供 3 种不同的凸缘，可形成 3 种不同的敷贴器：CoolFitAdvantage®、CoolCoreAdvantage® 和 CoolCurve+Advantage®（所有都来自 ZELTIQ Aesthetics, Inc.）。这些处理器将相似的区域对应相应的 CoolFit、CoolCore 和 CoolCurve+。由于采用专门的杯形降温板，所需时间将减少至原疗时间的一半，即 35 分钟，并增加了近 45% 的舒适度[20]。

敷贴器更换时，真空吸力的设置可能会有所不同。对于 CoolCurve+、CoolCore、CoolFit 和 CoolMax，真空吸力设置为 60~70 mmHg，按摩吸力设置在 60~75 mmHg。推荐的最大按摩吸力设定值比最小吸力设定值高 15 mmHg。杯形敷贴器将只需较少的吸力。CoolMini 设置为 50 mmHg。虽然非吸力式平板敷贴器不需要设置吸力，但有些仪器的时间长度和温度设置还是可以选择的。

患者的评估和标记应在患者站立时进行。操作员先用笔描画感兴趣的区域，沿着多余脂肪的边界，并通过其顶点绘制中线或"X"以协助放置 CoolSculpting 敷贴器。通过双手握住脂肪，可以更容易地看出需要哪种类型的敷贴器，以及敷贴器应放置在哪个方向。使用 CoolSculpt®（ZELTIQ Aesthetics, Inc.）提供的模板对此过程非常有帮助。

在标记时，应评估所有患者的综合外形轮廓，以便获得理想的周期数和周期类型，并且可以实现患者的期望。一旦所有区域被标记出来，就可以做出多部位治疗的决定。例如，如果要治疗手臂和胁腹部，则可以使用四台仪器，将治疗时间从 4 小时缩短至 1 小时。仪器在使用中的许多变动可提高效率，并减少患者的总体治疗时间和随访次数。

在咨询期间，还建议与患者讨论他们感兴趣的其他手术，这对患者和临床医师都是有利的。如果患者要求进行其他整形手术，则可以在冷冻溶脂术中同时安排。例如，如果男性患者要求头发移植或注射填充物，则通常可同时进行所有的治疗和手术。

一旦患者被标记，要同时治疗的区域被确定，临床医师则应在治疗期间将患者放置在检查台或斜躺椅上。大多数 CoolSculpt® 敷贴器推荐的治疗时间为 60 分钟（使用 CoolSmooth Pro 时为 75 分钟)[18, 20]。不久以后可能有将治疗时间缩短到 35 分钟的更新型的敷贴器。

非抽吸与抽吸敷贴器的放置位置不同。对于每个敷贴器，在治疗周期开始之前，将特定的卡片放入控制台。如果敷贴器是非抽吸平板敷贴器，则使 Pretreatment Skin Wipe® (ZELTIQ Aesthetics, Inc.) 以稳定的压力清洁皮肤从而去除皮肤油脂。仅对于平板敷贴器，在其治疗区域周围放置黏合泡沫衬垫。接着，将皮肤保护性 Gelpad® (ZELTIQ Aesthetics, Inc.) 放置在皮肤上，并轻轻折入泡沫衬垫边缘的角落。凝胶可以防止皮肤冻伤，如果凝胶垫撕裂，可能会导致皮肤损伤或治疗中止。建议

临床医师用手指背部去感知凝胶垫是否撕裂。透明衬垫放置在凝胶垫的顶部。敷贴器与先前的脂肪过多区域中线的标记对齐，小心确保脂肪堆积峰位于敷贴器中心。带子连接到敷贴器，将其固定到位。在将患者及脐状管与固定臂放置妥当后，检查敷贴器以确保其无移位，然后开始治疗。

对于抽吸敷贴器，患者应坐在躺椅上以帮助增加治疗区域的突起，当患者在椅子上找到舒适位置时，可以防止敷贴器脱落。将 1 个凝胶衬垫直接放置在皮肤上（图 13.10A）。在将敷贴器放置在患者身上之前，将透明衬垫连接到敷贴器的杯上。开始真空抽吸，然后将治疗敷贴器放置在之前的标记

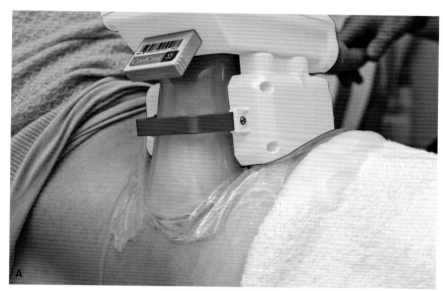

图 13.10 放置在右侧的 Cool-Sculpting 真空敷贴器（A）。如何用真空吸入器将组织吸入敷抹器。平板与组织充分接触，引起自然减脂，并在顶点处得到最大程度的均匀治疗（B）（ZELTIQ™ Aesthetics, Inc. CoolSculpting 可从以下网址获得：http://www.coolsculpting. com/for-physicians/coolsculptingtechnology）

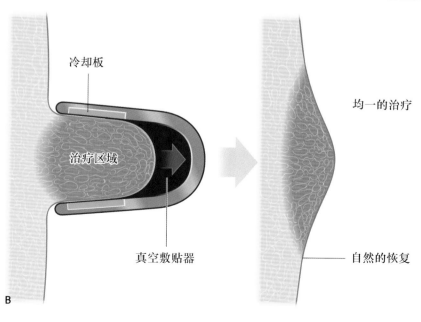

图 13.11 CoolMini 使用胶带黏合剂代替保护性凝胶垫。这种胶带黏合剂必须固定在末端周围。抽吸后将凝胶收集器放置在杯形敷贴器的中间（ZELTIQ™Aesthetics, Inc.CoolSculpting 可从以下网址获得：http://www.coolsculpting.com/for-physicians/coolsculpting-technology）

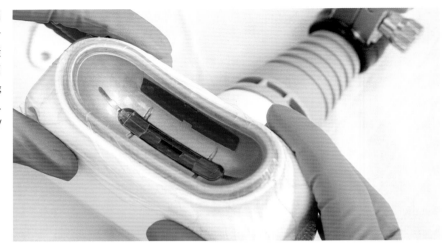

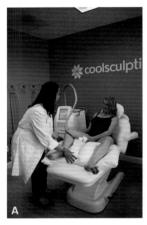
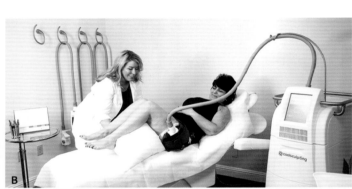
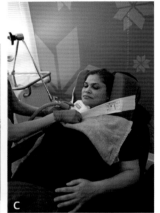

图 13.12 将敷贴器和枕头放于适当位置以协助患者始终保持与程序连接的实例。将 CoolFit 置于有枕头支撑呈蛙腿样位置的患者身上（A）。将 CoolSmoothPro 放置在患者大腿外侧并用带子和枕头将其固定在适当位置（B）。CoolMini 通过特殊的固定臂、枕头及带子被固定在适当位置（ZELTIQ™Aesthetics, Inc.CoolSculpting 可从以下网址获得：http://www.coolsculpting.com/for-physicians/coolsculpting-technology）（C）

上。检查组织以确保其高于凸缘的侧板。为了获得更好的组织吸收效果，建议在治疗区域底部使用敷贴器，并向上滚动到位。利用患者的身体姿势可以帮助增加脂肪厚度以协助更好的组织吸收。如果组织不在侧板上方，请取下敷贴器并重试（图13.10）。对于腹部，如果组织拉伸不足，患者可以坐起来并弯腰，以增加皮肤松弛度来提供更多的组织吸入。

真空辅助杯形敷贴器，CoolAdvantage，利用放置在皮肤上的最大的凝胶衬垫，其上有一个泡沫垫圈用作"衬垫"来保护设备并环绕金属板的边缘，这在治疗周期之间是可更换的。凝胶收集器放置在杯子的底部，仅在患者之间移除。选择合适凸缘后，用敷贴器侧面的锁箍固定。由于这种敷贴器的吸力

较小，因此使用特殊的绑带将敷贴器固定在患者身上。开启真空，然后在患者就位后开始治疗，结束后，移除凝胶收集器和衬垫。敷贴器的平板和裂缝用软布或棉签涂外用酒精彻底清洁[8]。

使用 CoolMini 敷贴器可能会棘手，因为它略有不同。如上所述，患者应在站立时进行标记。例如，在腋窝脂肪垫上进行标示时，患者必须取仰卧位，双臂放在其两侧。然后将患者放置在躺椅上。Pretreatment Skin Wipe® 用于清洁皮肤，并以稳定的压力去除皮肤油脂。注意使用外用酒精清洁金属板及其裂缝。使用 Tegaderm®（葡萄糖酸洗必泰，3M 医疗）等透明胶带敷料作为衬垫，并放置在金属杯形板（图 13.11）上。打开真空装置至预设的 50 mmHg 负压，然后将薄膜敷料吸入敷贴器中，

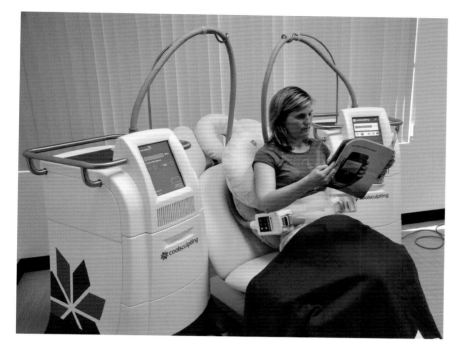

图 13.13 CoolSculpting 可使患者在节省时间的同时拥有舒适的减脂体验（由 ZELTIQ™Aesthetics, Inc. 提供，CoolSculpting 可从以下网址获取：http//www.coolsculpting.com/for-physicians/coolsculptingtechnology）

必须持续开启真空以保护皮肤免受平板损害。一旦胶带黏附在平板上，就将凝胶垫放置在杯形装置的中间。将整个 CoolGelMini®（ZELTIQ Aesthetics, Inc.）敷贴器敷在皮肤上，扩大治疗区域 1 cm。如果在颏下区域使用敷贴器，请将患者头部置于可使头部稳定的枕头之间，将敷贴器放置在标记区域上方。如果在颏下区域使用带子，则用带子固定敷贴器。患者应确保敷贴器对甲状软骨没有任何压力并保证舒适感。使用 C 形夹将脐状管置入固定臂，这对移除脐状管的任何松弛部分以防止敷贴器偏离位置是有帮助的。

适当地放置枕头和毯子以固定敷贴器并增加患者的舒适度。图 13.12 展示了患者定位的例子以及枕头的重要性。医用哺乳枕，容易擦干净或具有一次性外罩的枕头，都是理想的枕头。最后，一旦降温板被激活并且患者处于舒适位置时，就可以在没有任何额外操作员介入的情况下继续进行治疗。在这过程中，患者可能会感到一些不适，直到组织变得麻木。

对于所有的 CoolSculpting 程序，患者可以通过按钮触发临床医师携带的寻呼机。寻呼机会报告患者是否需要某些东西，或者是否出现仪器故障。治疗期间对患者舒适度定期评估，在放松时也需继续进行。一些小细节如在治疗前使用洗手间、体验带遥控器的电视机及附近有杂志或几杯饮用水，都可能会增加患者整体的舒适体验（图 13.13）。

偶尔也会出现错误，临床医师将通过寻呼机收到警报。这些错误可能包括敷贴器脱落或丧失吸力、组织未降至设定温度或皮肤保护出现漏洞。

13.4 术后护理

一旦治疗结束，移除敷贴器，然后对治疗组织进行 3 分钟的稳定按摩。作者更喜欢在除颏下区域之外的其他所有区域使用 3 分钟的 Zimmer 震动（2 500 脉冲，16 Hz，120 mJ），而颏下区域优选手部按摩。这种治疗后按摩会促进脂肪减少[21]。Boey 和 Wasilenchuk[21] 在 2 个月的随访中发现，使用 CoolCore 敷贴器在 CIF 42（72.9 mW/cm²）下进行 60 分钟治疗后接受手动按摩 2 分钟的患者腹部平均脂肪层减少了 68%（P<0.000 7）。在 4 个月的随访中发现，按摩部位的平均脂肪层减少量与非按摩治疗部位相比增加了 44%（P<0.01）[21]。这种多余的脂肪层减少可归因于通过按摩使冷却的脂肪组织复温造成缺血性再灌注损伤。再灌注被认为可导致活性氧和细胞质钙浓度增加，几种钙依赖性和钙非依赖性蛋白水解酶活化，以及大量仅在冷冻溶脂术后亚致死的脂肪细胞凋亡[22]。Sasaki 等[23] 表

明，在冷冻溶脂术后 0、15、30 和 45 分钟接受按摩的患者可以更快地恢复到治疗前的皮肤温度，且显著促进了多余脂肪的减少。然而，重建治疗前温度和间接增加血液回流到治疗部位的重要性仍有待确定[23]。

多次治疗（2~3 次）可能会进一步改善形体，但冷冻溶脂术的功效可能会因连续治疗而减弱。推荐在初始治疗 8 周后的大部分区域再次进行冷冻溶脂术以治疗炎症。Bernstein 等[24] 依次给予 2 次 60 分钟 CIF 为 41.6，治疗面积重叠为 50% 的循环治疗，然后再进行 5 分钟的大强度手动按摩，使得侧腹脂肪平均减少 44.3%。平均而言，在每个治疗周期多余的脂肪组织可能减少了 20% ~25%[24]。

13.5　结果

目前已经完成了超过 2 300 万次的冷冻溶脂术治疗周期，并且依次证明了其疗效和安全性[25]。如图 13.14、图 13.15、图 13.16、图 13.17、图 13.18、图 13.19、图 13.20、图 13.21 展示了冷冻溶脂术术前及术后的结果[14, 26]。

该技术的益处不仅体现在患者的满意度和独立的评估量表上，而且还客观地运用了各种技术，包括标准化临床照相、脂肪层减少的超声评估、脂肪厚度测量、周径测量和 VECTRA 3D 成像（Canfield Scientific，Inc.）。总的来说，预期患者在治疗后 2~4 个月的疗程脂肪层逐渐减少，并且如前所述，可以通过治疗后立即按摩来改善疗效。冷冻溶脂术后无显著体重变化且可使治疗区域减脂长达 5 年[27]。

使用不同结果度量的多项研究证明，单次冷冻溶脂术减少腹部和胁腹部脂肪的功效。在使用超声检查的 6 个月随访中，Sasaki 等[23] 发现单次 1 小时治疗周期后，Scarpa 筋膜上的皮下脂肪减少了 19.6%。Coleman 等[9] 发现胁腹部也有类似的脂肪减少，2 个月随访时减少 20.4%，6 个月随访时减少 25.5%。Garibyan 等[27] 利用 Vectra3D 摄影技术对脂肪减少进行了体积定量测量，与患者对侧未治疗区域相比，经单次 1 小时治疗周期处理的胁腹部脂肪即时平均减少 40 mL。卡尺测量显示 2 个月随访时脂肪厚度平均减少 14.9%[28]。

冷冻溶脂术的超范围应用包括大腿内侧、手臂、胸部、膝盖、腋窝和胸部。目前正在进行但仍欠缺对于膝盖和腋窝的研究。对于大腿内侧的治疗，Zelickson 等[28] 通过超声评估后发现平均脂肪层减少了 2.8 cm，并且在使用真空敷贴器单个治疗周期 60 分钟后的 16 周时大腿围减少了 0.9 cm。采用同样的治疗方法，Sasaki 等[23] 通过卡尺测量大腿内侧脂肪减少了 0.5 cm，相当于第 6 个月随访时减少了 17%。由于无法将这种贴壁组织吸入真空敷贴器，大腿外侧的治疗给冷冻溶脂术系统带来了独特

图 13.14　腹部和胸部的冷冻溶脂术。一位 58 岁的女性对自己腹部和背部皮下脂肪不满意：治疗前（A、B）。首次治疗后 4 个月，包括间隔 2 个月的 2 次随访治疗（每次包括 4 个腹部的冷冻溶脂术治疗周期及 2 个胸部的冷冻溶脂术治疗周期），脂肪明显减少，皮肤显著收紧（C、D）。尽管脂肪明显减少，但皮肤可较好地适应在整个新的形体而没有下垂。患者体重自基变化下降 5 磅

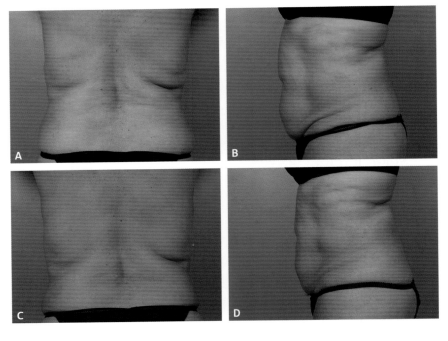

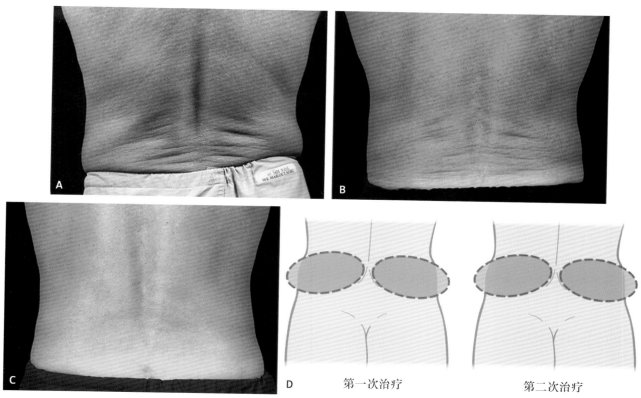

图 13.15　胁腹部的冷冻溶脂术。这名 58 岁男性整体身体状况良好，但对胁腹部脂肪不满（A）。首次治疗后 1 年（B）。再次治疗后 1 年。患者体重无变化（C）。敷贴器的放置说明（D）。由 W. Grant Stevens 医师进行手术操作［经许可引自 Stevens WG, Pietrzak LK, Spring MA. Broad overview of a clinical and commercial experience with CoolSculpting. Aesthet Surg J. 2013 Aug 1; 33(6): 835–846）。D 图由 ZELTIQ^MT Aesthetics, Inc. 提供。CoolSculpting 可在以下网址获得：http://www.coolsculpting.com/for–physicians/coolsculpting-technology］

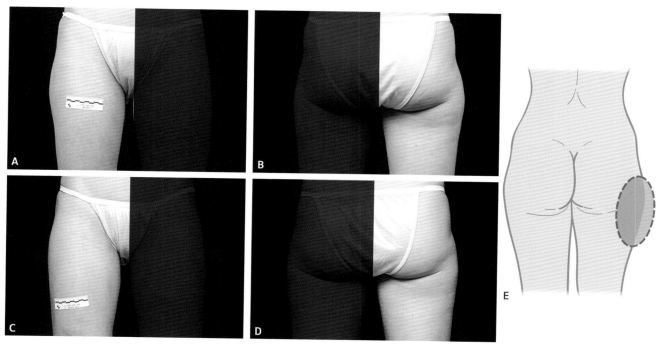

图 13.16　CoolSmoothPro：大腿外侧。在进行单侧冷冻溶脂术之前（A、B）。单次治疗 4 个月后（C、D）。W. Grant Stevens 医师进行手术。敷贴器的放置说明（E）［由 ZELTIQ^TM Aesthetics, Inc. 提供。经许可引自 Stevens WG, Bachelor. Cryolipolysis conformablesurface applicator for nonsurgical fat reduction in lateral thighs. Aesthet Surg J. 2015 Jan; 35(1): 66–71. CoolSculpting 可从以下网址获得：http://www.coolsculpting.com/for-physicians/coolsculpting-technology］

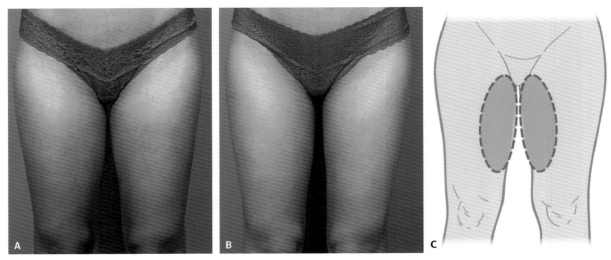

图 13.17　CoolFit：大腿内侧。A. 冷冻溶脂术治疗前。B. 单次治疗 2 个月后。C. 敷贴器的放置说明［经许可引自 Stevens WG, Pietrzak LK, Spring MA. Broad overview of a clinical and commercial experience with CoolSculpting. Aesthet Surg J. 2013 Aug 1; 33(6): 835–846。C 图由 ZELTIQ™Aesthetics, Inc. 提供。CoolSculpting 可从以下网址获得：http://www.coolsculpting.com/for-physicians/coolsculpting-technology］

图 13.18　胸部的冷冻溶脂术。这名 58 岁的女性对她的胸部脂肪感到不满（A）。冷冻溶脂术后 3 个月，患者体重无变化（B）［经许可引自 Stevens WG, Pietrzak LK, Spring MA. Broad overview of a clinical and commercial experience with CoolSculpting. Aesthet Surg J. 2013 Aug 1; 33(6):835–846］

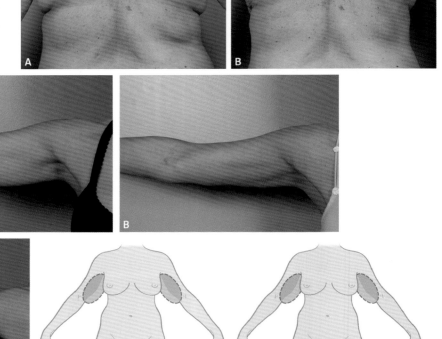

图 13.19　这名 48 岁女性欲治疗她的上臂（A）。1 个治疗周期后 2 个月（B）。首次治疗后 4 个月，且她在 2 个月随访时进行了 1 个额外的治疗周期。显示患者的体重变化为 –4 磅，在基线之下（C）。敷贴器的放置说明（D）［经许可引自 Stevens WG, Pietrzak LK, Spring MA. Broad overview of a clinical and commercial experience with CoolSculpting. Aesthet Surg J. 2013 Aug 1;33(6):835–846。C 图由 ZELTIQ™Aesthetics, Inc. 提供。CoolSculpting 可从以下网址获得：http://www.coolsculpting.com/for-physicians/coolsculpting-technology］

臀部冷冻溶脂

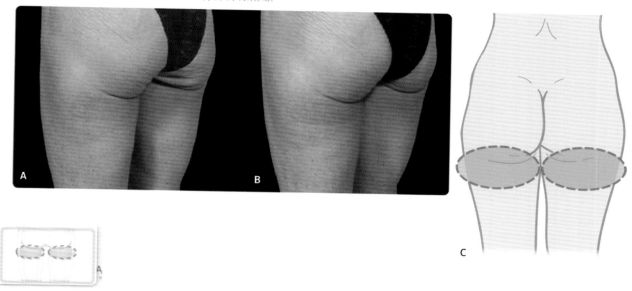

图 13.20 CoolCore："香蕉卷"。冷冻溶脂术前（A）。单次治疗后4个月（由 Laura K Pietrzak 操作）（B）。解敷贴器的位置（C 图由 ZELTIQ Aesthetics, Inc. 提供）

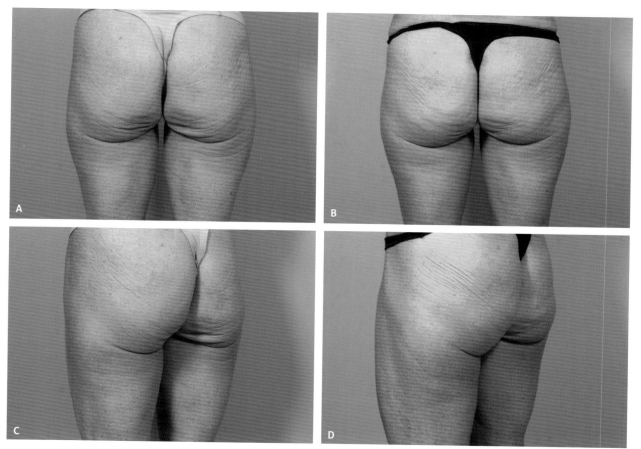

图 13.21 冷冻溶脂术治疗"香蕉卷"。这位 57 岁的女性欲治疗她臀部的"香蕉卷"（A、B）。每侧 2 次冷冻溶脂术治疗周期后 5 个月，显示患者体重变化为 + 4 磅，超过基线（C、D）［经许可引自 Stevens WG, Pietrzak LK, Spring MA. Broad overview of a clinical and commercial experience with CoolSculpting. Aesthet Surg J. 2013 Aug 1;33(6):835–846。C 图由 ZELTIQ™Aesthetics, Inc. 提供。CoolSculpting 可从以下网址获得：http://www.coolsculpting.com/for–physicians/coolsculpting-technology］

的挑战。随着共型表面敷贴器的发展，Stevens 和 Bachelor[26] 展示了单次 120 分钟冷冻溶脂术治疗大腿外侧的疗效，在治疗后 16 周时通过超声测量发现脂肪厚度平均减少 2.6 mm。

手臂和胸部治疗的数据结果非常少。对于上臂，Saltz 等[2] 发现术后 2 个月通过超声检测显示脂肪厚度减少 2.3 mm, 4 个月后减少 4.4 mm。对于男性胸部的治疗，Munavalli 和 Panchaprateep[29] 使用真空敷贴器按顺序进行 2 次 60 分钟并 50% 重叠区域的治疗，中间间隔 2 分钟的手动按摩；2 个月后，再次进行一次 60 分钟的治疗。他们注意到末次治疗 2 个月后脂肪厚度减少了 1.6 mm。

冷冻溶脂术的应用已经从分散区域的治疗扩展成在重叠部位使用多种治疗方式的综合减脂治疗方式。Saltz 等[17] 通过一种"治疗转化方案"描述了这种方法学，该方案需要针对个体患者每个相邻治疗区域敷贴器的放置以及治疗周期数进行周到的个体化定制。本研究中的患者首次治疗时在重叠目标区域进行了多于 4 个周期的治疗，额外治疗间隔 2 个月。随访 2 个月、4 个月和 12 个月，显示冷冻溶脂术可长期减脂，耐受性极佳，无不良反应[17]。

除了减脂之外，冻溶溶脂术治疗的部位表现为皮肤冷冻或紧缩（图 13.8）。这在腹部、胁腹部、手臂、大腿和背部治疗后经主观研究过，尤其在皮肤皱褶伴随多余脂肪的部位。这种表现尚未在文献中得到客观评估，但文献中治疗前和治疗后的图像一致表明了这种积极的辅助效应[15, 16]。

13.6　并发症

冷冻溶脂术副作用很少，最常见的副作用只是短暂的、轻度的，能自我修复的。副作用可能包括红斑、水肿、瘀伤和（或）酸痛，这些通常在 1~2 周缓解。可能也会有暂时的感官变化，如治疗区域的麻木、瘙痒和神经痛，可在无任何干预下几日或几个月内缓解。Zelickson 等[28] 曾经报道过 1 例单次治疗后大腿内侧神经痛 132 日未完全消退的病例。类似病例中，已证明加巴喷丁短期治疗对患者有用[30]。使用 FDA 批准的冷冻溶脂仪后，尚未有溃疡、瘢痕、血肿、起疱或出血的报道，但这些结果却在使用假冒的、非 FDA 批准的冷冻溶脂仪后出现过，这些假冒的仪器可以在市场上购买及在线购买[31]（图 13.22）。冷冻溶脂术有一种罕见的严重副作用是异常脂肪增生，不会自我修复。迄今为止，约有 33 例患者出现过这种情况，估计 20 000 个治疗周期发生 1 次[32, 33]。通常治疗后 3~6 个月会在治疗区域出现无痛、硬质、界限清楚的组织块[32, 33]。吸脂术可治疗异常脂肪增生[34]。由于冷冻溶脂术是一种有效的减脂技术，因此会出现皮肤表面不规则和凹陷。与所有减脂干预措施一样，患者体重的波动将显著影响冷冻溶脂术的长期效果，并且超出医师的控制范围。目前的研究表明，冷冻溶脂术后长期减脂可使患者体重无显著波动，即通常维持在基线体重 5 磅以内。

图 13.22　非 FDA 批准的冷冻溶脂设备导致皮肤损伤。这位 50 岁女性的腹部损伤是由非 FDA 批准的假冒冷冻溶脂设备造成的。损伤出现在假冒设备治疗的第 1 日（A）、第 2 日（B）、第 7 日（C）和第 13 日（D）[经许可引自 Stevens WG, Spring MA, Macias LH. Counterfeit medical devices: the money you save up front will cost you big in the end. Aesthet Surg J. 2014 Jul;34(5):786–788]

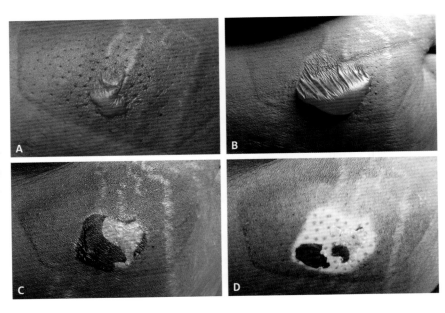

13.7 展望

目前正在开发具有不同轮廓及不同形状平板的新的敷贴器，这是减少治疗时间和增加舒适度的新途径。新的降温杯形表面，包括更多杯形敷贴器，如 Cool-Mini 和 CoolAdvantage 正在开发中，可达到在更低的组织温度下花费更少的治疗时间的效果。由于仅需较小的吸力，因此减少了淤伤并提高了舒适度。具有可更换凸缘及更多功能的敷贴器将很快推出，且只需更少的存储空间。目前的技术还可以改善肤质，如较少的凹痕或脂肪团。我们仍需进一步的研究。

13.8 结论

通过 FDA 批准的唯一设备，CoolSculpting，进行冷冻溶脂术时，采用控制降温方法，通过细胞凋亡而非手术减脂。几项研究表明，这种治疗方法有效且安全并具有很高的患者满意度。作为非手术减肥的最佳替代方法，CoolSculpting 是外科医师推荐给患者的极好治疗方式。该技术已被证明有助于新生儿和男性患者人群的减脂。增加可用设备同时增加了治疗周期及患者的数量。对工作人员的要求和术后护理对疗效的作用是最小的。CoolSculpting 确实有效，并且依赖于操作员，因此合适的操作可以获得非常好的效果。

13.9 评论

冷冻溶脂术是当前通过脂肪分解进行非手术塑形的金标准，本章的作者在冷冻溶脂的治疗和研究方面比任何人都有经验。我也是这项技术的调研人员。本章将展示一种使患者和医师都受益的多次重复改造的多功能技术。读者能够在清晰简洁的陈述中快速了解这项技术是如何推广到临床应用中的。我非常同意本章提出来的商业模式及将其转化成双重形体雕塑中心的实践。

我高度赞扬作者强调了如何避免该技术可能出现的并发症，并且作者发现次优率低至接近 10%。对于那些未达到理想效果的患者，在冷冻溶脂术后恢复至少 6 个月后，在没有明显的财务限制时，作者为患者提供选择：吸脂或辅助射频治疗。

作者非常乐意将面部美学非手术注射、神经调节及相关的面部改形技术与冷冻溶脂术联合应用。这为进行全身塑形使患者恢复活力提供了一种强有效的方法。作者发现这些联合应用技能能够扩大治疗范围，拓展塑形领域，来创造一个真正的美学共同体。

随着在实践中引入冷冻溶脂术，作者手术和非手术塑形例数都实现了两位数的增长。颏下脂肪治疗适应证的添加进一步增强了作者推荐使用冷冻溶脂术的热情，也增加了为面部治疗的例次。

我个人对冷冻溶脂术的热情是非常明显的，主要是因为它在市场上的长久性和作者的经验，本书中也介绍了其他非常有效和强大的技术。我相信本章的介绍展示了一项极好的技术是如何带来良好效果的。

冷冻溶脂术展示了非常好的皮肤重塑效果，但作者发现那些皮肤松弛严重的患者仍是此项技术的挑战。这也是作者最近研究的重点。作者采用独立评审员进行随机双盲法，结果显示肋腹部行冷冻溶脂术后联合射频治疗皮肤松弛患者取得较好疗效。这种联合治疗相得益彰，明显提高了叠加治疗的效果。

（评论人：Julius W. Few Jr.）

参·考·文·献

[1] The American Society for Aesthetic Plastic Surgery. 2016 Cosmetic Surgery National Data Bank Statistics. 19th Annual Multi-Specialty Statistical Data. http://www.surgery.org/media/statistics. Accessed 11/2016

[2] The American Society for Aesthetic Plastic Surgery. 2014 Cosmetic Surgery National Data Bank Statistics. 18th Annual Multi-Specialty Statistical Data. Accessed 11/2016

[3] Manstein D, Laubach H, Watanabe K, Farinelli W, Zurakowski D, Anderson RR. Selective cryolysis: a novel method of non-invasive fat removal. Lasers Surg Med. 2008; 40(9):595-604

[4] ZELTIQ™ Aesthetics, Inc. http://www.coolsculpting.com/

[5] Bernstein EF. Long-term efficacy follow-up on two cryolipolysis

case studies: 6 and 9 years post-treatment. J Cosmet Dermatol. 2016; 15(4):561-564

[6] Epstein EH, Jr, Oren ME. Popsicle panniculitis. N Engl J Med. 1970; 282(17):966-967

[7] Beacham BE, Cooper PH, Buchanan CS, Weary PE. Equestrian cold panniculitis in women. Arch Dermatol. 1980; 116(9):1025-1027

[8] Zelickson B, Egbert BM, Preciado J, et al. Cryolipolysis for noninvasive fat cell destruction: initial results from a pig model. Dermatol Surg. 2009; 35(10):1462-1470

[9] Coleman SR, Sachdeva K, Egbert BM, Preciado J, Allison J. Clinical efficacy of noninvasive cryolipolysis and its effects on peripheral nerves. Aesthetic Plast Surg. 2009; 33(4):482-488

[10] Klein KB, Zelickson B, Riopelle JG, et al. Non-invasive cryolipolysis for subcutaneous fat reduction does not affect serum lipid levels or liver function tests. Lasers Surg Med. 2009; 41(10):785-790

[11] Dierickx CC, Mazer JM, Sand M, Koenig S, Arigon V. Safety, tolerance, and patient satisfaction with noninvasive cryolipolysis. Dermatol Surg. 2013; 39 (8):1209-1216

[12] Derrick CD, Shridharani SM, Broyles JM. The safety and efficacy of cryolipolysis: a systematic review of available literature. Aesthet Surg J. 2015;35(7):830-836

[13] US Food and Drug Administration. 510(k) clearance K151179: CoolSculpting System. 2015. Available from: http://www.accessdata.fda.gov/cdrh_docs/pdf15/K151179.pdf. Accessed 18 Nov, 2015

[14] Stevens WG, Pietrzak LK, Spring MA. Broad overview of a clinical and commercial experience with CoolSculpting. Aesthet Surg J. 2013; 33(6):835-846

[15] Stevens WG. Does cryolipolysis lead to skin tightening? A first report of cryodermadstringo. Aesthet Surg J. 2014; 34(6):NP32-NP34

[16] Carruthers J, Stevens WG, Carruthers A, Humphrey S. Cryolipolysis and skin tightening. Dermatol Surg. 2014; 40 Suppl 12:S184-S189

[17] Saltz R, Burns J, Stevens G, Kilmer S. Abstract: Cryolipolysis treatment to transformation: one year safety and efficacy follow-up. The Aesthetic Meeting. 2014

[18] CoolSculpting® Available from: http://www.coolsculpting.com/for-physicians/coolsculpting-technology

[19] Wanitphakdeedecha R, Sathaworawong A, Manuskiatti W. The efficacy of cryolipolysis treatment on arms and inner thighs. Lasers Med Sci. 2015; 30 (8):2165-2169

[20] Coolsculpting®. ZELTIQ(R) launches 3-in-1 CoolAdvantage® applicator for the CoolSculpting® system at American Academy of Dermatology Annual Meeting. http://investor.coolsculpting.com/releasedetail.cfm?releaseid=958687. March 3,2016

[21] Boey GE, Wasilenchuk JL. Enhanced clinical outcome with manual massage following cryolipolysis treatment: a 4-month study of safety and efficacy. Lasers Surg Med. 2014; 46(1):20-26

[22] Ingargiola MJ, Motakef S, Chung MT, Vasconez HC, Sasaki GH. Cryolipolysis for fat reduction and body contouring: safety and efficacy of current treatment paradigms. Plast Reconstr Surg. 2015; 135(6):1581-1590

[23] Sasaki GH, Abelev N, Tevez-Ortiz A. Noninvasive selective cryolipolysis and reperfusion recovery for localized natural fat reduction and contouring. Aesthet Surg J. 2014; 34(3):420-431

[24] Bernstein EF, Bloom JD, Basilavecchio LD, Plugis JM. Non-invasive fat reduction of the flanks using a new cryolipolysis applicator and overlapping, two-cycle treatments. Lasers Surg Med. 2014; 46(10):731-735

[25] Bernstein EF. Longitudinal evaluation of cryolipolysis efficacy: two case studies. J Cosmet Dermatol. 2013; 12(2):149-152

[26] Stevens WG, Bachelor EP. Cryolipolysis conformable-surface applicator for nonsurgical fat reduction in lateral thighs. Aesthet Surg J. 2015; 35(1):66-71

[27] Garibyan L, Sipprell WH, Ⅲ , Jalian HR, Sakamoto FH, Avram M, Anderson RR. Three-dimensional volumetric quantification of fat loss following cryolipolysis. Lasers Surg Med. 2014; 46(2):75-80

[28] Zelickson BD, Burns AJ, Kilmer SL. Cryolipolysis for safe and effective inner thigh fat reduction. Lasers Surg Med. 2015; 47(2):120-127

[29] Munavalli GS, Panchaprateep R. Cryolipolysis for targeted fat reduction and improved appearance of the enlarged male breast. Dermatol Surg. 2015; 41 (9):1043-1051

[30] Keaney TC, Gudas AT, Alster TS. Delayed onset pain associated with cryolipolysis treatment: a retrospective study with treatment recommendations. Dermatol Surg. 2015; 41(11):1296-1299

[31] Stevens WG, Spring MA, Macias LH. Counterfeit medical devices: the money you save up front will cost you big in the end. Aesthet Surg J. 2014; 34(5): 786-788

[32] Seaman SA, Tannan SC, Cao Y, Peirce SM, Gampper TJ. Paradoxical adipose hyperplasia and cellular effects after cryolipolysis: a case report. Aesthet Surg J. 2015;…:sjv105

[33] Jalian HR, Avram MM, Garibyan L, Mihm MC, Anderson RR. Paradoxical adipose hyperplasia after cryolipolysis. JAMA Dermatol. 2014; 150(3):317-319

[34] Stefani WA. Adipose hypertrophy following cryolipolysis. Aesthet Surg J. 2015; 35(7):NP218-NP220

14

微创手术：预防和管理不良事件

Mark S.Nestor, Paige Paparone and Mitchell Manway

| 摘要 |

　　微创综合美容医学中预防不良事件始于适当的患者筛选。了解患者的解剖结构、手术的风险和收益、理解和掌握相关的技术对患者理想的预后是至关重要的。管理不良事件需要在其发生时识别它并了解如何处理它。并发症包括内在出血的风险、对重要组织和结构的损伤、伤口闭合困难、不良愈合和感染。

| 关键词 |

　　并发症，脱氧胆酸，皮肤填充剂，感染，强脉冲光（IPL），激光换肤，微聚焦超声，神经毒素注射。

要点

- 采集患者全面的医疗和美容病史，并与患者交流其他潜在的可能影响审美的生活方式等因素。
- 确保只选择合适的患者可避免许多并发症。
- 在实行任何手术时，了解患者的解剖结构、手术的风险和收益、理解和掌握相关的技术对患者的理想预后是至关重要的。
- 任何手术和任何临床医师都可能发生不良事件。因此，尽可能防止它们，在发生时识别它们，并理解如何处理它们是至关重要的。
- 告知患者某个产品或程序的所有潜在风险和并发症是医者的道德和伦理责任。

14.1　简介

　　综合美容医学是一种精致和个性化的美容方法，根据定义，它采用了结合神经毒素注射、可注射填充物和各种设备（包括消融和非消融激光）、射频和微聚焦超声、化学换肤、可吸收提升缝合和（或）手术在内的联合治疗。理想的手术融合了多种模式的优点，可以产生任何一种方法无法单独完成的累积效应。然而，随着医疗美容业技术的普及，其在手术应用中的安全性、复杂性及并发症的风险也随之增加[1, 2]。

　　医疗美容可能会引起各种各样的并发症。所熟知的手术并发症包括出血、重要组织和结构的损伤、伤口愈合困难、康复困难和感染。不太常见的是，对麻醉剂或镇静剂的不良反应而引起的继发性事件，严重者甚至可能危及生命。微创手术的侵入性较小，许多患者主动追求和喜好的现代非手术美容技术也可能产生轻微甚至严重的并发症[2]。

　　如果在进行医疗美容时出现并发症和不良事件，对每种产品、每项技术和所涉及的因素有更深入了解的医师将能够更有效地预防、察觉和管理并发症[3]。

　　在本章中，我们将讨论综合医疗美容常用的各种微创手术，如神经毒素注射、皮肤填充物、激光换肤、脱氧胆酸和微聚焦超声。首先，筛选适当的患者，列出常见适应证和禁忌证，随后列出每种方法的潜在并发症以及如何有效预防，并治疗和管理这些不良事件。

14.2 患者选择

选择合适的患者和排除不适宜的患者是避免并发症的第一步，也是最重要的一步。对于任何美容手术，必须询问彻底和全面的医疗及美容史，以避免对已存在禁忌证的患者进行治疗。显然，讨论审美结果的现实期望以及达到个性化目标所需的治疗次数也至关重要。如果患者没有充分了解这些微创技术的局限性，无疑会对结果不满意。

14.2.1 皮肤填充剂

所有类型的皮肤填充物常用于替代缺失的组织，减少皱纹的出现，改善面部皮肤的整体轮廓。此外，用于纠正由先前手术引起的面部凹陷，以及应用于身体的其他区域治疗组织缺失也是常见的[4]。考虑任何皮肤填充剂注射时，若有证据表明患者皮肤感染处于活跃期，应该强制延迟治疗，因为感染源可以通过针头引起的创伤扩散到更深的组织。这种病例包括病毒感染［如单纯疱疹病毒（HSV）和人乳头瘤病毒（HPV）］、软疣传染病、细菌感染（如链球菌或葡萄球菌），以及很少见真菌和酵母菌感染（图14.1）[5]。

如果出现任何这些生物体感染的证据，应该获得其培养物，给予患者适当药物治疗，并且在进行任何注射之前应该确保已清除病原体。同样的，皮肤填充物可以加剧原有的慢性皮肤病，如自身免疫病和结缔组织病。皮肤填充物的不适宜人群包括有肥厚瘢痕和瘢痕疙瘩病史的患者、盘状红斑狼疮、活动性硬皮病或银屑病、马方综合征和 Ehlers-Danlos 综合征。在患有全身性疾病如人类免疫缺陷病毒（HIV）感染、糖尿病或硬皮病的患者中，如果患者有过正常伤口愈合史，则可以谨慎地进行治疗。因此，应仔细筛查免疫抑制患者是否适合接受治疗[6, 7]。

皮肤填充剂的适应证如下：
- 脂肪萎缩。
- 皱纹和褶皱。
- 沮丧型面部缺陷。
- 美容术。

皮肤填充剂的相对禁忌证如下：
- 有多种或严重过敏史或过敏反应。
- 治疗区活跃期皮肤感染。
- 在治疗前后 6 个月有用过或需要异维 A 酸治疗（有争议）。
- 自身免疫性和结缔组织疾病。
- 妊娠或哺乳期妇女。
- 某些精神疾病或强迫症。

14.2.2 肉毒毒素

具有动态皱纹而无静态表现的患者将在注射肉毒毒素后有最显著的改善。静息时可见皱纹的患者也可以从这种治疗中受益，但是峰值改善可能需要多次给药。随着时间的推移，更深的皱纹可能会变软，但可能需要与皮肤填充物或换肤术进行联合处理才能达到预期效果。对肉毒毒素注射最显著的禁忌证包括神经肌肉疾病，如重症肌无力、肌萎缩侧索硬化症、Labert-Eaton 肌无力综合征和其他涉及神经肌肉传导的肌病。相对禁忌证包括愈合障碍、异常出血、肥厚或瘢痕疙瘩病史，以及皮肤萎缩明显的患者。神经毒素给药的一个非常独特的禁忌证是对容貌有强烈需求的患者，这在演艺界的职业人群中经常出现。与任何手术一样，临床医师应该与患者讨论最终治疗目标和现实期望[8, 9]。

肉毒毒素的适应证如下：

图14.1 治疗区域明显感染的皮损（A）。典型疱疹病毒感染的虫蚀样圆形皮损。治疗后出现的常见真菌感染（B）[5]（经许可引自 Bass L, Pozner J.Laser Facial Resurfacing. Cohen M and Thaller S: The Unifvorable Result in Plastic Surgery: Avoidance and Treatment, Thieme Medical Publishers, St. Louis, 2017）

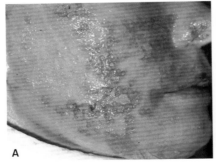
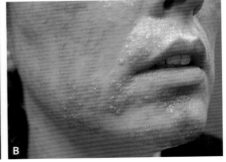

- 皱纹。
- 多汗。
- 眼睑痉挛。
- 斜视。
- 偏头痛。
- 颈阔肌束带。
- 肌张力障碍（颈椎、颅骨、面部、下颌肌、喉）。

肉毒毒素的相对禁忌证如下：

- 过敏或过敏史。
- 孕妇或哺乳期妇女。
- 治疗区域内的活动性感染或皮肤病。
- 异常出血。
- 愈合困难。
- 肥厚瘢痕或瘢痕疙瘩。
- 皮肤萎缩。
- 外貌强迫症。
- 僵硬的面部表情。
- 重症肌无力。
- 肌萎缩性侧索硬化症。
- Eaton-Lambert 综合征。
- 其他神经肌肉疾病。

14.2.3 脱氧胆酸

最近，FDA 批准了旨在减少颏下脂肪（SMF）的脱氧胆酸治疗。从传统意义上说，不论使用或不使用下颌成型术，吸脂、小型整形和颈部提升可以有效地减少 SMF。但是，患者希望寻求创伤较小的方法。最近一系列研究表明注射脱氧胆酸取得了非常令人鼓舞的结果（视频 2.11）[10, 11]。脱氧胆酸被认为是通过溶解膜脂而破坏脂肪细胞膜，引起脂肪细胞的靶向破坏[12]。未来的研究希望能够探索对这种有吸引力的更深入的理解（视频 1.1）。

脱氧胆酸的适应证如下：

- 与 SMF 相关的中等或严重凸出。
- 有吞咽困难病史。
- 面部神经痛。
- 有过颏下区域的创伤或皮肤松弛。
- 颈阔肌束带。
- 任何颏下区域局部肿胀。

脱氧胆酸的相对禁忌证如下：

- 颏下区域感染。

14.2.4 激光换肤

利用 CO_2 或铒激光器的激光烧蚀换肤可以是局部的也可以是非局部的。在考虑进行任何激光换肤时，适当的患者选择尤为重要。最值得注意的是，了解患者的 Fitzpatrick 皮肤类型是至关重要的，因为这种方法存在显著的色素沉着风险。例如，较高 Fitzpatrick 肤型（皮肤颜色较深）的患者发生炎症后色素沉着过度（PIH）的风险增加，这被证明极其难以纠正。此外，有伤口愈合不良、肥厚性瘢痕形成或瘢痕疙瘩病史的患者不适合治疗，因此应对这些患者时应使用较低的激光效能。与往常一样，应在美容咨询期间获得详细的病史，以准确预测可能发生的副作用[13]。

其中，局部消融和非局部消融激光治疗的常见适应证包括轻度至中度面部和眶周皱纹、痤疮瘢痕、色素沉着、烧伤后和手术瘢痕。与更深的褶皱相比，细小的皱纹能在治疗后有更显著的改善，同样的，应该再次向这些患者传达现实的期望值[14]。

消融激光换肤的适应证如下：

- 口周垂直沟。
- 眶周动态线（乌鸦脚）。
- 轻微的皮肤松弛。
- 眉间动态线条。
- 光损伤。
- 面部弹性组织变形。
- 瘢痕，包括痤疮瘢痕。
- 表皮病变。
- 色素沉着。
- 轻微的光老化皮肤。
- 表面和深度皱纹。

激光换肤的相对禁忌证如下：

- 附件结构减少。
- 不切实际的患者期望。
- 瘢痕疙瘩的病史。
- 活动性痤疮。
- 深部痤疮凹陷。
- 过去 6 个月内有过的异维 A 酸治疗。
- 最近有过放射治疗。

14.2.5 微聚焦超声

微聚焦超声是最近开发的用于无创皮肤紧致和提拉的技术。微聚焦超声使用不同频率的超声波，在表皮下方聚集并发挥它们的作用，从而侵入性手术。这种疗法将超声波聚焦到真皮和皮下组织中的特定区域，产生微小的热凝固点。通过调整发射的能量和深度，可以实现眉毛提拉、皱纹改善和皮肤紧致的效果。除了对面部和颈部有益处外，微聚焦超声波还可用于包括大腿、上臂和膝盖的区域。微聚焦超声结合成像也被证明可移除多汗症患者的高活跃性汗腺，其效果可持续超过 12 个月[15, 16]。

理想的可接受微聚焦超声治疗的患者为轻度至中度皮肤和软组织松弛。由于微聚焦超声可帮助患者增加伤口愈合能力，因此在年轻患者中颇受青睐。然而，对于广泛的皮肤光损伤、严重的皮肤松弛，以及严重的颈阔肌束带患者，此疗法效果不理想，需要相对更积极的疗法。

微聚焦超声的相对禁忌证包括皮肤感染或伤口、严重痤疮或治疗区内有金属物体，如心脏起搏器和除颤仪。相对禁忌证还包括治疗区域存在瘢痕疙瘩、永久性皮肤填充剂或具有抑制正常伤口愈合因素的患者，如未控制的糖尿病或慢性吸烟者[15]。

微聚焦超声的适应证如下：
- 腋窝多汗症。
- 软组织松弛。
- 轻度至中度皱纹。
- 光损伤。
- 颈阔肌束带。

微聚焦超声的禁忌证如下：
- 感染。
- 开放性皮肤损伤。
- 严重痤疮。
- 金属植入物。

14.2.6 强脉冲光

强脉冲光（IPL）使用宽波长的非相干光对许多细胞类型施加非消融作用。虽然它的光生物学作用尚不太清楚，但由于其光谱较宽，它似乎可以影响更多的发色团和细胞类型。因此从理论上说，该方法可以发挥更大更彻底的再生效应。

IPL 是光损伤相关的色素脱失和毛细血管扩张，以及轻度水肿和改善大毛孔的理想疗法。与激光技术相比，IPL 具有许多优点。首先 IPL 机器的停机时间最短，它可以在患者午餐休息期间进行，患者可以在完成治疗后直接返回工作。除了在面部使用，IPL 还可用于胸部、颈部和手部。此外，IPL 可以穿透比大多数基于激光的技术更深的组织，同时保持较低的紫癜和过度色素沉着的风险。与激光疗法相比，使用 IPL 治疗皱纹的优势不大，但 IPL 的相对安全性是无与伦比的。然而，IPL 更常见的用途是用于去除毛发、治疗毛细血管扩张、改善皮肤质地、纠正不规则的色素沉着[17]。因此，IPL 的禁忌证相当有限。

强脉冲光的适应证如下：
- 脱毛。
- 血管病变。
- 蜘蛛痣。
- 葡萄酒色斑。
- 面部静脉破裂。
- 酒渣鼻。
- 色素性病变。
- 老年斑。
- 黄褐斑。
- 光老化。
- 痤疮。
- 皱纹。

强脉冲光的禁忌证如下：
- 晒黑或晒伤的皮肤。
- 过去 6 个月内使用过脱毛膏。
- 肥厚或瘢痕疙瘩病史。

14.3 并发症的避免和处理

有丰富解剖学经验、适当技术技巧和治疗后经验对医师来说是减少并发症和不良事件发生率最重要的因素。然而，即便实施了完美的管理和适当的患者指导，并发症仍然可能发生，所以拥有正确管理这些意外结果的知识对于最优化审美结果将是至关重要的。以下各节将详细列出每种治疗方法的并发症，以及适当的治疗和管理的步骤。

14.3.1 皮肤填充剂

除了基本的无菌注射技术之外，安全和正确地注射皮肤填充剂要求术者具有全面的面部解剖学知识，特别是面部神经和动脉的分布[18]。不幸的是，解剖学中细微的个体差异是普遍的，即便是接受过最好训练的医师仍然需要谨慎地实施手术。因此，在注射前应进行回抽，特别是在高风险区域，如眉间和鼻腔[2]。缓慢注射使临床医师有时间对即将出现的并发症做出快速反应。这些问题的直接证据可以表现为皮肤颜色的急性变化或不成比例的或过度的疼痛[6]。也就是说，如果皮肤填充物与局部麻醉剂联合使用或者已经使用了神经阻滞，则患者可能矛盾地报告没有疼痛。推荐使用钝头插管来降低血管损伤的风险和小针头以减缓注射速度，但是目前无法证实这样做可以降低不良事件的发生率。注射后按摩是防止产品不均匀分布的重要手段，但可能导致肿块或起疱，因此应避免患者自行在家中按摩。患者直到术后 2 周不应该按摩注射部位，并应避免极端温度。最后要注意的是，不要调整任何填充物固有的适当深度位置。填充物的过度矫正和错误放置比其他严重不良事件更常见。例如，误把表面注射应用到深部组织，或者给非常薄的皮肤注射过多的量，都可能导致令人沮丧的结果[19]。同样，合成填充物不应注射到肌肉中，因为肌肉收缩会使填充物移位，进而导致不对称和（或）肿块[20]。

所有类型的填充剂都可能产生短期或长期并发症。在几日到几周内出现的早期并发症包括肿胀、红斑、挫伤、疼痛、瘙痒、感染、过敏反应，以及罕见的血管损伤或栓塞。局部注射的相关副作用是暂时的，并且可以通过标准化的冰敷和压缩来最小化。虽然罕见，但填充物植入仍可能导致感染，并可能表现为红斑结节。有人推测，这种结节是由轻度细菌感染如表皮葡萄球菌或痤疮丙酸杆菌引起的，并在填充物放置的附近区域中的生物膜内发生。生物膜本身是由废物、细菌和营养物质组成的[21]。轻度感染可以用经验性口服抗生素如大环内酯或四环素治疗[6]。

皮肤填充剂最令人担忧和严重的并发症涉及血管病变或栓塞。如果填充物被置于血管内，或者大量的填充物被放置在血管旁边导致血管压迫，则可能发生血管闭塞。静脉闭塞将导致周围皮肤出现蓝色网状青斑。动脉阻塞是严重的并发症，可导致严重的组织损伤和坏死。其中最脆弱的部位是眉间区域，因为该区域缺乏侧支动脉循环供血[6, 21]。事实上，有病例报告过视网膜中央动脉栓塞导致的患眼失明[22]。由于填充物可通过血管逆行流动离开眶上区域，因此这是可能发生的。幸运的是，这种情况非常罕见，但仍然需要引起注意[2]。

如果怀疑有血管阻塞，必须停止注射，并立即进行治疗。可以给予按摩、温敷和（或）2%硝酸甘油敷剂促进血管舒张。如果闭塞来源于透明质酸填充物，则应使用透明质酸酶注射剂。相对地，可以注射盐水用于羟基磷灰石填充剂导致的阻塞。因此，无论填充物类型如何，透明质酸酶已被提议适用于治疗血管闭塞的所有情况，因为已证实透明质酸酶可减少肿胀和血管压力[23]。

在数周至数年内发生的皮肤填充物的后期和长期并发症包括填充物植入部位不正确或迁移、过度矫正或矫正不足、瘢痕形成、植入物外露、结节或肉芽肿性炎症。过度矫正是一种可避免的并发症，通常由注射皮肤填充物太快或不恰当引起。类似地，当透明质酸填充剂被植入太浅时，由于悬浮颗粒引起的光散射，可能在治疗区域内产生蓝色网状青斑，这被称为 Tyndall 效应。透明质酸填料的一个主要优点是可以通过注射透明质酸酶校正过度的使用。

结节形成可能是由于真皮填充物的不正确置入或产品的不对称分布造成的。这种并发症在产品注射过于表浅时尤为常见，注射 1 个月后就可出现。幸运的是，结节通常是无形的和无症状的。早期检测到的结节可以通过按摩或 25 号针头穿刺来分散。相反，晚发现的结节最好更积极地治疗，可能需要注射曲安西龙、5-氟尿嘧啶或甲泼尼龙。如果结节很大并且难以保守治疗，必须手术切除[7, 21]。

肉芽肿性异物反应是另一种晚期并发症，发生率为 0.1% ~0.2%，在治疗后数月至数年形成。同样的，患者可能无症状或症状模糊，如出现轻微红斑或肿胀。与任何肉芽肿一样，其组织学可见伴有多核巨大细胞和散在的淋巴细胞的巨噬细胞群。对于治疗来说，肉芽肿是不可预测的，因为它们可能会增大或自发消退。如果需要治疗，金标准是皮质类固醇注射，剂量为 5~10 mg/cm^3。如有必要，重复治疗可在 4~6 周完成。不幸的是，切除是禁忌的，因为肉芽肿的边界模糊，因此尝试切除可能会导致脓肿、瘘管或瘢痕[7, 24]。

皮肤填充剂的并发症（早期）如下：

- 红斑。
- 肿胀。
- 疼痛 / 压痛。
- 瘀斑。
- 瘙痒。
- 感染、炎症。
- 过敏反应、超敏反应。
- 血管损害、坏死。
- 视网膜栓塞。

皮肤填充剂的并发症（晚期）如下：

- 过度矫正、矫正不足。
- 错位。
- 植入物外露（廷德尔效应）。
- 肉芽肿性炎症、异物反应。
- 结节。
- 植入填充物的迁移。
- 瘢痕。

14.3.2 肉毒毒素

一旦神经毒素注射到了合适的肌肉，就应该嘱咐患者在 4 小时内不要仰卧。另外，接受者还应该避免对该区域施加热量或按摩以防止神经毒素扩散到其他位置。同样，应该禁止可能引起潮红的活动，如饮酒和运动。任何注射的预期并发症包括短暂肿胀、瘀伤、轻度红斑和注射部位的压痛[8, 9]。这些可以通过使用小号的针头、冰块或压缩来减轻[25]。感染在危及皮肤屏障时总是有风险，但在注射前进行皮肤酒精擦拭通常是足以避免的。

肉毒毒素的并发症（注射相关）如下：

- 瘀伤。
- 肿胀。
- 压痛。
- 轻度红斑。
- 疼痛。
- 感染。

与注射相关的不良事件相比，不常见的是与神经毒素本身相关的，其中最常见的是眼睑下垂（上

睑下垂）和眉毛下垂。眼睑下垂是由毒素通过眼眶隔膜无意中扩散引起的，导致上睑提肌瘫痪。这种并发症的风险可以通过使用适当的手法在瞳孔中线的眶上嵴上方至少 1 cm 处进行注射[26]。值得注意的是，在 48 小时到 7 日内发生，可以持续 2~4 周，而且通常是单侧的。幸运的是，这种情况可以用 α 肾上腺素能激动剂滴眼液等来治疗，如 0.025% 萘甲唑啉 /0.3% 苯咪胺或 0.5% 安普乐定。这两种药物的作用都是通过使 Müller 肌肉收缩，从而提升上眼睑。如果非处方药治疗无效，那么应该用安普乐定处理这类难治性病例，但青光眼恶化是其潜在的副作用。与之非常相似的是，额部肌肉部位的疏忽或过度麻痹可能导致眉毛下垂或不对称。注射点距离眼眶边缘应有至少 4~5 cm 的距离，以减少该区域眉毛下垂的发生率。关于其他易受伤害的区域和肌肉群，应遵循推荐的和既定的指导方针[26]。

神经毒素受者最罕见的并发症包括抗体形成或过敏反应。已观察到抗体形成所占比例少于 1%，尽管它可能导致治疗无效或神经毒素无效。据称由于神经毒素在生产过程中使用牛蛋白，对牛奶过敏的患者可能存在禁忌证而导致患者无法接受 A 型肉毒毒素（Dysport，Ipsen Biopharmaceuticals，Inc.），尽管在这些个体中反应极其罕见[27]。产生过敏反应的病例可能需要进行全身性类固醇激素治疗[8]。

肉毒毒素注射的并发症如下：

- 眼睑下垂。
- 眉毛下垂。
- 抗体形成。
- 过敏反应。
- 面部不对称。
- 远处的神经毒素扩散。

14.3.3 脱氧胆酸

根据最近的 FDA 报道，在注射脱氧胆酸后，未发现严重或全身性不良事件[10, 11, 12]。毫无疑问的是，副作用通常与注射过程有关，用局部制剂和加冰冷却即可获得足够的麻醉作用。然而，短暂的轻度或中度不良事件，如疼痛、肿胀、瘀伤、硬结和纤维化也可能发生。据报道发生过 1 例与注射相关的神经损伤，但这也只是暂时的，而且很可能是由于操作不当造成[10-12]。

脱氧胆酸注射液的并发症如下：
- 疼痛。
- 肿胀。
- 瘀伤。
- 硬结。
- 纤维化。

14.3.4 激光换肤

激光换肤术可能会在创伤性手术之后实现最显著的美容改善。但是，更大的潜力会增加其复杂性，术前和术后护理与术中技术一样重要。一些术者推荐预防性使用抗生素，这些抗生素对单纯疱疹病毒的复发有一定预防。同样，术后即刻伤口护理对于手术的成功至关重要。伤口护理可以促进手术区域的快速愈合并更快地消除诸如红斑和肿胀之类的轻微副作用，有多种开放性和封闭性伤口敷料可供选择。开放性的手术需要配合使用许多温和的软膏，如普通石蜡油或 Aquaphor（局部润肤剂）与冷湿敷料和冰袋一起使用来处理术后创口。此方法应在治疗后 72 小时内持续进行。该系统的优点是可以对治疗过的皮肤进行可视化处理，使临床医师能够轻松检测到瘢痕形成或感染的早期症状。然而，开放技术的缺点与患者进行有效的合作和配合。使用封闭技术，应用诸如 Flexzan（Mylan）或 SilonTSR（Bio Med Sciences）的生物合成半封闭敷料处理伤口 1 日或更长时间可以促进上皮再形成。采用封闭技术的患者的依从性更高，因为患者需要做的事情较少，但敷料很难保持完整，创口也不可见[28]。

激光换肤并发症的风险部分取决于完成的通路次数、使用的能量密度、脉冲或扫描重叠程度及术前皮肤状况。一定程度的术后副作用是正常的和可预期的。几乎所有接受激光换肤治疗的患者都会出现红斑、水肿、结痂或出血。另一方面，还可能有其他的并发症，如色素沉着、接触性皮炎、痤疮/粟粒形成、感染、持续性红斑、增生性瘢痕、延迟愈合、牙齿和角膜损伤及睑外翻等。

PIH 是皮肤激光手术最常见的副作用。它发生在约 33% 的患者和 100% 较深 Fitzpatrick 皮肤类型的患者中。没有显示术前方案可以预防妊娠高血压综合征。幸运的是，这种影响通常是短暂的，在 1 个月内发生，并在几个月的过程中无需治疗而自愈。如果需要治疗，可在 4 周后安全使用局部用药，如氢醌制剂、视黄酸、壬二酸或乙醇酸。此外，必须指导患者适当使用广谱防晒霜，因为日光照射会加重色素沉着。最近的研究表明，由于其抗氧化剂和光保护特性，使用口服水龙骨提取物可能有助于改善 PIH[29]。相反，色素减退是一种晚期并发症，在激光换肤术后 6~12 个月发展，且极难以处理。受到日光损伤的皮肤区域可能更容易出现色素沉着不足，但所幸的是，这种并发症非常罕见，通常见于侵蚀性磨皮或苯酚削皮的患者。

刺激性接触性皮炎是术后皮炎最常见的表现。激光换肤后，表皮屏障缺失，因此将导致皮肤局部治疗刺激的风险增加。局部用抗生素如杆菌肽、新霉素和多黏菌素 B 是激光治疗后接触性皮炎的常见元凶，因此应避免使用。对刺激性或过敏性接触性皮炎的诊断线索包括增加的和无法解决的红斑或瘙痒症。建议使用 Aquaphor 或石蜡油等润肤剂进行处理，并应谨慎地警告患者不要涂抹其他乳液或乳膏。有必要的话，可以通过停止任何局部治疗、冷敷和轻度局部皮质类固醇来处理接触性皮炎。

在激光换肤术治疗后使用封闭性软膏和伤口敷料，痤疮可能会发作。此外，毛囊皮脂腺器可能受损，甚至在没有痤疮史的患者中也会导致痤疮形成。一旦停止使用软膏，这种不良事件通常会在没有治疗的情况下自行消失。在激光治疗后仍有持续性痤疮的情况下，可以给予四环素，如果需要，可以局部使用类视黄醇、乙醇酸或壬二酸化合物。

激光换肤后的感染通常会在治疗后的第 1 周发生，同时伴有皮肤屏障的受损。机会性感染包括细菌和真菌感染，但单纯疱疹病毒的再激活是激光换肤术后最常见的感染性并发症。目前认为，激光引起的创伤可能导致病毒的激活和脱落。值得注意的是，由于上皮细胞受损，经典囊泡不能形成，与疼痛、发热和不适相关的红斑糜烂可为诊断提供线索。由于严重的病例会导致全身感染和萎缩性瘢痕，因此必须尽快进行诊断和治疗。通常在激光治疗前 1~2 日给予抗病毒药物，并持续 10 日直至再上皮化完成。相反，尽管许多医师预防性使用抗生素，但也有数据表明这样做没有明显的好处。此外，缺乏完整的上皮屏障和术后使用软膏可能导致表面细菌和真菌感染。常见的细菌种类包括链球菌、葡萄球菌和铜绿假单胞菌，如果怀疑感染，则应经验性地给予口服头孢菌素。真菌感染很少发生，但可能难以鉴别，因为它们的外观可能会和痤疮与粟粒形成相似。易损患者可能包括糖尿病、免疫抑制、阴道念珠菌病或角质龟裂患者。

即使没有感染，也可能会出现瘢痕。在术后第1周内，瘢痕会出现红斑，且一般会在外观上隆起。特别是瘢痕易损区域包括血管和血供较少的区域，如胸部、颈部、下颌骨和眶下区。因此，强烈建议减少这些区域的脉冲能量、脉冲堆积和脉冲密度。如果产生瘢痕，瘢痕的类型将决定其对应的治疗方法。肥厚性瘢痕更有可能自行消退，而瘢痕疙瘩通常不能，这表明瘢痕疙瘩具有遗传成分[30]。处理这些不良事件应该包括应用类固醇渗透胶带、低效甾体乳膏或乳液、外用硅酮或硅酮板。如果没有明显的改善，可以谨慎使用更具侵袭性的措施，如病灶内注射类固醇或高效类固醇，如0.5%丙酸氯倍他索[28]。此外，脉冲染料激光治疗也对红斑肥厚烧伤瘢痕有疗效[31]。

由于一些尚未完全理解的原因，一些患者在接受激光换肤术后创口很难愈合。这种"延迟愈合"综合征被认为是由于感染和自身免疫现象共同导致的，其阻止了正常的再上皮化并且在轻度患者中更频繁地发生。由于这种综合征引起显著的瘢痕，愈合时间可延长至8~10个月。除了局部使用类固醇之外，处理方法还应包括口服抗生素和抗病毒药物[32]。

为了防止下眼睑的外翻，可以使用涉及下眼睑的手动下拉的"快速测试"来检测有风险的患者。如果下眼睑在3秒内没有快速恢复到其静止位置，应避免在该区域实施换肤术。如果出现睑外翻，可尝试进行局部皮质类固醇治疗，但大多数情况下需要手术矫正。最后，应使用标准的防护眼镜和金属屏蔽层，以避免损伤牙齿和角膜[28]。

（1）激光换肤的短期副作用如下：

- 少量渗出。
- 轻微出血。
- 轻微结痂。
- 红斑。
- 水肿。
- 疼痛。

- 瘙痒。

（2）激光换肤的并发症如下：

- 色素沉着。
- 黑色素沉着。
- 接触性皮炎。
- 痤疮、粟粒。
- 病毒、细菌、真菌感染。
- 肥厚性瘢痕。
- 延迟愈合。
- 牙釉质和角膜损伤。
- 睑外翻。

14.3.5　微聚焦超声

微聚焦超声是一项相对较新的技术，其并发症很少见。最常见的不良事件是治疗过程中的不适，可以通过口服对乙酰氨基酚（扑热息痛）或NSAIDs来降低。据报道称，在使用更深度的换能器时，麻醉性镇痛药和局部用利多卡因不比NSAIDs更有效[33, 34]。微聚焦超声的其他不良事件包括红斑、水肿和瘀伤。比较罕见的并发症是PIH、一过性麻木和肌肉无力。其中有1例报道详细记录了患者持续2个月的暂时性口周瘫痪[35]。因此，对于浅表神经的区域，如眉间和下颌，建议慎用有创性微聚焦超声。适当的操作和换能器的选择可以避免产生水疱和擦痕[36]。

微聚焦超声的并发症如下：

- 红斑。
- 水肿。
- 瘀伤。
- 水疱、擦痕。
- PIH。
- 神经损伤。

14.3.6　强脉冲光

适当的患者选择是提高IPL安全性的第一步。根据皮肤类型设置推荐的能量，在正确的患者群体中进行手术时，很少会发生并发症。由于手术过程可能会稍微有些痛苦，因此一些临床医师在进行手术前会应用局部麻醉膏。除此之外，也可以使用冷却凝胶来缓解不适。其他术前考虑因素包括防护眼睛以避免受伤。治疗后，患者应每日使用防晒霜和保湿霜 1 周，且只能使用温和的清洁用品。

IPL 的并发症很少见，包括红斑、瘀伤、瘢痕、皮肤色素沉着及很罕见的神经损伤。较小的疼痛感、水肿和红斑可能出现，若症状严重可能表明冷却不足或应该降低能量。

关于色素沉着，有晒黑的皮肤和较暗的皮肤类型患者发生风险会增加。但是，密切关注脉冲之间的重叠和使用较低的通量，会降低色素沉着的发生率。如前所述，色素过度沉着的管理包括标准的局部治疗，如羟基醌或壬二酸。

虽然非常罕见，但 IPL 可能会产生瘢痕。操作者必须仔细检查患者组织对最初脉冲的反应，以降低灼伤风险。同样，不建议使用 IPL 处理文身，因为很可能导致瘢痕。在对包含骨骼标志的某些解剖部位的皮肤也应该谨慎使用。有报道，IPL 导致过颧弓上部颞侧的面神经出现短暂性神经损伤，该情况更常见于老年人或皮肤薄且脂肪组织较少的患者[17, 37]。

强脉冲光的并发症如下：

- 红斑。
- 水肿。
- 瘀伤。
- 瘢痕。
- 色素沉着。
- 黑色素沉着。
- 神经损伤。

14.4 结论

综合美容是一种动态的医学艺术形式，需要与患者进行有效的沟通，以确定个性化的美容目标并彻底解释其风险。全面了解解剖和皮肤病理学，并结合适当的患者选择合适的技术，对于预防和减少不良事件并实现最佳美容效果是至关重要的。微创手术目前取得了重大进展，但并非没有出现并发症风险。虽然本章描述的治疗方式通常是安全的，但治疗必须因人而异以实现个性化医疗。

14.5 评论

在任何领域追求卓越均需要无畏的努力，并需要奋力去推动过去已建立的自然界限。伟大的创新在计算机技术世界中发生得最为显著，手机可以让你听音乐、打电话、回答任何能想到的问题、告诉你在世界其他地方吃晚餐后回家的最佳方式，在 15 年前这样的想法会受到大家的嘲笑。通过"冲破束缚"的思想和挑战极限的努力，创新就应运而生了。与纯粹无生命物体的纯技术不同的是，在美容医学中我们处理的对象是人，打破既定标准限制的想法必须与患者的安全性相平衡，这就是介绍本章节非常重要的原因。笔者在此给出了在美容医学中使用联合方法避免问题的重要指导。此外，综合和联合无创美容技术的隐含优势之一是它能够降低既定体积注射量和（或）能量水平，以实现真正的协同作用。

如果患者有任何可能导致并发症因素的病史或无法控制的尚不清楚细节的治疗方法，则必须谨慎行事。我会主张分阶段的治疗，以便能最大限度地控制解剖极限应力。

有一位医师向一名未能告知他最近在另一家诊所做过射频治疗的患者实施了激光换肤。激光治疗处于标准注量范围内，但患者仍未从有创性射频恢复治疗中好转，最终导致组织创伤增加，并因此而出现伤口愈合延迟。幸运的是，提供激光治疗的整形外科医师在照顾她时非常认真和全面，并没有出现长期的并发症。

一般来说，人们都假设大多数患者去过多个地方进行各种美容治疗，患者通常不能确切地知道他们做了什么治疗。但所有患者似乎都记得一个细节，耗时。因此，对我们来说，询问所有患者是否去过另一家诊所，在我们的治疗计划记录并展现出我们的谨慎是至关重要的。如果有人接受了未知治疗，我的一般规则是不要在 3 个月内对该治疗区域使用任何基于能量的治疗。或者我已经完全明白了另一个术者给予的治疗，然后从中找出我自己的治疗选项。这不是绝对的规则。相反，这是我考虑到大多数临床相关结果与非手术能量疗法相关而采用的一种方法。

（评论人：Julius W. Few Jr.）

参·考·文·献

[1] Beleznay K, Carruthers JD, Humphrey S, Jones D. Avoiding and treating blindness from fillers: a review of the world literature. Dermatol Surg. 2015;41(10):1097-1117

[2] Rzany B, DeLorenzi C. Understanding, avoiding, and managing severe filler complications. Plast Reconstr Surg. 2015; 136(5) Suppl:196S-203S

[3] Kulichova D, Borovaya A, Ruzicka T, Thomas P, Gauglitz GG. Understanding the safety and tolerability of facial filling therapeutics. Expert Opin Drug Saf. 2014; 13(9):1215-1226

[4] Alam M, Gladstone H, Kramer EM, et al. American Society for Dermatologic Surgery. ASDS guidelines of care: injectable fillers. Dermatol Surg. 2008; 34 Suppl 1:S115-S148

[5] Bass L, Pozner J. Laser facial resurfacing. In: Cohen M, Thaller S, eds. The Unfavorable Result in Plastic Surgery: Avoidance and Treatment. St. Louis: Thieme Medical Publishers; 2017

[6] De Boulle K, Heydenrych I. Patient factors influencing dermal filler complications: prevention, assessment, and treatment. Clin Cosmet Investig Dermatol. 2015; 8:205-214

[7] Vedamurthy M, Vedamurthy A, Nischal K. Dermal fillers: do's and dont's. J Cutan Aesthet Surg. 2010; 3(1):11-15

[8] Small R. Botulinum toxin injection for facial wrinkles. Am Fam Physician. 2014; 90(3):168-175

[9] Small R, Hoang D. A practical guide to botulinum toxin procedures. Philadelphia: Wolters Kluwer/Lippincott Williams & Wilkins Health; 2012

[10] Ascher B, Hoffmann K, Walker P, Lippert S, Wollina U, Havlickova B. Efficacy, patient-reported outcomes and safety profile of ATX-101 (deoxycholic acid), an injectable drug for the reduction of unwanted submental fat: results from a phase Ⅲ, randomized, placebo-controlled study. J Eur Acad Dermatol Venereol. 2014; 28(12):1707-1715

[11] Rzany B, Griffiths T, Walker P, Lippert S, McDiarmid J, Havlickova B. Reduction of unwanted submental fat with ATX-101 (deoxycholic acid), an adipocytolytic injectable treatment: results from a phase Ⅲ, randomized, placebo-controlled study. Br J Dermatol. 2014; 170(2):445-453

[12] Walker P, Fellmann J, Lizzul PF. A phase I safety and pharmacokinetic study of ATX-101: injectable, synthetic deoxycholic acid for submental contouring. J Drugs Dermatol. 2015; 14(3):279-287

[13] Ramsdell WM. Fractional CO2 laser resurfacing complications. Semin Plast Surg. 2012; 26(3):137-140

[14] Goel A, Krupashankar DS, Aurangabadkar S, Nischal KC, Omprakash HM, Mysore V. Fractional lasers in dermatology-current status and recommendations. Indian J Dermatol Venereol Leprol. 2011; 77(3):369-379

[15] Fabi SG. Noninvasive skin tightening: focus on new ultrasound techniques. Clin Cosmet Investig Dermatol. 2015; 8:47-52

[16] Nestor MS, Park H. Safety and efficacy of micro-focused ultrasound plus visualization for the treatment of axillary hyperhidrosis. J Clin Aesthet Dermatol. 2014; 7(4):14-21

[17] Goldberg DJ. Current trends in intense pulsed light. J Clin Aesthet Dermatol. 2012; 5(6):45-53

[18] Funt D, Pavicic T. Dermal fillers in aesthetics: an overview of adverse events and treatment approaches. Clin Cosmet Investig Dermatol. 2013; 6:295-316

[19] Pierre A, Levy PM. Hyaluronidase offers an efficacious treatment for inaesthetic hyaluronic acid overcorrection. J Cosmet Dermatol. 2007; 6(3): 159-162

[20] Lemperle G, Rullan PP, Gauthier-Hazan N. Avoiding and treating dermal filler complications. Plast Reconstr Surg. 2006; 118(3) Suppl:92S-107S

[21] Lafaille P, Benedetto A. Fillers: contraindications, side effects and precautions. J Cutan Aesthet Surg. 2010; 3(1):16-19

[22] Carruthers JD, Fagien S, Rohrich RJ, Weinkle S, Carruthers A. Blindness caused by cosmetic filler injection: a review of cause and the therapy. Plast Reconstr Surg. 2014 Dec;134(6):1197-1201. doi: 10.1097/PRS.0000000000000754.

[23] Jones GH. RNA degradation and the regulation of antibiotic synthesis in Streptomyces. Future Microbiol. 2010; 5(3):419-429

[24] Cohen SR, Born TM. Facial Rejuvenation with fillers. Elsevier Health Sciences; 2009

[25] Small R, Hoang D. A Practical Guide to Botulinum Toxin Procedures. Philadelphia, Pa.: Lippincott Williams & Wilkins; 2012

[26] Ascher B, Talarico S, Cassuto D, et al. International consensus recommendations on the aesthetic usage of botulinum toxin type A (Speywood Unit)-Part Ⅰ: Upper facial wrinkles. J Eur Acad Dermatol Venereol. 2010; 24(11):1278-1284

[27] U.S. Food and Drug Administration. Information for healthcare professionals: onabotulinumtoxinA (marketed as Botox/Botox Cosmetic), abobotulinumtoxinA (marketed as Dysport) and rimabotulinumtoxinB (marketed as Myobloc). http://www.fda.gov/Drugs/DrugSafety/PostmarketDrugSafetyInformationforPatients-and-Providers/DrugSafetyInformationforHeathcareProfessionals/ucm174949.htm. Accessed 20 February, 2013

[28] Alster TS, Lupton JR. Treatment of complications of laser skin resurfacing. Arch Facial Plast Surg. 2000; 2(4):279-284

[29] Nestor M, Bucay V, Callender V, Cohen JL, Sadick N, Waldorf H. Polypodium leucotomos as an Adjunct Treatment of Pigmentary Disorders. J Clin Aesthet Dermatol. 2014; 7(3):13-17

[30] Ebner J, Maytin E. Dermatologic Surgery: Requisites in Dermatology. Elsevier Health Sciences; 2008

[31] Alster TS, Nanni CA. Pulsed dye laser treatment of hypertrophic burn scars. Plast Reconstr Surg. 1998; 102(6):2190-2195

[32] Rigel DS, Weiss RA, Lim HW, Dover JS. Photoaging. 1st ed. New York: CRC Press; 2004:416

[33] Gitt S. Double-blind, randomized, controlled split-face trial to assess the efficacy and safety of a liposomal lidocaine topical for pain management during microfocused ultrasound treatment. Presented at: The Aesthetic Meeting; 2012; Vancouver, BC

[34] Sunderam H. Prospective double-blind, randomized pilot study comparing ibuprofen to a narcotic for pain management during micro-focused ultrasound treatment. Presented at: American Society for Dermatologic Surgery; 2011; Washington, DC

[35] Jeong KH, Suh DH, Shin MK, Lee SJ. Neurologic complication associated with intense focused ultrasound. J Cosmet Laser Ther. 2014; 16(1):43-44

[36] Brobst RW, Ferguson M, Perkins SW. Noninvasive treatment of the neck. Facial Plast Surg Clin North Am. 2014; 22(2):191-202

[37] Nouri K. Complications in Dermatological Surgery. Elsevier Health Sciences; 2008

15

对未来的思考

Michael P. Ogilvie and Julius W. Few Jr.

┃摘要┃

　　无创和微创美容医学应用正在以惊人的速度创新发展，为未来技术发展带来福音。本章主要介绍几种遵循无创美容医学核心原则的最新技术。

┃关键词┃

　　冷冻溶脂术，核心原则，美容医学，成像，创新，Kybella，微针，非手术皮肤紧缩，聚乳酸乙醇酸共聚物（PLGA），Silhouette InstaLift，皮肤松弛，软组织下垂，Thermi，三维（3D）成像。

要点

- 无创美容医学的核心原则是酌情恢复丢失的容量，去除多余的部分，同时提拉和紧缩。
- 几项新技术［Kybella®（Allergan, Inc.），Silhouette InstaLift®（辛克莱制药）和羊膜增强皮肤再生（DREAM, Advanced Dermal Sciences, LLC）］，尽管处于初期阶段，但在美容医学领域前途无量，同时会产生深远的影响。
- 成像模式［如 Vectra（CIS）］不仅可以帮助医师与患者沟通，也有助于直接精准治疗。
- 类似于心血管介入治疗，美容医学同样得益于技术创新，同时朝着无创和微创方向发展，而无创或微创治疗以叠加的方式将达到近乎手术的效果。

15.1　简介

　　无创和微创美容医学应用正在以惊人的速度创新发展，将为未来技术更新带来福音。本章主要介绍几种遵循无创美容医学核心原则的最新技术。

　　在任何新兴技术或模式的背后，通常都得遵循无创美容医学的核心原则，包括恢复丢失的体积，去除多余的成分，以及在指定位置提升和紧缩。遵循共同的原则有助于确定未来创新发展的方向，实现持续发展，并与现有有效方法轻松整合。

　　接下来，我们将介绍一些最新技术，对应前几个章节提到的原则，很好地整合并推进无创美容医学领域的发展，以达到近乎手术的效果。我们将介绍几个感兴趣的领域，通过查找文献为理论基础，为未来指引方向。以下内容建立在健全科学基础之上，请读者考虑如何在不断变化的医美领域中进行临床实践。

15.2　模式

　　面部容量减少是每个面部衰老患者寻求修复的关键。美容外科医师通过植入物、填充物和自体脂肪注射来解决面部容量损失的问题。重点是植入材料的生物相容性和自体脂肪移植。目前，通过唾液、口腔拭子对 DNA/RNA 进行测序的能力逐渐增强，将来可能会演变为快速经济实惠的基因工程填充物，而不需要供体。

　　同时，求美者普遍希望非手术法切除多余脂肪。CoolSculpting®（ZELTIQ Aesthetics，Inc.）已经成为非侵入性脂肪去除的主流形式。在手术和非手术去除脂肪方面仍然存在的一个问题是如何治疗因脂肪减少所致的皮肤松弛。研究人员正在探索使用非手术法来紧缩皮肤，为身体塑形提供了新的美好前景。非手术法紧缩皮肤和再悬浮技术不断发展，效果堪比手术疗效，甚至可能更胜一筹。

Kybella®（Allergan, Inc.）是 FDA 新批准的无创注射剂，用于治疗成人颏下脂肪相关的中度至重度膨出或丰满[1]。配方为非人类非动物脱氧胆酸（10 mg/mL），Kybella 是一种破坏细胞膜的细胞溶解剂。一旦注入皮下脂肪，会导致脂肪细胞裂解，不再储存或积聚脂肪。Kybella 的使用相当简单，通常 15~20 分钟内，向患者的颏下区域注射 4~6 mL（2~3 瓶）的剂量，将药剂分成 0.2 mL 等分试样，每等分试样分隔 1 cm，每次不超过 10 mL。

在北美，两项随机双盲对照试验与安慰剂组对比（N = 514 vs 508），Kybella 被证明在统计学上有意义（$P < 0.001$），79% 的患者表示满意[1, 2]（图 15.1）。在这些研究中，接近 60% 的患者需要 6 次治疗（间隔 1 个月）以获得最佳效果，许多患者在 2~4 次治疗后接近预期效果。

虽说此方法安全和有效，但不能忽视其副作用。由于其具有细胞毒性，Kybella 破坏细胞膜的能力并不是特异性的，因此在理论上有破坏其他组织（即皮肤和肌肉）的风险。此外，在临床试验中，有 4% 的患者发生暂时的边缘性下颌骨损伤，2% 发生暂时性吞咽困难，最常见的是 72% 的患者出现不同程度的水肿、瘀伤、疼痛、麻木或发红。这都提示我们：在 1~1.5 cm 的边缘下颌神经区域不注射药物，可避免出现下颌活动障碍或吞咽困难[1]。

Kybella 确实是一个处于起步阶段的产品，我们仍在解锁和挖掘其潜力。专家认为它最终将在

图 15.1 Kybella（脱氧胆酸）与安慰剂组相比之下的复合反应率。CR，临床报道；PR，患者报告（经许可引自 http://hcp.mykybella.com/abkybella/clinical-results, 2015）

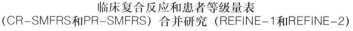

临床复合反应和患者等级量表
（CR-SMFRS和PR-SMFRS）合并研究（REFINE-1和REFINE-2）

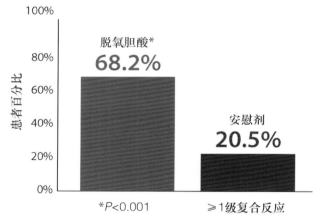

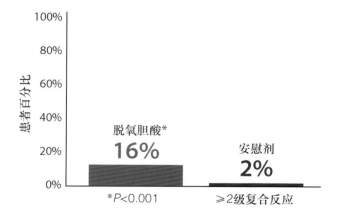

小范围的过度减量方面发挥效用，特别是与能量基础方法一起使用，来执行非手术面部和颈部年轻化。Kybella其实是一种极具潜力的产品，目前并未体现出其价值，而是作为强化剂与聚焦超声波或射频结合，来增强紧致皮肤、修饰轮廓或皮肤表面重建。

鉴于我们对炎症级联反应的了解，同时Kybella具有刺激炎症甚至靶向细胞死亡的能力，这将会是一种促使神经永久性松解并替代神经毒素来使用的产品。科学研究证实，炎症是美容医学的关键组成部分，它通过脂肪细胞裂解、胶原蛋白和上皮替代物的热破坏，以及刺激胶原蛋白产生形成瘢痕，来实现皮肤手术或非手术所致的提升紧缩。

老年人面部皮肤松弛和软组织下垂，是手术治疗后常见的问题。由于年轻患者已经开始寻求整容手术，因而这方面问题相对减少。同时也涌现出多种方式来弥补这一问题，其中大部分是基于能量的，如激光、微聚焦超声或射频。

多年来，在软组织下垂方面，缝线悬吊体系（即提线）已经失宠[3]。曾有学者在无创手术中使用带倒钩的缝线来提升软组织[4]（图15.2），然而，由于其单向设计，不易吸收以及为了牵拉皮肤而埋置表浅，因此带倒钩缝线出现了很多并发症，如组织割裂、针线外露、排除脱落和有效时间很短等。

Silhouette InstaLift（辛克莱制药公司）是一种新的FDA批准的面部软组织悬吊体系。InstaLift紧密结合欧洲同行SilhouetteSoft®（Sinclair Pharma），是一种完全可吸收的悬挂式缝合线，每条缝线有8、12或16个双向锥体，均由聚乳酸乙醇酸共聚体（PLGA）制成，有生物相容性和生物可降解性[5]（图15.3）。该材料与PLGA等可注射填充剂联合应用时显示出明显的生物刺激性，能增加提升区域的体积，同时将可注射填充物放置在悬吊提升双向缝合线附近能显著增强结果。此外，可吸收锥体可以提供更大的表面积，最大限度地提高悬吊牵引力，并在皮下组织牢牢固定；锥体周围的封装为软组织提供了支撑，有助于减轻移位和挤压的风险[6]。

目前，FDA用于中面部提升，而Silhouette Soft已被用于修饰整个面部、颈部和下颌的轮廓。手术只需在门诊局部麻醉，不到1小时即可完成[7]。在无菌状态下以双向方式，将缝线置于皮下脂肪层，并从皮肤中带出来远端部位。在轻微的张力下，牵拉皮肤和皮下组织，获得所需的提升效果[5,6]（图15.4）。特别应用于面中部提升，大部分患者每侧只需要4根缝线即达到效果，必要时每侧最多6根缝线。恢复期长达8个月，预期结果可持续18~24个月，9个月时患者满意度达到90%[8]。

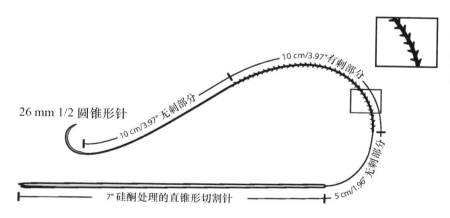

图15.2　传统倒钩缝线的缝合（经许可引自 Nahai F and Saltz R. Endoscopic Plastic Surgery. ed2, Thieme Medical Publishers, St. Louis, 2008.）

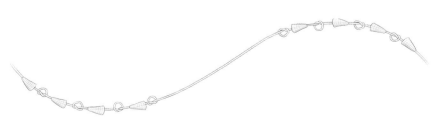

图15.3　皮肤提拉用的缝合设计（经许可引自 Sinclair Pharmaceuticals. Instruction Packet-INSTALIFT. INSTALIFT. http://www.instalift.com. Published 2015. Accessed Sept 5.2016）

图 15.4 InstaLift 悬挂缝线的应（经许可引自 Sinclair Pharmaceuticals. Instruction Packet–INSTALIFT. INSTALIFT. http://www.instalift.com. Published 2015. Accessed Sept 5.2016）

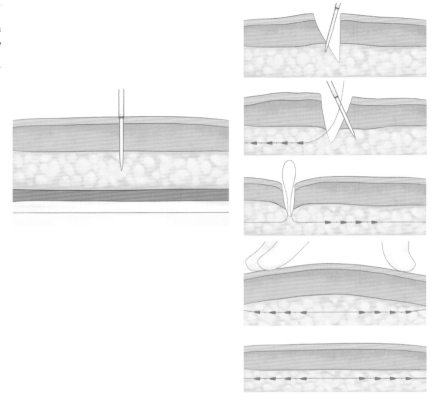

PGLA 缝线一直被广泛关注。在西班牙的一项研究中（ N = 316 ），并发症发生率为 13%，其中大部分是轻微的和暂时的，主要是水肿和瘀伤，没有任何感染记录[9]。在整个文献中，并发症的范围从 2%~10%，很少有感染或肉芽肿形成的报道。在同一项研究中，2 名患者在 3 个月时出现双侧不对称需要再次收紧手术，1 名患者由于外露需要去除缝线。

该产品的进一步研究可能将扩大适应证（如下颌成形术）也可以联合其他非手术手段，如部分能量方法或脂肪注射技术来加强和维持更好的临床效果。长期以来，人们一直认为面部老化、皮肤松弛是由胶原蛋白降解引起的。为了解决此问题，已经研发了几种非侵入性治疗方法，如如何使用真皮下加热的射频疗法［ThermiRF（THERMI）或 Fractora（InMode Aest hetics Solutions，Inc.）］，抑或抗衰老的真皮下悬吊系统。更有甚者，微针悬吊被奉为一种年轻化的方法，没有疼痛、发热，或先前提到的间隔时间等［即 Der-mapen（Equipmed USA）或 MesoPen（Bellaire Industry LLC）］。胶原蛋白诱导疗法是利用 6~12 号针头为皮肤创造可控的微小创伤，这种针头能促进新的胶原蛋白和弹性蛋白的产生，从而通过身体的自然伤口愈合过程使皮肤更紧密，更年轻化。

Applied Dermal Sciences，LLC 通过其生产 PRPen 和输送富含血小板血浆，推动微针的透皮递送系统[10]。一项名为 DREAM 的专利，是使用羊膜调节胶原蛋白的产生并改善表皮恢复过程。自 20 世纪 50 年代以来，可以见到羊膜以各种方式出现在整形外科文献中[11]。羊膜通过多种生长因子和免疫调节剂，刺激多种细胞系、激活并提高真皮成纤维细胞的增殖，这阐明了其促进上皮形成、抑制纤维化、瘢痕形成和炎症的作用[12]。考虑到这些特性，Applied Dermal Sciences，LLC 希望可以通过增强软组织愈合，调节炎症和减少瘢痕形成来改善面部肌肤。

尽管已有研究基础，但只有经过临床应用和比较类似的技术后才能确定羊膜的使用是否能真正促进面部年轻化进程。此外，还需要确定该手术是否可以与其他方式安全结合，以在既定的非侵入性实践中取得成功。

影像学研究始终在外科领域发挥着重要作用，

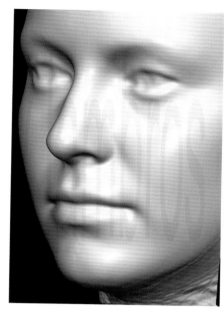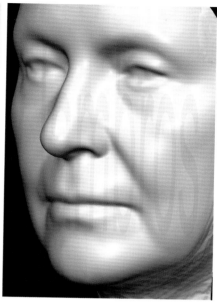

图 15.5 图片显示了 116 张 20~30 岁的女性面孔的合成图，100 张 68 岁及以上的女性面孔的合成图（平均年龄约 76 岁）（Val Lambros 博士）

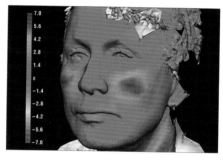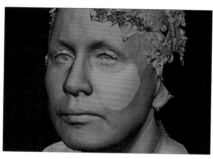

图 15.6 Vectra 多维度功能（经许可引自 Canfield Scientific, Inc. Parsippany, NJ. www.canfieldsci.com/imaging-systems, 2016）

应用 CT 扫描可以帮助识别内部病理变化，使用二维（2D）摄影可以确定术前和术后效果。

在医学美容视野中，除了肉眼观察外，外科医师从来没有更直观的视觉指导客观地帮助识别和治疗衰老迹象。虽然 Val Lambros[13] 等研究人员率先采用创新方法追踪老化的演变（图 15.5、视频 15.1），但量化数据尤其是体积变化的数据却很少。因此，治疗方式基本上依靠经验丰富的外科医师来操作[13]。但是，随着三维（3D）成像的出现，大部分评估开始使用客观的、可量化的数据。

随着医学美容的飞速发展，我们需要技术来识别微妙的病理变化，来评估干预效果，同时与患者沟通。坎菲尔德成像系统公司率先推出了多种 3D 成像平台，帮助整形外科医师客观分析，科学干预，并有助于与患者进行沟通[14]。

Vectra 是一款高分辨率 3D 成像系统，具有多种功能，可在前文所述的领域中帮助整形外科医师[14]（图 15.6）。文献中多次提及已使用 Vectra 进行各项研究。2007 年，Lowe 和 Lowe[15] 量化了透明质酸填充物在唇部的体积，说明使用这种方式可以测量体积。2009 年，Meier 等[16] 评估了 33 例患者自体脂肪移植治疗进行面中部填充的长期疗效（图 15.6）。通过使用 Vectra，作者在 16 个月时测定 32% 的吸收率。同样，Donath 等分析了 12 名泪沟畸形患者使用透明质酸填充后的疗效，14 个月时鉴定体积保留 85%。2015 年，有两项研究评估了不同情况下面中部的体积变化[17, 18]。Jacono 等[18] 发现 1 年后在垂直向量上中线体积增加 3.2 mL。结论是，面中部提升手术可以替代填充物移植来增加容积。在尸体模型中，Gatherwright 等[19] 通过将 1.5 mL 或 3 mL 羟基磷灰石注入面颊区域，发现体积增加 3~5 mL，说明下垂组织的填充有显著提升效果。研究人员已经在临床治疗中使用了 Vectra 系统，以帮助用脂肪或填充物来指导容积治疗（图 15.7）。

图 15.7　本例为 52 岁男性，面部中度容量不足，眉间有皱纹，由 Derek Jones 医师用透明质酸填充剂和神经调节剂治疗。由 Vectra 三维成像系统生成的图像。A~F 图分别为正面和 3/4 的视角、正常和灰度图像、彩色区域说明变化区域的总面积。G~J 图利用矢量分析，说明不同位置其容积变化的方向和幅度

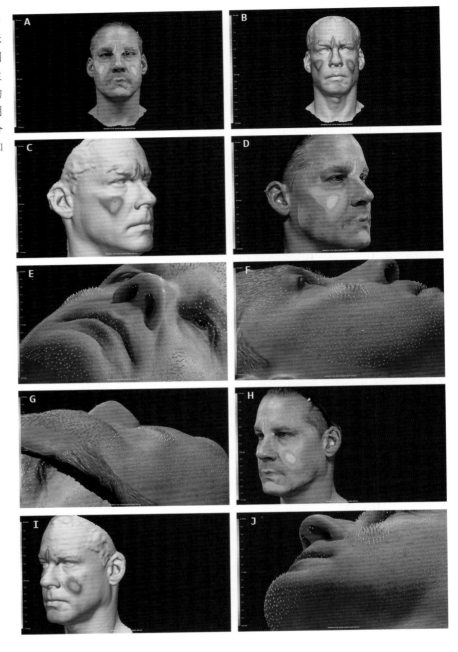

虽然这些研究仅为理论上的概念，但是为外科医师提供了可量化的数据，下一步是使用这些数据为特定的患者提供定向治疗。随着研究的不断深入，毫无疑问将会有一系列的重大发现，可能会改变我们看待和治疗老年人面部和颈部的方式。我们相信，将来使用成像预测面部老化变得更有价值，从而加速改善治疗方法。

15.3　结论

医学美容专家的共同目标是减少非侵入性治疗的次数，提高疗效，并减少失败，且通过减少潜在的一次性成本来降低治疗成本。因此，为了服务患者可能会重新考虑生物相容性，并在 1 日内以 3 种、4 种甚至 6 种方式治疗整个身体，从头到足，以非

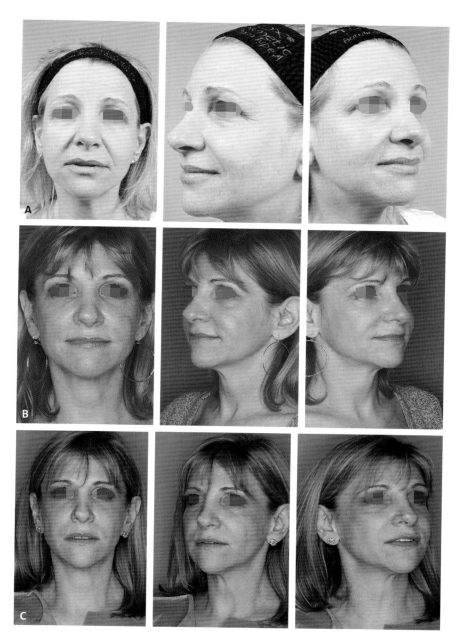

图 15.8　同一患者连续 10 年的研究。治疗前（A）。IPL 和激光换肤后（B）。颈部超声刀治疗后（C）

手术方式实现高效、最长时间的美容疗效。很有可能将可吸收悬吊缝线、微聚焦超声治疗、容积替代、激光换肤应用到老年人面部（图 15.8）。最终，随着选择的增加，对于特定的化妆品，将会有一系列组合供选择。皮肤使用 6~12 号针，促进新的胶原蛋白和弹性蛋白的生产，通过身体伤口的自然愈合过程使皮肤更紧致、更年轻。

随着模式和技术的不断增强，越来越需要通过成像技术来辅助解决特定的美容问题，以更好地达到预期效果。我们将开始看到更多的技术能客观地评估一个衰老点，并通过特定的治疗从中调节，以产生最佳的临床美学效果。美容医学将如同微创手术那样（如介入手术治疗心脏病），出现更多的创新以减少侵入性、缩短间隔时间和降低成本。

图 15.8（续）　上睑成形术及眉固定术后（D）。面部埋线提拉后（E）

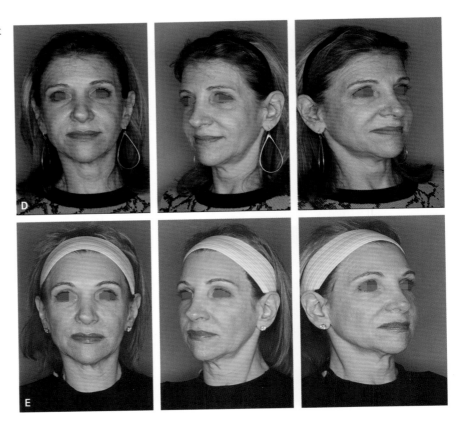

参·考·文·献

[1] http://hcp.mykybella.com

[2] Jones DH, Carruthers J, Joseph JH, et al. REFINE-1, a multicenter, randomized, double-blind, placebo-controlled, phase 3 trial with ATX-101, an injectable drug for submental fat reduction. Dermatol Surg. 2016; 42(1):38-49

[3] Nicolau PJ. Use of suspending threads in facial rejuvenation. Prime. 2014; 4 (6):24-31

[4] Nahai F, Saltz R. Endoscopic plastic surgery. ed 2. St. Louis: Thieme Medical Publishers; 2008

[5] Sinclair Pharmaceuticals. Instruction Packet-INSTALIFT. INSTALIFT. http://www.instalift.com. Published 2015. Accessed 5 Sept, 2016

[6] Goldfarb, RM. Presentation at The Aesthetic Show, July 10, 2015

[7] Clark A. The aesthetic report: the non-surgical face-lift. Aesthetic & Anti-Ageing Magazine.. 2015; 2(14):28

[8] Gamboa GM, Vasconez LO. Suture suspension technique for midface and neck rejuvenation. Ann Plast Surg. 2009; 62(5):478-481

[9] de Benito J, Pizzamiglio R, Theodorou D, Arvas L. Facial rejuvenation and improvement of malar projection using sutures with absorbable cones: surgical technique and case series. Aesthetic Plast Surg. 2011; 35(2):248-253

[10] Moretti M. "Novel transdermal technologies considered next evolutionary step in aesthetic treatments". The Aesthetic Guide. Jan/Feb 2015. www. miinews.com

[11] Fairbairn NG, Randolph MA, Redmond RW. The clinical applications of human amnion in plastic surgery. J Plast Reconstr Aesthet Surg. 2014; 67(5):662-675

[12] Koob TJ, Lim JJ, Massee M, Zabek N, Denozière G. Properties of dehydrated human amnion/chorion composite grafts: Implications for wound repair and soft tissue regeneration. J Biomed Mater Res B Appl Biomater. 2014; 102(6):1353-1362

[13] Lambros V. Models of facial aging and implications for treatment. Clin Plast Surg. 2008; 35(3):319-327, discussion 317

[14] http://www.canfieldsci.com/imaging-systems

[15] Lowe P, Lowe NJ. 3D photography and lip filler: a novel assay. J Cosmet Laser Ther. 2007; 9(4):237-240

[16] Meier JD, Glasgold RA, Glasgold MJ. Autologous fat grafting: long-term evidence of its efficacy in midfacial rejuvenation. Arch Facial Plast Surg. 2009;11(1):24-28

[17] Donath AS, Glasgold RA, Meier J, Glasgold MJ. Quantitative evaluation of volume augmentation in the tear trough with a hyaluronic Acid-based filler: a three-dimensional analysis. Plast Reconstr Surg. 2010; 125(5):1515-1522

[18] Jacono AA, Malone MH, Talei B. Three-dimensional analysis of long-term midface volume change after vertical vector deep-plane rhytidectomy. Aesthet Surg J. 2015; 35(5):491-503

[19] Gatherwright JR, Brown MS, Katira KM, Rowe DJ. Three-dimensional changes in the midface following malar calcium hydroxyapatite injection in a cadaver model. Aesthet Surg J. 2015; 35(6):NP169-NP175

专业术语缩略词英汉对照

ACD	acid citrate dextrose	枸橼酸葡萄糖
AFR	fractionated resurfacing	分层消融换肤术
ASPS	American Society of Plastic Surgeons	美国整形外科医师协会
BoNTA	botulinum neurotoxin A	A 型肉毒杆菌神经毒素
BoNT	botulinum neuromodulator	肉毒杆菌神经毒素
BTX-A	botulinum toxin-A	肉毒毒素 A
CaHA	calcium hydroxyapatite	羟基磷灰石钙
CW	continuous wave	连续波
DAO	depressor anguli oris	口轮匝肌
DC	deoxycholic acid	脱氧胆酸
DPN	dermatosis papulosa nigra	黑色丘疹性皮肤病
EGF	epidermal growth factor	表皮生长因子
FDA	Food and Drug Administration	美国食品药品监督管理局
FGF	fibroblast growth factor	胶原纤维生长因子
FRFM	fractional radiofrequency microneedling	点阵射频微针
FST	Fitzpatrick skin type	Fitzpatrick 皮肤类型
FUT	follicular unit transplantation	毛囊单位移植
GA	glycolic acid	乙醇酸
HA	hyaluronic acid	透明质酸
HIFU	high-intensity focused ultrasound	高强度聚焦超声
HQ	hydroquinone	氢醌
HSV	herpes simplex virus	单纯疱疹病毒
HTS	hypertrophic scars	增生性瘢痕
IGF	insulin-like growth factor	胰岛素样生长因子
INR	international normalized ratio	国际标准化比值
IPL	intense pulsed light	强脉冲光
IR	infrared	红外线
KTP	potassium titanium phosphate	磷酸钾钛

LAEBT	light and energy-based therapies	光能量疗法
MFUS	microfocused ultrasound	微聚焦超声治疗
MFU-V	microfocused ultrasound with visualization	可视化微聚焦超声治疗
MPCRF	multisource phase controlled radiofrequency	多源相位控制射频器件
MRSA	methicillin-resistant Staphylococcus aureus	耐甲氧西林金黄色葡萄球菌
MTZ	microthermal zones of injury	损伤的微热区
MTZ	microthermal zones	低温区
NSAIDs	nonsteroidal anti-inflammatory drug	非甾体抗炎药
PCI	percutaneous collagen induction	胶原诱导治疗
PCOS	polycystic ovarian syndrome	多囊卵巢综合征
PDGF	platelet- derived growth factor	血小板衍生生长因子
PDL	pulsed dye laser	脉冲染料激光
PFB	pseudofolliculitis barbae	假性毛囊炎
PIE	postinflammatory erythema	炎症后红斑
PIH	postinflammatory hyperpigmentation	炎症后色素沉着过度
PLGA	poly lactic-co-glycolic acid	聚乳酸乙二醇酸
PLLA	poly- L-lactic acid	聚左旋乳酸
PMMA	polymethylmethacrylate	聚甲基丙烯酸甲酯
PRP	platelet-rich plasma	富血小板血浆
RFAL	radiofrequency-assisted liposuction	射频辅助吸脂术
RF	radiofrequency	射频消融术
SMAS	superficial muscular aponeurotic system	表浅肌肉腱膜系统
SOOF	suborbicularis oculi fat	眼轮匝肌下脂肪
TCA	trichloroacetic acid	三氯乙酸
TCP	thermal coagulation points	热凝结点
TEWL	transepidermal water loss	经表皮水分流失
TGF-β	transforming growth factor-beta	转化生长因子 -β
US	ultrasound	超声
UVB	ultraviolet B	紫外线 B
VEGF	vascular endothelial growth factor	血管内皮生长因子